Schweigen

Theodor Itten

# Schweigen

Von der Kunst der Stille bis zur befohlenen Ruhe

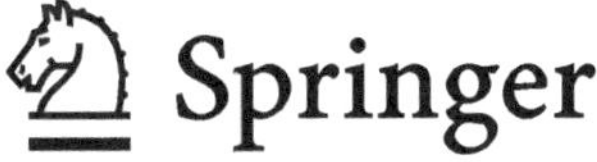

Theodor Itten
St. Gallen, Schweiz

ISBN 978-3-662-56767-8        ISBN 978-3-662-56768-5 (eBook)
https://doi.org/10.1007/978-3-662-56768-5

Die Deutsche Nationalbibliothek verzeichnet diese Publikation in der Deutschen National-
bibliografie; detaillierte bibliografische Daten sind im Internet über ▶ http://dnb.d-nb.de
abrufbar.



Umschlaggestaltung: deblik Berlin
Zeichnung Umschlag: © Raphael Grischa Itten

Springer ist ein Imprint der eingetragenen Gesellschaft Springer-Verlag GmbH, DE und
ist ein Teil von Springer Nature.
Die Anschrift der Gesellschaft ist: Heidelberger Platz 3, 14197 Berlin, Germany

Für Deirdre Bair

# Vorwort

„Ruhe", schreit ein genervter Leser im großen, dank der Kuppel lichtdurchfluteten Lesesaal der British Library im British Museum. Er weist mit seiner ausgestreckten linken Hand auf das deutlich lesbare Schild, auf dem steht: SILENCE PLEASE. Die vielen dadurch erschreckten Leserinnen und Leser schauen erstaunt in die Richtung des Schreihalses. Wozu diese paradoxe Intervention? Im Zentrum der Stille ist es nicht nur leise, sondern zugleich andauernd geräuschvoll. Aus der Stille heraustreten mit der eigenen Stimme, diese füllen können wie die Kerzenflamme die Dunkelheit, welche sie umgibt.

Dieses unser in Worte gefasste Nachsinnen über die wohlklingende Stille, das Schweigen und deren Facetten ist ein wichtiger Grundton dieses Buchs. Hätte eine Leserin gerufen: „Oh shut up, you fool!" – ein kurzer Tumult wäre in den heiligen Lesehallen ausgebrochen. „Es steht geschrieben …", könnte er wütend geantwortet haben, „vergessen Sie bitte nicht, Schweigen und Stille gehen Hand in Hand. Das alte griechische Wort für Schweigen ist: *sige*." Nun denn, wer siegt? Die Stille, der Lärm, das Schweigen, gar vielleicht die Ruhe? Im Geheimnis verschweigen wir etwas. Im und durchs Totschweigen wird machtvoll Ruhe geboten, die in einem Starrwerden endet. Das Schweigen wird so eine erstarrte Stille. Aber: In uns läuft das innere Gespräch weiter, die Grundlaute müssten allenfalls gefühllos gemacht werden, damit der aufquellende schmerzliche Schrei, wie ihn Edward Munch (1863–1944) gemalt hat, nicht dennoch plötzlich und unkontrolliert aus uns, einem Seelendonner gleich, herauslauten kann. Dieses diktatorische Gehabe des schreienden Lesers, uns zum Schweigen zu bringen, in anderen Worten, verstummen zu lassen, ist eine rechthaberische, kommunikative Machtdemonstration.

Still war's vor 13,82 Jahrmilliarden Jahren, vermuten die heutigen Astrophysiker. Die Annahme ist, dass aus reiner Energie, was immer das ist, das Universum entstanden ist. Es dauerte nicht lange, bei diesen unvorstellbaren Zeitdimensionen, nur 380.000 Jahre, bis die ersten stabilen Atome entstanden sind. Bis die ersten Sterne leuchteten, deren stumme Strahlen wir Heutigen sehen können, vergingen noch mal Millionen von Jahren. Wie war's wohl nun mit der Stille? Der sogenannte Weltraum ist ein schalltoter Raum. Ein Ort, dessen Stille in der irdischen Vorstellung unheimlich und faszinierend zugleich ist.

Und doch, ach herrje, der massive, vielseitige Lärm unserer Zeit, in verschiedenen Lautstärken, als beinahe dauerhaftes Hörereignis nervlich belastbar, wird durch immer mehr moderne Geräte aufgeführt: Motoren in Autos, Bussen, Lastwagen, Motorrädern, großen und kleinen Flugzeugen, Helikoptern, den Drohnen, Laubbläsern, Rasenmähern, Rasentrimmern, den endlosen Hoch- und Tiefbauereien usw. Dann die Geräuschkulisse Musik überall, die omnipräsenten mobilen Telefonate, sogar in Flughäfen- und Restauranttoiletten etc. Verdruss, Groll, Aufgebrachtheit, bis zu hemmungsloser Aggression kann durch diese empörende Lärm-Nerverei entstehen. Unsere Zivilisation ist nicht ruhe- und stillefreundlich. Dennoch: Der Wert der Stille, des Ruhens und die Fähigkeit zu schweigen sind weiterhin unbestritten.

In unserer sozialpsychologischen, kulturellen und soziologisch-philosophischen Studie zu diesem großen zusammenstimmenden Phänomen der Stille, des Schweigens, der Ruhe erheben wir unsere Stimmen und bringen zu Wort, was unsere Erfahrungen, Gedanken, Textforschungen, Gespräche und unser verallgemeinertes Wissen hergeben. Das seelische und sozialpolitische Elend, das mit der Aktivität des Verschweigens und Totschweigens von emotionalem, gewaltvollem und sexuellem traumatisierenden Machtverhalten einhergeht, wird kritisch reflektiert. Aktuelle Beispiele, ob öffentlicher oder privater Natur, sind tagtäglich in den Nachrichten. Eines meiner Ziele ist eine neue und vielleicht überraschende Verbindung zwischen Stille, Schweigen und Ruhegeben zu ermöglichen. Der erzählende Faden in und durch die Geschichten läuft in einer gewissen amüsanten Zirkularität. Der kulturellen Macht des Schweigens können wir uns nicht entziehen. Ich verschweige die Tatsachen des Autorenlebens nicht, dass schon viele Bücher zu einigen Aspekten dessen, was hier zum Thema gemacht wird, geschrieben worden sind. Schriften seit der frühen Menschenzeit benennen oft die Stille, das Schweigen als zum Leben gehörend. Die uralten, weltweit zelebrierten religiösen Rituale (aller Weltreligionen) benutzen Stille, Schweigen und die dazugehörige Ruhe zum Herstellen einer numinosen Stimmung.

„Silence" von John Cage (1912–1992) war mir eine Hauptinspiration. Seine Musik, seine aufgefächerten Worte im Buch, angeordnet wie aufgeschrieben, führte mich in die schreibende Versuchung, die nun in ihren Händen liegt. Ab Sommer 2016 begann ich, dem eigenen Schweigen in der Stille, dem Totschweigen, den Variationen des Verschweigens neu und bewusst nachzusinnen. Spüren, was es bedeutet, einander anzuschweigen, die stillen Augenblicke zu genießen. Dem noch nicht Gesagten im Vorhof der Rede lauschen zu dürfen. Diese menschlichen Erfahrungen werden aufgefächert vom ganz positiv Erlebten der kraftvollen Stille in der meditativen Ruhe – außen und innen bedacht –, bis hin zu negativen, bisweilen in der Totenstille endenden, brutalen Erlebnissen. In der Stille liegt seelische Kraft und der Mut zu schweigen. Es gibt die Stille des Alters (Haberl und Biolek 2017), in die wir uns genussvoll zurücklehnen können. „Können Sie Stille gut aushalten? Kraft daraus schöpfen?", fragt Miriam Schaghaghi die Musikerin und Schauspielerin Charlotte Gainsbourg. „Nur wenn ich weiß, dass sie nicht lange anhält!" (lacht laut) (Schaghaghi und Gainsbourg 2017).

Die Ruhe von kunstvoll gestaltenden Bildern darf sich, muss sich aber nicht auf uns übertragen. Von dem unruhigen Alltag in die Stille, in den Raum der Stille hineingehen. Kathedralen der Stille und Ruhe. Kultur der Stille pflegen und hegen lassen.

Hier kommen kurzerhand die sprachlichen Anhaltspunkte, welche als etymologische Hinweise zu den zwei Hauptwörtern Stille und Ruhe gelesen werden dürfen. Zugleich sind es erste operative Definitionen, welche ich als Konzepte analytisch gebrauchen werde.

- **Schweigen**: lat. *silentium*; beruhigen, beschwichtigen, verstummen, mundtot machen, ausschalten, verschweigen, stumm sein, sich ausschweigen, stillschweigen, totschweigen, verbergen, verheimlichen, für sich behalten, nicht sprechen, nichts entgegnen, nichts erwidern, nichts erzählen, nichts reden, dicht halten.
- **Ruhe**: lat. *quies*; ruhig, friedlich, entspannt. Wir vernehmen dies Wort in: Regungslosigkeit, Geruhsamkeit, Ruhe der Nacht, Feiertagsruhe, Lautlosigkeit, Windstille, innere Ruhe, durch kein Geräusch und lebhaftes Treiben gestörter Zustand, Bewegungslosigkeit, Gemütsruhe, Seelenruhe.
- **Stille**: lat. *silere*; nichts sagen, lautlos, still sein, stillen; gr. *sige*; Schweigen, geräuschlos, gelassen, Frieden, Silentium, Grabesstille, stumm, Totenstille, Stillschweigen.

Diese drei verschiedenen Wörter fließen in ihren Bedeutungen ineinander über. Sind mal das Gefäß des anderen und dann abwechslungsweise der Inhalt des Bedeutungstragenden. Einmal das Brunnenrohr, einmal das Wasser, das dadurch in den Bedeutungsbrunnen fließt. Es ist ein einzigartiges dreistrangiges Wort- und Bedeutungszopfgeflecht, das im Laufe des Buchs auf- und wieder umgeflochten wird. Die offenen und ausgebreiteten Enden der Zopfstränge – Ruhe, Schweigen, Stille und deren verschiedene Erlebnisfelder – beschäftigen uns in den folgenden neun Arenen der Erfahrung. Meine Gewohnheit, bei zitierten und genannten Personen ihre Lebensdaten einzufügen, dient der historischen Kontextualisierung. Die Gespräche zwischen Lou und Sam sind fiktiv. Das Motto von Martin Walser ist mir genehm: „Es gibt eine Selbstständigkeit des Schreibens, die man auf nichts mehr zurückführen muss als auf das Schreiben selbst" (Walser 2017). Der Plan ist nicht das Gelände, das Menü ist nicht das Essen.

Die Stille hören können und sich einmal pro Tag, so die Empfehlung vom Papst Franziskus I. am Neujahrstag 2018, ganz der Ruhe und Stille zu widmen, damit wir dadurch, uns „vor der Betäubung durch die Werbung, vor der Verbreitung leerer Worte und den beunruhigenden Wogen des Klatsches und des Lärms" wappnen können.

Am Ende unseres langen Gesprächs zu diesem Buch sagte mir mein Freund Klaus Frost (Jahrgang 1938), und seine Worte fassen das, was hier ausgearbeitet wurde, passend zusammen: „Über einzelne Lebenswege hinausgedacht, diese unglaubliche Menge an manipulierter Verschwiegenheit, aus welchen Interessengründen auch immer, letztlich so aufschreiben zu lassen, dass man merkt, in was für einer durchmanipulierten Gesellschaft wir generell sind, wird zur Aufgeklärtheit zukünftiger Generationen beitragen. Die Unübersichtlichkeit unserer heterogenen Gesellschaft, dieser Aufbruch, der überall stattfindet – dieses Alles-fließt-und-keiner-weiß-wohin –, lädt geradezu ein, die heimlichfeiste Verschwiegenheit als manipulatives Element zu benützen." Da ist Wachsamkeit das Gebot der Stunde.

## Literatur

- Cage J (1961) Silence. Lectures and writings. Wesleyan University Press, Middletown, Connecticut
- Cage J (1985) Silence. Auszüge aus dem Amerikanischen von Ernst Jandl. Bibliothek Suhrkamp, Frankfurt am Main
- Haberl T, Biolek A (2017) Den Tod finde ich nicht unangenehm. Interview. Süddeutsch Ztg Mag 22:18–24
- Schaghaghi M, Gainsbourg C (2017) Ich bin kein Genie, aber das ist doch egal. NZZ am Sonntag, Gesellschaft, S 18

■ **Internetadresse**
- Walser M (2017) Zu träumen genügt. SWR 2. ► http://www.swr.de/swr2/programm/sendungen/literatur/swr2-literatur-zu-traeumen-genuegt/-/id=659892/did=19245772/nid=659892/bqvrjl/index.htm. Zugegriffen am 21.03.2017

# Danksagung

Die folgenden Personen haben zum Zustandekommen dieses Buchs Wesentliches beigetragen, wofür ich ihnen ganz herzlich danke:

Meiner wunderbaren Gattin, Evelyne Gottwalz Itten, für ihre liebevolle Unterstützung im Schreibprozess und die vielen anregenden Gesprächen dazu.

Raphael Grischa Itten, Berlin, der Künstler in unserer Familie, der das Bild zum Buchcover in Amsterdam gezeichnet und mir geschenkt hat.

Der amerikanischen Autorin und Biografin Deirdre Bair, deren langjährige Freundschaft mir sehr viel bedeutet und die mich in meinem Schreiben ermutigt und unterstützt. Aus tiefer Dankbarkeit widme ich ihr dieses Buch.

Meiner Großmama mütterlicherseits Rosalie Scheurer-Flückiger (1893–1971) sei mit diesem Buch öffentlich und herzlichst gedankt, dass sie mich und meine Schwestern in unserer Kindheit liebevoll zu sich genommen hat. Dadurch hat sie mir, weitsichtig und weise, wie sie war, ein Aufwachsen in einem Missionskinderheim erspart. Sie war zusätzlich die erste Frau und Autorin, die ich kannte und von der ich ein Buch („Unsichtbare Mauern", 1941), gelesen habe.

Meinen alten und treuen Freunden, Klaus Frost und Rolf Vetterli, die mir dankenswerterweise zu ihrem jeweiligen Fachgebiet Interviews gaben, die das weite Feld dieser Thematik bereichern. Rolf hat überdies das ganze Manuskript gelesen und mir viele hilfreiche Modifikationen vorgeschlagen.

Joseph Gomes für seinen Bericht aus Auschwitz, den er freundlicherweise auf meinen Wunsch hin für dieses Buch verfasst hat. Peter Stamm ein grosses „Merci viel Mal" für seine Zugabe.

Dörte Fuchs, Autorin und Übersetzerin in Freiburg, die das Manuskript getreulich las und mir vielerlei inhaltliche sowie sprachliche, dieses Buch bereichernde Verbesserungsvorschläge unterbreitete.

Peter Gross, Soziologe und Sozialphilosoph für seinen freundschaftlichen und humorvollen Mitanstoß zu diesem Buch, das er zuerst mitschreiben wollte, sowie seine diversen Tipps zu Inhalt und Form.

Dem Autor und Sozialpsychologen Ron Roberts, Freund und Mitautor in London, der mich ermunterte, still drauflos zu schreiben.

Adolf Holl, meinem alten Freund und erfahrenen Schriftsteller, der mich, wie so oft, auch in diesem Schreibprojekt unterhaltsam ermutigte, so klar und deutlich zu sein, wie es mir möglich ist.

Unseren Nachbarn Dorle und Heiner Forrer-Baumann, in deren klassizistischer Villa Haldenstein ich mußevolle Stille zum Schreiben gefunden habe. Nur in ausgedehnter Stille und ungestörter Ruhe kann etwas Neues entstehen.

Im Springer-Verlag Wien danke ich Frau Renate Eichhorn, die dieses, mein zweites Buch im Springer-Verlag in ihre Reihe aufnahm und dessen Werden bedacht und ermunternd begleitete. Thomas Redl, Wien, und Volker Drüke, Münster, für ihr je eigenes, kluges, engagiertes und umsichtiges Lektorat. Max Moennich von „deblik Berlin" für das Cover-Design. Herrn Surendra Kumar Singh, Projektmanager, SPI India, für seine bedachtsame Betreuung der Druckvorstufe.

Zum Schluss dem Komponisten Gustav Mahler, unbekannterweise, dessen neun Symphonien mich während der Niederschrift, die im März 2017 begonnen und im Mai 2018 abgeschlossen wurde, berührend, leise, aufwühlend und begeisternd begleitet haben.

# Inhaltsverzeichnis


1   **Silentium** ......................................................................................... 1
    Literatur ............................................................................................ 17

2   **Wovon man nicht sprechen kann ...** .......................................... 19
    Literatur ............................................................................................ 41

3   **Mitteilung** ........................................................................................ 43
    Literatur ............................................................................................ 60

4   **Verordnetes Schweigen** ................................................................ 63

5   **Redselige Ignoranz** ........................................................................ 85
    Literatur .......................................................................................... 105

6   **Offene Geheimnisse** .................................................................... 107
    Literatur .......................................................................................... 125

7   **Der doppelte Boden** .................................................................... 127
    Literatur .......................................................................................... 144

8   **Schweigen im Recht** .................................................................... 145

9   **Kartelle des Schweigens** ............................................................ 155
    Literatur .......................................................................................... 176

10  **Alles und das Übrige** .................................................................... 177
    Literatur .......................................................................................... 185

**Serviceteil**
Zugabe ................................................................................................ 188
Sachwortverzeichnis ........................................................................ 191
Namensverzeichnis .......................................................................... 193

# Über den Autor

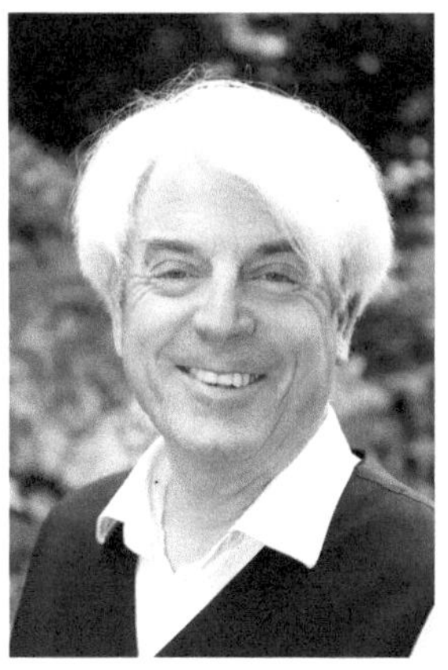

**Theodor Itten**
geboren 1952 in Langenthal, Schweiz, lebt als freischaffender Psychotherapeut, Psychologe und Autor in Sankt Gallen. Er war 15 Jahre lang im Stiftungsrat der Pro Mente Sana aktiv und ist ehemaliger Präsident der Association Schweizer Psychotherapeutinnen und Psychotherapeuten (ASP). Er arbeitete zudem als langjähriger Redakteur des International Journal of Psychotherapy und bis vor kurzem im Redaktionsteam der Zeitschrift Psychotherapie-Wissenschaft.

# Silentium

**Literatur – 17**

© Springer-Verlag GmbH Deutschland, ein Teil von Springer Nature 2018
T. Itten, *Schweigen*, https://doi.org/10.1007/978-3-662-56768-5_1

**1**

Was verbirgt sich in diesem wichtigen Thema? Wir reden und schweigen nicht übers Stillesein, Stillwerden und übers „Fertigmachen" (to shut someone up). Bedeutungen in unserer Sprache werden verglichen, damit wir einen Wortfundus im Sprachspiel haben, um die auf verschiedenen Erfahrungen basierenden Beschreibungen auch theoretisch fassen zu können. Theorie bedeutet, dabei gewesen zu sein. Wir wollen das, was sich als Phänomen zeigt, als faire Zeugen in den Zusammenhängen, vom Individuum herkommend bis zur sozialpolitischen und kulturgefügten Wirklichkeit, studieren. Verschiedene kürzere Fallstudien, Textstudien und kulturphilosophische Vergleiche werden als Ausgangspunkte variiert. Durch dieses fokussierte Nachdenken kräftigt sich meine Hoffnung, die Widerstandskraft des aus der Seele kommenden Sprechens zu stärken.

Die Uhr tickt. Bitte, das Pendel anzuhalten. Still ist's.

Urtümlich ist die stille Beziehung zwischen Mutter und Säugling die wohl älteste und fortwährende Ikonografie der Stille und sinnlichen Ruhe in unserer griechisch, hebräisch, römisch und germanisch geprägten europäischen Kultur. Stillen ist ein stimmiges und geläufiges Wort für Brusternährung des Säuglings an der Brust von Mutter oder Amme. Sie wird schon von König David (ca. 1000 v. Chr.) in seinem 131. Psalm gepriesen (Buber 1992, S. 190):

> » DU!
> Nicht überhebt sich mein Herz,
> nicht versteigen sich meine Augen,
> nicht gehe ich um mit Großem,
> mit mir zum Wunderbarem.
> Habe ich nicht geebnet,
> stillgemacht meine Seele:
> wie ein Entwöhntes an seiner Mutter,
> wie ein Entwöhntes ist an mir meine Seele,
> Harre IHM zu, Jifsrael,
> von jetzt an und bis hin in die Zeit!

Das große DU wird erstmals in der Beziehung zur Mutter (Göttin) erlebt. Das Laute der lobenden und preisenden Worte erlischt im nährenden Schweigen.

#### ■ ■ Kosmos umfassende Stille

Silentium als Gleichnisse, welche „Sinneswahrnehmungen herbeirufen und zuordnen, in dem Grade sogar, dass ein poetischer Geist schlicht und einfach eine Syntax der Metaphern wird" (Bachelard 1959, S. 167). So war im Anfang aller Dinge die Stille, vor ungefähr 13,82 Jahrmilliarden. Die vielen Astrophysiker denken sich das Universum als „etwas", das aus reiner Energie entstanden ist. Erst 400.000 Jahre danach entstanden stabile Atome. Millionen von Jahren müssen vergangen sein, bis die ersten Sterne in dieser kosmischen Stille leuchteten. Die heutigen Kosmologen postulieren einen Urknall. Wo kein Laut ist, ist keine Stille. Alles ist Ruh. Wir haben momentan nichts anderes Brauchbares als Metapher als diese standardisierte Urknalltheorie, mit der und mithilfe von Computern ein Zeitmodell errechnet werden konnte. Anno 1225 beschrieb der englische Bischof Robert Grosseteste in seinem Buch „Über das Licht" (De luce) seine Grundidee eines Uranfangs auf. Die Metapher der „Big-Bang"-Theorie stammt vom Astrophysiker Fred Hoyle (1915–2001). Der belgische Theologe und Physiker Georges Lemaître (1894–1966) prägte 1931 für den angenommenen heißen Anfangszustand des Universums den Begriff „Ur-atom". Die Urknalltheorie gewann ab den 1960er-Jahren immer mehr Anhänger und Anhängerinnen, da sie mit neuen Teleskopen und Rechnern durch frische astronomische Beobachtungen nicht falsifiziert werden konnte.

Warum und wozu brauchen wir Menschen, auf diesem Planeten lebend, inmitten eines unvorstellbaren riesigen Universums einen Anfangspunkt? Was geht uns Entstehung von Materie und Raumzeit an? Astronomen beobachten die kontinuierliche Expansion des Universums. Da ist es interessant, zurückzurechnen bzw. die modernsten Computer zurückrechnen zu lassen bis zum Urmoment, an dem die kosmische Stille entstand, in der alle Materie und Strahlung im kaum vorstellbar engsten Raum, energiedicht, ruhte. Da die etablierten physikalischen Theorien wie Quantenfeldtheorie und allgemeine Relativitätstheorie die Existenz von Raum, Zeit und Materie voraussetzen, lässt sich der eigentliche Urknall mit ihnen nicht beschreiben.

» Der Weltraum ist ein schalltoter Raum. Ein Ort, dessen Stille in der irdischen Vorstellung unheimlich und faszinierend zugleich ist. Der „Urknall" bezeichnet keine Explosion in einem bestehenden Raum, sondern die gemeinsame Entstehung von Materie, Raum und Zeit aus einer ursprünglichen Singularität. Genauer ist der Urknall die Bezeichnung eines formalen Punktes im kosmologischen Modell eines expandierenden Universums. Man erreicht ihn, wenn man die Entwicklung zeitlich rückwärts bis zu dem Punkt betrachtet, an dem die zugrunde liegende Allgemeine Relativitätstheorie ihre Gültigkeit verliert, weil die Dichte unendlich wird. Demnach muss noch kurz nach dem Urknall die Dichte des Universums die Planck-Dichte übertroffen haben, ein Zustand, der sich allenfalls durch eine noch unbekannte Theorie der Quantengravitation richtig beschreiben ließe, aber sicher nicht durch bestehende physikalische Theorien. Daher gibt es in der heutigen Physik keine allgemein akzeptierte Theorie für das sehr frühe Universum. (Martus 2017, S. 39)

Kein Schall und Rauch, nur Stille. Kein Klatschen, da es noch keine Hände gab. Die stille Nacht träumte. Noch gab es kein Wasser, keine Wälder, Wiesen und Wege. Das Phlegma als Leere vertrieb sich die ruhige Zeit mit stillsein. Schreie waren vor der Sprache, vor dem Reden, jedoch nach der Stille. Lautlose Lippenbekenntnisse.

### ■■ Hamlet

Im Finale der Tragödie Hamlets, des Prinzen von Dänemark (Uraufführung: 1602 in London), schrieb der Schauspieler und Stückeschreiber William Shakespeare (1564–1616) diesen weltbekannt werdenden kurzen Dialog:

» **Hamlet:** O ich sterbe, Horatio! Ich kann von England nicht die Zeitung hören. Doch prophezei ich: Die Erwählung fällt auf Fortinbras; er hat mein sterbendes Wort. Das sag ihm, samt der Fügung des Zufalls, die es dahin gebracht. – Der Rest ist Schweigen. (Er stirbt)
**Horatio:** Da bricht ein edles Herz. – Gut Nacht mein Fürst! Und Engelscharen singen dich zur Ruh! Weswegen naht die Trommel?

**1**

„Der Rest ist Schweigen" wird seit über 400 Jahren oft und viel zitiert und geht bedeutungsschwanger einher mit *Roma locuta, causa finita* („Rom hat gesprochen. Die Sache ist erledigt."). „Aber" ist das Wort, mit dem jeweils eine Widerrede begonnen und das, was vorher gesagt wurde, ausgelöscht wird. Etwas im Leben erleben, über das wir schweigen können, ist lustvoll und braucht nicht schon das finale Ende zu sein für die Totenstille. Wir können alle, wenn wir ruhig werden, ins große Nichts hineinhören. Die stillen Töne und Rhythmen klingen meist harmonisch. Wir haben das Recht auf Stille und Rückzug. Wir brauchen allzeit die Möglichkeit, ins rettende Schweigen auszuweichen.

» Von der reinen Empfindung bis zur intuitiven Erkenntnis der Schönheit, von Freude und Schmerz bis hin zur Liebe, mystischer Ekstase und Tod – alles Wesentliche, alles, was für den menschlichen Geist zutiefst bedeutsam ist, lässt sich nur erfahren, niemals ausdrücken. Der Rest ist immer und überall Schweigen. (Huxley 1994, S. 279)

Aldous Huxley kannte sich in dem Erzählen darüber, was sich ihm hinter den Türen der Wahrnehmung gezeigt hat, aus. Das in Worten Unbeschreibliche liegt in der Musik auf der Hand. Eher in der Hand der Musiker und Komponisten. Die Pausen als schweigende Musik sind vermittelnde Momente dessen, was ansonsten nicht gehört werden kann. Musik, dies meine Erfahrung, die arm an Schweigen ist, ist für unser Wesen bedeutsam. Durch das Unaussprechliche hindurch berührt sie unsere Seelen, weckt da, vollkommen im Moment ihres Hörbarseins, einen gefühlten Sinnzusammenhang mit der Natur unseres Wesens.

» Wenn das Unaussprechliche ausgesprochen werden musste, legte Shakespeare die Feder nieder und verlangte nach Musik. Und wenn die Musik versagt hätte? Dann hätte er immer noch auf das Schweigen vertrauen können. Denn der Rest ist immer, immer und überall, Schweigen. (ebd., S. 281)

Stimulierende Worte dieses gewieften Kulturanalysten. Sein Schriftstellerkollege Friedrich Dürrenmatt (1921–1990) benutzte das Schweigen, um sich vor dem Versprechen zu hüten, sich und sein Inneres preiszugeben.

■ ■ **Ruhegeben**

Wie die Stille sich im Schweigen ausdehnt und ihr Echo im Ruhegeben verklingt. Silentium war religiös kodiert. Die Feierabendzeit in der Stille und des Gebets in einem Kloster charakterisierend. Die erzwungene Stille als Ausdruck des Menschen, sich dem Ewigen nahe zu wähnen. Das flüsternde Ansprechen ohne Ziel. Es gibt solche Erfahrungen der Stille, wo der innere Schmerz des hervorgebrachten Schreckens – Srebrenica – nur mit langem Schreien ohne Ton sich ganz sanft erträglich macht. Tonloses Weinen und sich im umarmenden Verbund wortlos anblicken. Das Bild dazu: Munchs Schrei.

» Ich ging mit zwei Freunden die Straße entlang – dann ging die Sonne unter. Der Himmel wurde plötzlich blutrot, und ich fühlte einen Schauer von Traurigkeit. Einen drückenden Schmerz in meiner Brust. Ich hielt an, lehnte mich an einen Zaun, denn ich war todmüde. Über dem blauschwarzen Fjord und der Stadt lag Blut in Feuerzungen. Meine Freunde gingen weiter – und ich wurde zitternd vor Angst zurückgelassen. Und ich fühlte, dass ein gewaltiger unendlicher Schrei durch die Natur ging.

So beschrieb der norwegische Maler Edvard Munch jenen Zustand, den er in dem berühmten Bild „Der Schrei" umsetzte (nach Bojanowski 2017).

Es geht uns um viel mehr als den stimmigen Echoraum in der eigenen Seele. Im Schweigen können, dürfen, sollen und müssen, legen sich zeitweilig und notwendigerweise Ab- und Ebenbilder zur Ruhe. Ähnlich dem aufgewühlten Bodensatz im Teich, der in seinem Absinken neue Klarheit schafft.

Das lateinische Wort *silere* bedeutet: nichts sagen, schweigen. Ein Silentiarius ist Amtsdiener im Gericht, ein Bevollmächtigter, die Stille zu gebieten (Partridge 1979, S. 622). Ruhe vor der Urteilsverkündigung! Der Silentarius kann ebenfalls ein königlicher Hofbeamter sein, der unter der Dienerschaft für Ruhe und Ordnung zu sorgen hat.

„Quiet, please!" sagt der Schiedsrichter auf dem Hauptplatz der Tennisanlage in Wimbledon, wenn das Match weitergespielt wird. Die gleiche Stilleregel gilt im Snooker, im Eishockey beim Anspiel (keine Musik), bei der Leichtathletik vor dem Start eines Laufs. Alles still: Auf die Plätze … fertig … Startschuss. Stillsein hat immer Teil am Kontext einer Situation. Schweigen als menschlicher Ausdruck der Stille wird jeweils an einem Ort und für eine bestimmte Zeit ausgeübt. Die bekannte Schweigeminute in den Arenen für einen Verstorbenen des Sports. Oder nationale Schweigeminuten, nach großen Katastrophen, ob aus der Natur entstanden oder menschengemacht.

„Ode quiet, quies" ist gleichsam eine Rückmeldung, eine Ant-Wort, ruhig und friedlich sein. Etwas auf sich beruhen lassen, bis zur letzten Ruhe gebettet werden. In sein eigenes Schweigen einkehren, um der inneren Stille zu lauschen. Die innere Stimme dort hören können. Im Schweigen zuhören können macht Aufmerksamkeit möglich. Wenn wir einem Schweigegebot Folge leisten, sind wir gehorsam. Jedoch kann ich etwas mitverschweigen. Es gibt etliche Schweigepflichtberufe: Arzt, Priester, Pfarrerin und Psychotherapeut.

Es gibt das schuldhafte Schweigen. Das Beschweigen von Geheimnissen. Schweigen als Gesprächsverweigerung, um einen anstehenden Konflikt nicht zu lösen. Mediation als frischer Gesprächsversuch mithilfe von Moderation (Itten 2018), damit das Trennende zwischeneinander benannt, erkannt, wertgeschätzt und neue Brücken statt Schweigemauern errichtet werden können, um es zu überwinden. Dazu braucht es moralische Integrität, offenes Herz, wachen Verstand und echtes Engagement für die Gemeinschaft in der Gesellschaft, in der wir uns befinden.

So kommen wir zu den Praktiken der Selbstbeherrschung, Selbsterkenntnis, Selbstbewusstsein, was erfolgreich zu Selbstvertrauen und Selbstliebe überleiten kann. Selbstlosigkeit und Selbstverwirklichung. Stille ist unbeweglich sein. Hesychia, die Tochter von Dike (Justiz), ist die Göttin der Ruhe, Einsamkeit, Ungestörtheit und Untätigkeit in der griechischen Mythologie. Gleichzeitig war sie eine Dienerin des Gottes des Schlafes, Hypnos. In der Antike bedeutete Hesychia überdies die Übung und Kunst des Schweigens. Ein großer Meister darin war Pythagoras (570–510 v. Chr.) von Samos, der mathematische Denker. Die Skeptiker waren zurückhaltend mit ihren Urteilen, übten sich in der Gemütsruhe, und die Stoiker konnten abwarten in den Disputen, bis sie an der Reihe waren. Wüstenmönche gewannen in ihrer Zurückgezogenheit den inneren und äußeren Zustand der Ruhe.

> » Auf dem Berg Athos legen die Mönche das Kinn auf die Brust, den Blick voll aufs
> Herz gerichtet. Diese besinnliche Übung dient der Haltung der Sorglosigkeit sowie,
> bei den meisten Mönchen, der Vergöttlichung, der Bewachung des Herzen, als
> Symbolik des Ewigen Schlagens. Bis das letzte Stündchen schlägt. (Rotzetter 2008,
> S. 238)

Versenkung als Übung der bedächtigen Stille und Gelassenheit.

Anlässlich einer Kapuziner-Fortbildung in Morschach bei Brunnen im November 2012 zum Thema der franziskanischen Mystik saß ich vis-à-vis des ehemaligen Priors des Ordens und emsigen Schriftenverfassers Bruder Anton Rotzetter (1939–2016) am Pausentisch. Neben mich setzte sich ein Bruder in der Kutte, der als ehemaliger Berner Bauernknecht in den Orden eingetreten war. Er hörte dem Gespräch zwischen Anton und mir zu, das sich um meinen Vortrag drehte. Als Rotzetter aufstand, um mir eine Kopie seines Buchs zu Klara von Assisi aus der Bibliothek zu holen, fing Bruder Hans zu erzählen an. Er arbeite im Klostergarten und finde das schwierigste Gebot von Franz von Assisi dasjenige, in dem er sagte, dass wir uns an dem Werk des anderen Bruders erfreuen können, obschon wir das gerne selbst hätten bewirken wollen, wenn wir bedenken, dass es Gott gefiel, diese Tat durch den anderen zu ermöglichen. Ein Gebot gegen den Neid und auch gegen die Eifersucht. Er schilderte mir einige Anekdoten aus dem Garten und von Besuchern, welche sich befähigt fühlten, obschon keine Bauern oder Gärtner, fachspezifische Bemerkungen zu machen. Als Bruder Anton zurückkehrte und am Tisch wieder Platz nahm, verstummte Bruder Hans sofort. Sein demütiges Ruhegeben, damit Anton reden konnte, beeindruckte mich.

„Ruhe bitte", pflegte unser Musiklehrer und Organist in der Kirche Herzogenbuchsee Heinrich von Bergen jeweils regelmäßig zu sagen, wenn er in den Singsaal trat, um die plaudernde Klasse Pubertierender freudevoll zu begrüßen. Die kurze, entstehende Stille wurde als wesentliche Voraussetzung für die einzustudierende Musik lernbar. Der weit herumgekommene Organist, dem ich gerne zuhörte, wenn er sonntags eine Toccata als Ausgangstück spielte, konnte etwas lauter werden, wenn sein „Ruhegebot" nicht gewürdigt wurde. Danach kehrte augenblickliche Silentium ein, von leichter Scheu umhaucht, den Maestro provoziert zu haben. Von Bergen war unser „stürmischer Beethoven". Danach begegneten wir ihm auf den Schulhausfluren und auf der Orgelempore meist ehrfürchtig und erfreut schweigend. Ein leichtes Nicken als „Salve" genügte. Diejenigen von uns, welche im Schülerorchester und/oder Schülerchor freiwillig mitmachten und erste konzertante Aufführungen zur Schuljahresabschlussfeier erlebten, konnten ihn aufs Neue – musikalisch vertiefter – kennenlernen. Was er uns außerhalb des Pflichtunterrichts beibringen konnte, war, soweit ich mich nach 50 Jahre erinnere, dass gemeinsames freiwilliges Musizieren ohne Disziplin, zwischenzeitlicher Stille und Aufeinander-Hören nicht gelingen konnte. Es ging diesem engagierten Musiker, Musikpädagogen und heute Musiktherapeuten um das Kultivieren unserer inneren und äußeren Stimme, das Spielen unserer ausgewählten Instrumente sowie um das Vertiefen unserer allgemeinen musikalische Gesundheit. Darüber hat er, dankenswerterweise, später publiziert (von Bergen 2000).

## ▪▪ Reden, schweigen und reden lassen

70 Jahre ist es her, seit der Schweizer Arzt und Kulturphilosoph Max Picard (1888–1965) in seiner existenzial-phänomenologischen Untersuchung zur Welt des Schweigens das Schweigen als ein Phänomen an sich positionierte. „Das Schweigen gehört

zur Grundstruktur des Menschen." (Picard 1948, S. 9) Die heilige Stille ist, so sein Motto, die Basis des Sprechens. Schweigen ist mehr als „Nicht-Reden", es ist ein Ur-phänomen, das auf nichts hinter, unter oder neben ihm bezogen werden kann. Seine These: „Nie ist das Schweigen mehr hörbar, als wenn der letzte Ton der Musik vergangen ist." (ebd., S. 21) Auf seinen philosophischen Glaubenssätzen gleitend, schreibt er, sanft dogmatisch:

» Das Wort, das im Schweigen ist, befindet sich in einer über das Sichtbare hinausge-henden Welt – das eben ist das Schweigen. Der Schimmer von Durchsichtigkeit, den das Wort hat, stammt vom Schimmer jener Unsichtbaren Welt her, der auf das Wort fällt, wenn es schweigend im Menschen ist. (ebd., S. 42)

Als wir Kinder der frühen 1950er-Jahre vor dem Schlafengehen das Lied „Der Mond ist aufgegangen" von Matthias Claudius gesungen haben, kamen wir im vierten Vers der ersten Strophe zum Wald, der schwarz und schweigend dasteht. Schweigend ist des Menschen Schlaf, eingewöhnend ins große finale Schweigen des Gestorben-Seins. „Dichterisch wohnet der Mensch" auf dieser Erde und in der Welt seines Wirkens wird als Aussage Friederich Hölderlin (1770–1843) zugeschrieben. In uns ruht das Schwei-gen. Es bewegt sich im Dazwischen von Außen- und Innenwelt. Das „und" ist die Ruhe. Picard benennt das Schweigen elegant als „die Mitte des Menschen" (Picard 1948, S. 59). In der uns möglichen Einsamkeit ist die Ruhe der Ort des Schweigens. Dafür müssen wir nicht in die verklärte Wüste gehen, deren ehemalige Wirklichkeit ein Urwald war. Was ist das sprechende Schweigen in den Bildern, die in unserer Seele sich zeigen? Diese Erscheinungen des Schweigens sind die bunten Auen der Dichter, aus ihren eigenen inneren Wesenskern herauskommend. Die Worte der Lieder beschützen die nachfol-gende Stille. Die Leere ist parallel zum Lautlosen immer schon da.

Picard stört sich am Wortgeräusch, das den damaligen Alltag, nach dem fürchterli-chen Geschrei des Kriegs, durchsetzte. Der Zweite Weltkrieg mit all den Bomben, dem millionenfachen Morden durch eine sogenannte Herrenrasse, den Todesschreien von Millionen von jüdischen Menschen, zwingt uns alle, das Ungeheuerliche des Kriegs, in seiner dämonischen Wirklichkeit, nicht schweigend zu ertragen. Da ist der Rest niemals mehr Schweigen. Der Schlaf der Vernunft ist die Schwester des Schlafs der Nacht, in der wir in das allgemeine große Schweigen einkehren (wie in eine Gastwirtschaft).

Der Lärm des heutigen Alltages mit all unseren elektronischen Gerätschaften, den Milliarden von Autos, Lastwagen, Bussen, Motorräder, Traktoren etc., besetzt vielerlei Orte und Zeiten – wie Pausen, Feierabend, Faulenzen, Versenkung –, die ehemals im bäuerlichen und handwerklichen Alltag, vor der Industrialisierung, der Stille und Ruhe gehörten. In der harmonisierenden Schwingung der Seele stört das die gesunde Lebens-weise unserer Art und Gattung. Resultat: viele seelische Störungen.

» Der Mensch, der das Schweigen verlor, hat mit dem Schweigen nicht nur eine Eigenschaft verloren, er ist in seiner ganzen Struktur dadurch verändert worden. (Picard 1948, S. 230)

Wir nennen das schon lange die Entfremdung des Menschen, durch den sozialen und ökonomischen Kontext seiner Bedingtheit. Natürlich geht es diesem Religionsphiloso-phen auch um das Schweigen seines christlichen Gottes. In seiner Vorstellung sind in Gott

**1**

das Wort und die Stille eins. Dieser Eingott ufert aus, in den Worten, die ihr oder ihm oder es von menschlichen Schreibern eingedichtet werden. Adam und Eva hören Eloi, das Gleiche behaupten die Propheten und Moses, nur mit seinem eingeborenen Sohn Jeshu, der viel von seinem Abba verkündet, spricht er nicht. „Eloi, Eloi, lama sabachtani" schrie, laut Überlieferung, Jeshu, durchdrungen vom Geist der Thora. Übersetzt bedeutet das: „Mein Gott, mein Gott, *wozu* hast Du mich verlassen?" (Mk 15,34) Wie viele Rabbiner, laut Augenzeugen öfters passiert bei deren Eintritt in die Gaskammern von Auschwitz, beendete er sein Leben mit einem gottgegebenen Zitat (Lapide 1996, S. 90). Das passende Echo des schweigenden Abba wird im Requiem mit Pauken und Posaunen verkündet. Leider konnte dieser, so wird es von den Texteschreibern angenommen, göttliche Sohnemann das Rondo-Finale von Gustav Mahlers Symphonie No. 7 noch nicht hören. Das menschliche Schweigen ist in dieser Musik so absichtlich kraftvoll verschmolzen mit dem ewigen Schweigen des schweigenden Ewigen. Eine stimmige Medizin fürs existenzielle „All-Ein-Sein".

**Lou:** (Pfeift „Der Vogelfänger bin ich ja")

**Sam:** Wie es ist … stimmt's.

**Lou:** (Schweigt)

**Sam:** Deine Stimme in der Ferne und plötzlich nichts als Stille.

**Lou:** Denkwürdig! Die Zeit des Schweigens und die Zeit der Stille und die Zeit der Stimme.

**Sam:** Meine Stille in deinem Ohr.

**Lou:** Bin verfügbar für kurze Szenen.

**Sam:** Stimmt. Von Zeitalter zu Zeitalter jeweils ein Wissensdurst, der bitte, nicht in Traurigkeit enden darf.

**Lou:** Seelenfrieden in der Schwermut ist verlockender Stillstand.

**Sam:** Ach komm …

**Lou:** Bin schon da.

## ▪▪ Zwitschern

Pfeifen als unterhaltende Kommunikation, die sich in verschiedenen Melodien an die Stille anschmiegt. Die Vögel haben ihre eigene Pfeifstimmung, um ihre Grenzen zu markieren, und, wenn es ein Männchen ist, dem Weibchen seine Gegenwart mitzuteilen. Einander zupfeifen ist sich von innen her zu erkennen geben. Hirten hatten eine ganz differenzierte Art und Weise, mit verschiedenen Pfiffen über weite Distanzen sich Tier und Mensch mitzuteilen. Wenn wir nicht mehr weiterwissen, wie das, was in uns passiert, durch die Stille hinaus, mit Worten, in die Welt getragen werden kann, ist das Pfeifen eine angenehme nonverbale kommunikative Hilfe. Ludwig Wittgenstein (1989–1951) hätte einmal, so wird erzählt, anstatt einen Vortrag zu halten, ein Schubertlied gepfiffen. Als Grund wird angegeben, dass er selbst so frustriert war, seine sprachphilosophischen Gedanken nicht verständlich ausdrücken zu können (Lucas und Chatburn 2013). Gefühle zur Sprache bringen ist ein Annähern daran, das, was sich zeigt – diese innere Wahrnehmungen –, mit dem je eigenen, zur Verfügung stehenden Vokabular zu benennen. Da, wo sich die Zunge regt um die Stille, das Schweigen zu beenden. Die inneren Quälgeister müssen nicht totgeschwiegen werden.

Die Sprechkur der Psychoanalyse wird im folgenden Kapitel als hilfreich sorgfältig ausgeführt. Eine These zum Transparenzwahn wird ausgearbeitet und kontrastiert mit der Stille in und als Therapie. Sich dem Schweigen verständnisvoll anzunähern bedeutet, von innen und außen her zu blicken. Fragt sich, ob die Aphasie als Reaktion auf störende soziale und kulturelle Begebenheiten Kindern gegenüber dieses Schweigen, dieses Nicht-reden-Wollen, beeinflusst. Der Sprachaufbau, die erworbene Fähigkeit, zu sprechen, sich mitzuteilen, ist in uns allen, in den kognitiven Strukturen angelegt. Nicht reden können ist oft, aber nicht nur, eine massive Störung der inneren Sprache.

Vielleicht war am Anfang nicht das Wort, sondern der Ton, der Rhythmus, die Offenbarung, hörende Wesen zu sein. Gibt es eine bestimmte Art und Weise, in der wir das Schweigen jetzt verstehen können? Die erfahrene Hamburger Sprachwissenschaftlerin und Neurolinguistin Luise Lutz bejaht diese Frage. Sie meint, es gehe gut, wenn wir mit dem Herzen hören.

» Hinter allem, was wir sagen, steckt: ein Gedanke, ein Wunsch, eine Botschaft. (Lutz 2010, S. 250)

Im Kommunizieren und im Schweigen sind wir zielstrebig. Das Unbewusste hilft uns, ohne dass wir es spüren, hinter den Worten in der Stille die tatsächliche Absicht oft richtig zu erkennen. Die Gestik des Schweigens dient als Wegweiser zum vermittelten Sinn.

Diese Kunst verstehen Sprachkünstler wie Harold Pinter (1930–2008), der zu den New-wave-Dramaturgen des englischen Theaters der 1960er-Jahre gerechnet wird. Er hat ein Theaterstück mit dem Titel unseres in diesem Buch reflektierten Themas geschrieben. „Silence" wurde am 2. Juli 1969 in London uraufgeführt. Auf der Bühne tritt eine Frau, Ellen, Mitte 20, zusammen mit zwei Männern, Rumsey, 40, und Bates, Mitte 30, auf. Sie reden zueinander und reden in sich. Schweigen sich an und spekulieren über den verschwiegenen Inhalt, der Stille des jeweils anderen. Mut zur Pause ist hier ausgebreitet, damit die Momente ihrer Existenzen sich Wolken gleich mischen. Dieses Innehalten in der Schweigepose, ist das Zwischendurch, wo das ständige Getriebensein im Weitergehen-Müssen ruhen kann. Ellen fragt sich, ob sie überhaupt denkt. Wenn ja, dann: Was ist das, was sie denkt, und woher kommen ihre Gedanken? Öfters wenn Bates was mit ihr tun und machen möchte, schweigt sie ihn aus. Wenn sie was sagt, dann meist dieses eine Wort: Nein. Die Stille selbst kommt auf 27 Auftritte in diesem kurzen Stück. Ellen: „Um mich herum sitzt die Nacht. So eine Stille" (Pinter 1989, S. 217). 17-mal gibt es im Stück Pausen, in denen die Ruhe sich in eine dramaturgische Spannung ausbreitet. Pinter wird als Meister der Stille und der Pausen verehrt. „Sie haben nie solche Stille gehört" (Bold 1984) ist der Titel einer Essaysammlung über Pinters innovative Theaterarbeit betitelt, in der das Schweigen, die Stille und das Pausemachen einen erfrischenden dramaturgischen Stellenwert bekommen haben.

Pinters dramaturgische Versuche sind der Gegenwart gewidmet, in der wir über das reden können, was in der Vergangenheit noch verschwiegen werden musste. Zum Beispiel hat das Ehepaar Disson (D) und Diana (Di) in „The Tea Party" folgenden Dialog bekommen (zit. in Bold 1984, S. 176):

**1**

> » **D:** Bist Du glücklich?
> **Di:** Ja.
> **D:** Sehr glücklich?
> **Di:** Ja.
> **D:** Warst Du je glücklicher? Mit einem anderen Mann?
> **Di:** Nie
> *Pause*
> **D:** Ich mach Dich glücklich, oder? Glücklicher als Du jemals warst … mit jedem der anderen Männer.
> *Pause*
> **Di:** Yes *Stille*

Diese Art einzukehren in die Stille ist für mich wie ein Heim- und Ankommen in sich selbst. Was ich nicht weiß, macht mich nicht heiß. Ein anderes Sprichwort deutet sanft an, wie weit das stille Schweigen reichen kann: Gedanken sind zollfrei.

#### ▪▪ Lärm, Gegner der Stille

Sybille Berg hört wie wir alle, wie die allgemeinen Hauptlärmquellen seit Jahren zunehmen. Auf der Straße mit den vielen Autos, Bussen und Motorrädern, auf den dichtbefahrenen Eisenbahnschienen, der Flugverkehr, jetzt zusätzlich mit Drohnen angereichert. Die von dauerhaftem Lärm betroffenen Lebensgebiete. Baustellen überall. Unsere Wohnungen sind mit vielen elektronischen Geräten gefüllt, die surren und brummen und vibrieren. Unsere Hochhäuser und Industriegebäude sind mit modernster Technik ausgerüstet, und die großräumigen Arbeitsplätze sind lärmbelastende Unruheherde. Smartphones und fast an jedem Ort öffentlich geführte Telefonaten, in den Ohren Millionen Jugendlicher ihre Streaming-Musik, via Kopfhörer direkt ans innere Ohr weitergeleitet aus den hunderten von TV- und Radiosendern. Lärm, Lärm, Lärm. Wir brauchen nicht mehr Lärmwachstum, dieser hat sich in den vergangenen 20 Jahren wieder verdoppelt, „sondern endlich Ruhe" (Berg 2015, S. 9).

Gérard Poffet Vizedirektor des Schweizer Bundesamts für Umwelt (BAFU 2009) schrieb, dass „rund 1,2 Millionen Menschen in der Schweiz tagsüber schädlichem oder lästigem Straßenverkehrslärm ausgesetzt sind".

> » Leider gilt Lärm noch immer als notwendiges Übel unseres Lebensstandards. Die Wirkung von Lärm auf unser seelisches und soziales Wohlbefinden wird deshalb noch immer bagatellisiert. Immer mehr Studien zeigen, dass sich der Mensch nicht an Lärm gewöhnt. Übermäßiger und chronischer Lärm macht auch körperlich krank. Die Folgen reichen von Schlafstörungen über Bluthochdruck bis hin zum Herzinfarkt. Lärm verursacht zudem Kosten in Milliardenhöhe. Neben den Gesundheitskosten zählt dazu vor allem der Wertverlust von Wohneigentum. (► www.bafu.admin.ch)

Lärm, sogar Sportlärm, beeinträchtigt unser aller Lebensqualität. Meist erleben wir ihn als belästigend auf Leib und Seele. Erwiesen ist: Lärm macht krank und hat gesundheitliche Langzeitfolgen. Besonders in der Nacht, wenn wir unsere Ruhe finden wollen und müssen, damit wir die notwendige und überlebenswichtige Arbeitskraft wiederherstellen können und müssen, reagieren wir äußerst empfindlich und genervt auf Lärm.

Schlafstörungen sind die Folge. Sie beeinträchtigen unsere biologisch notwendige Erholung. Nochmals eine Aussage des Schweizer Bundesamtes für Umwelt:

» Lärm verursacht hohe externe Kosten. Dazu zählen Gesundheitskosten für Medikamente, Arztbesuche und Kuraufenthalte. In Wohngebieten mit übermäßigem Lärm verlieren die Liegenschaften an Wert. Die Mieteinnahmen bleiben tiefer als anderswo. Externe Kosten des Lärms bezahlen nicht deren Verursacher, sondern die Betroffenen sowie die Allgemeinheit. (ebd.)

Die Kosten betragen im Jahr 2017 geschätzte 1,2 Milliarden, alleine in der Schweiz.

Die Überforderung meiner Nerven mit diesen Geräuschen macht unruhig, wütend und blöd. Ruhe braucht ein Gespräch, zwischendurch, ansonsten ist es nicht gut. Reden ohne Unterlass ist krass. Leise reden, weil das Flüstern winzige mysterische Verschwiegenheiten verschleiert. Still sein muss nicht bedeuten, dass ich etwas verberge.

» All die Jahre bei Therapeuten, um am Ende mit einer vollendeten Psyche abzutreten, unter der Erde zu verschwinden, das ist doch nicht auszuhalten. (Berg 2015, S. 84)

Schweigen ist eine endliche Schonhaltung. Wir denken etwas weiter in ihrer Richtung. Sie schreibt:

» Die Sehnsucht nach einfachen Strukturen und einer Unterteilbarkeit der Welt in Gut und Böse ist so niedlich, dass man selbst für militante Religiöse noch milde Liebe empfinden kann. Die sich allerdings schnell wieder in Wut verwandelt, denn hinter jedem Beharren auf den Besitz einer allgemeinen Wahrheit lauert eine immense Blödheit. (ebd.)

Somit postuliert diese Schriftstellerin verschmitzt:

» Das oberste Gesetz wäre eigentlich: Lasst alle in Ruhe! Lebt, ohne die Mitmenschen zu bevormunden, zu ärgern, zu quälen oder zu benutzen! (ebd., S. 115 f.)

Die Selbstgerechtigkeit ist nicht nur wie schmutzige Klamotten, sondern wird zu Pest, wie wir sie weltweit erleben, wenn sich Typen zusammenschließen, um in wessen Namen auch immer die Wahrheit für sich und ihr Getue zu reklamieren. Was macht dann die schweigende Mehrheit? Hält sie sich ans Sprichwort: Reden ist Silber, Schweigen ist Gold? Wann platzt dann einem der Kragen?

#### ▪▪ In Acht nehmen

In seinem Kriminalroman „Der Richter und sein Henker" (erschienen 1950) lässt Dürrenmatt seine Polizisten, allen voran seinen alten Kommissär Bärlach, gezielt listvoll schweigen. Hässliche Skandale können durch Schweigen vermieden werden. Bärlach mochte Polizisten, die nie ein Wort sprachen, wenn sie den Wagen des Alten fuhren. Über den ermordeten Kriminalbeamten lässt Dürrenmatt Bärlach zu seinem neuen Assistent Tschanz sagen: „Er war ein klarer Kopf, der wusste, was er wollte, und verschwieg, was er wusste, um nur dann zu reden, wenn es nötig war. An dem müssen wir uns ein Beispiel nehmen, Tschanz, der war über uns." (Dürrenmatt 1988, S. 22) Schweigen und Warten-Können sind nützliche Eigenschaften, nicht nur für fiktive Kriminalbeamte. Dürrenmatt lässt seine Figuren ins Blaue der Nacht schießen und so unvermutet ins Schwarze treffen, weil sie das Schweigen erst etwas später unterbrechen und so die Erwartung des anderen – meist Verdächtigten – positiv nicht erfüllen. Danach wird die

Auskunft dessen, der schweigend angeglotzt wurde, umso lebendiger. Falls Angriff als die beste Verteidigung gesehen wird, speziell seitens eines Advokaten des Verdächtigten, wirkt das betroffene Schweigen des Untersuchungsrichters leicht irritierend für den, der sich vor einen möglichen Täter als Opfer hinstellt.

Den Spieß umkehren im Geheimhalten des Tatsächlichen: Bärlach schwieg, immer und immer wieder, denn er wusste, im Stillen, wer den Mord verübt hatte. Abwarten, bis er alle nötigen Beweise bekommen hatte. Den Mörder in Ruhe lassen, damit er ihm, dem Schweigenden, in die Falle ging. Öfters sah der Alte schweigend ihn, der nicht wusste, dass er schon erkannt war, an. „Der Schriftsteller zündete sich eine Zigarre an. Es war still. Nebenan begann das Kind wieder zu schreien. Unten bellte der Hund." Szenen der Ruhe, Fragende verwirrend, weil die Befragten nichts mehr sagen wollen. So ist das, findet dieser Schriftsteller, mit unseren Träumen. „Es ist mir nicht gelungen, dich der Verbrechen zu überführen, die du begangen hast", sagte der Alte zu seinem Gegenspieler Gastmann, „nun werde ich dich eben dessen überführen, das du nicht begangen hast." (ebd., S. 99) Gastmann, gelassen seine Pfeife rauchend, meint dankbar, dass er selbst diese Möglichkeit nicht bedacht hätte und sich daher vorsehen werde.

Der Kommissar, prüfend angesehen, schweigt. Er weiß, dass Tschanz diesen Gastmann töten wird. Heute noch. Gastmann zuckt zusammen, keine Spur von Gelassenheit. Was geschieht, wenn ein Lachen und Leben verhallen? Rätselhaftes Dürrenmatt'sches Schweigen. Bärlach schaut sich die Leiche Gastmanns an, um so die verzwickten Lebensstränge beider zu Ende spielen zu lassen. „… noch einmal glitt sein Blick die Jahre hindurch, legte sein Geist den Weg durch die geheimnisvollen Gänge des Labyrinths zurück, das beider Leben war. Nun blieb zwischen ihnen nichts mehr als die Unermesslichkeit des Todes, ein Richter, dessen Urteil das Schweigen ist." (ebd., S. 108) Das Schweigen des Todes ist so versöhnend für die einen wie verstörend für die anderen. Wie viele Menschen nehmen ihre Geheimnisse mit in den Tod? Manchmal ist es besser, nicht zu wissen. Nicht sofort zu antworten. In Ruhe nachdenken. Am Schluss dieses Kriminalromans sagte der Alte zu Schmieds Mörder, dem jungen Tschanz, er werde ihn nicht verraten, aber er solle gehen, irgendwohin. Nur weg von Bern. Lichterlöschen.

**Sam:** Ich zitiere mich: „Er schweigt ich habe ihn zum Schweigen gebracht schweigen lassen das eine oder das andere nicht bestimmt es hört auf lange Stille mehr oder weniger nicht bestimmt lange Ruhe mehr oder weniger …"

**Lou:** Ein Gesumm ins Schweigen gleiten lassen. Welch Heiterkeit des Seins.

**Sam:** „eine endlich in meinem Mund wiedergekehrte Stimme … diese Stimme diese Stimmen …"

**Lou:** Dein, übers Leben, erfrischender Stimmenchor.


### ■■ Lasst mich in Ruhe

In der psychoanalytischen Literatur finden wir schleierhafte Aufsatztitel, welche sich bemühen, unklare, versteckte psychische Vorstellungen sprachlich ausgeklügelt und kunstreich darzustellen. So schreibt A. Suslick über die phallische Repräsentation der Stimme (1963). Darin wird die Episode einer 35-jährigen Schauspielerin geschildert, die während ihrer Psychoanalyse von der Existenz einer ihr bis dahin unbewussten Fantasie erzählte, in der ihre Stimme eine phallische Natur hat. Es gibt den Titel „Die Stimme als (weiblicher) Phallus". Dieser Aufsatz von H. A. Bunker (1934) beschäftigt sich neben einer männlichen Fallgeschichte vor allem mit Frauen in der Mythologie. Da ist sie oft, in der kindlichen Erfahrung, in einer Doppelnatur erfahrbar. Die nährende, schützende Mutter und die straffende, schweigende, in all ihren emotionalen Tonlagen. Im erwachsenen Leben kann es vorkommen, dass wir hinter unserem Rücken eine Stimme flüstern hören. Wir möchten uns umdrehen, tun es aber nicht. Ist diese Stimme nun innen oder außen, dies gilt es herauszufinden. Keiner hört die inneren Worte des oder der anderen, welche sich im Mund parat machen.

Salman Akhtar hat sich mit den Methoden, den Grenzen und Erneuerungen des Zuhörens in psychoanalytischer Behandlung beschäftigt (Akhtar 2012). Die Stille ist die Erinnerung ans Echo einer Mitteilung. Die eigene Erfahrung ist in uns als abgeschottete Stille aufgehoben. Was mir, uns allen, in der Kindheit und Jugend angetan wurde, ist – als die Begleitung des inneren Chores (wie im griechischen Drama üblich) – so lange da, bis wir uns im Hier und Jetzt bewusst machen: Das ist gelaufen. Mit einem fantasievollen Sprung aus der Kindheit ans andere Lebensufer des Heutigen kann der Chor der inneren Stimmen zur Ruhe gebracht werden. Denn was nicht gesagt werden kann, kann, tautologisch, nicht gesagt werden. Wo die Worte stoppen, hören die seelischen und leiblichen Bewegungen nicht auf.

Ulrich Tukur erzählte einmal von seinen Albträumen. Da steht er vor großem Publikum auf der Bühne. Seinen Text hat er vergessen. Er schweigt vor sich hin – bis zum erlösenden Aufwachen. Dazu gibt es eine bezaubernde alte Anekdote aus dem Wiener Burgtheater (diepresse.com): Der große Schauspieler Raoul Aslan (1886–1958) betritt die Bühne und hat seinen Text vergessen. Die Souffleuse versucht mit dem Stichwort und der ersten Linie, ihm in seinen Rollentext hineinzuhelfen. Aslan, immer noch ratlos, flüstert ihr zu: „Keine Details. Welches Stück?" Sie: „King Lear". Er: „Führt ein die Herrn von Frankreich und Burgund, Gloster." Der tut's und Lear weiter: „Derweil enthüllen wir den verschwiegenen Vorsatz." (Shakespeare 1998, S. 1107)

In der Streiflicht-Kolumne der Süddeutschen Zeitung (17./18. Juni 2017, S. 1) wird zu solchen miniaturdramatischen Schweigemomenten – ob auf der Traumbühne oder auf den Brettern der Wirklichkeit – bemerkt, wie Kommissare in den Kultkrimis „Tatort", denen ihr Text nicht einfällt, „dieses Genre bereichern würden: ‚Was denken Sie, Chef?' Schweigen. ‚Wann machen wir Feierabend?' Stille. ‚Wann werden auch Sie zum Mörder?' Leises Weinen. ‚Lassen Sie mich in Ruhe.'"

#### ▪▪ Schweigen als menschliches Maßnehmen

Der in New Orleans lebende Dichter und Romancier John Biguenet hat 2015 sein Buch „Silence" vorgelegt. Für ihn sind die Stille und das Schweigen ein Maß der menschlichen Beschränkung. Was wir nicht hören können, ist das Unausgesprochene. Für ihn ist ganz klar, dass in der heutigen Zeit die Stille, die Ruhezonen an Flughäfen z. B., für bestimmte soziale Klassen oder Schichten zum Thema geworden ist. Wer mehr fliegt und mehr Geld hat, kann sich Stille in den Lounges erwerben. Die anderen müssen sich den Lärm der Hallen anhören, die Musik aus den Läden dröhnend, das laute Gemurmel tausender von Menschen in beinahe nicht enden wollendem Geschwätz.

Die reflexfreie Kammer ist ein eigens geschaffener akustischer Laborraum, „dessen Raumbegrenzungsflächen so beschaffen sind, dass daran nahezu kein Schall reflektiert wird". Dieses Labor wird auch ein schalltoter Raum genannt (wikipedia.org). Wenn wir uns darin aufhalten, bekommen wir selbst den Ton, den wir noch wahrnehmen.

**1**

Außer uns ist totale Stille. In uns sind die lebendigen Organe hörbar. Wo sind wir, wenn wir nichts mehr hören können? Es ist in uns, die dröhnende Stille des Herzschlags, der Blutflusses, der Ohrenechos. Das Thema der Isolierzelle, der Einzelhaft beschäftigte Biguenet sehr. Einsamkeit in der Abgeschiedenheit von anderen Häftlingen ist die Voraussetzung dafür, den Menschen unterwürfig zu machen. In den totalen Institutionen ist die unfreiwillige Stille plötzlich Handlanger des Bösen, ganz in der Nähe zur Folter. Die meisten Menschen, welche Derartiges durchstehen mussten, sind schwer traumatisiert und nicht resozialisiert, was ja immer noch als Ziel einer Haftstraffe vorgegeben wird. Haben wir hier die Warnglocken nicht gehört? Schsch … Die Angststille, die stille Angst.

Biguenet bekundet, wie immer noch Frauen in unserer und anderen Gesellschaften, manchmal sogar mit Gewalt, zum Schweigen gebracht werden. Schweigen ist dann die vollendete Waffe der Mächtigen (Biguenet 2015, S. 96). So werden andere verachtet und verschmäht. In dieser Stille lauert das Geheimnis der Geschlechtervorurteile, das jedoch, obschon bloßgestellt, weiterhin als fieseste Gewaltwaffe (mit Fäusten und anderen Möglichkeiten) von Männern weltweit immer noch eingesetzt wird, um die einzelne Frau und die Frauen als Geschlecht und Gruppe zu unterdrücken. Diese Falschheit kann nicht gelöscht werden, auch wenn es genau diese Aktivität ist, die so oft im Stillen der familiären Wohnung passiert.

Wir kennen die Stillhalteabkommen, vereinbartes Stillschweigen. „Esprit de l'escalier" ist die missliche Lage, etwas Nicht-Gesagtes zu erinnern, in sich unausgesprochen zu tragen, wenn Frau oder Mann eine Diskussion verlässt. Durchs Schweigen jubeln, wenn es einem gelingt, die stimmigen Worte zu finden oder von den Worten gefunden zu werden. Stimmen ohne Sprache, viel Sprache ohne Stille. Die letzten Worte vor dem finalen Ausatmen. Der Lärm des eigenen Lebens im Klang der eigenen Erfahrung, im All verklingend. Im Sterben sind die Töne das letzte Auszuklingende.

#### ▪▪ Gebärden sprechen

Mönche wie die Benediktiner haben eine Zeichensymbolik entwickelt, um trotz des Schweigegebotes miteinander zu kommunizieren. Susan Plann hat die Entwicklung dieser schweigenden Mitteilungsform hin zur Zeichensprache der Taubstummen für deren Erziehung in Spanien erforscht. Wenn Sprechen und Hören biologisch blockiert waren, schreibt Plann (1997, S. 21), dann entwickelten diese Kinder schon immer „Daheim-Zeichen" mit ihren Händen. Aus der von Mönchen reichhaltig erstellten und vielseitig verwendeten Zeichen-Kommunikation fürs tägliche Leben, in der Kapelle, in der Küche, in der Bibliothek und Schreibstube etc., konnten um 1540 herum Pedro und Francisco Velasco, beide selbst Gehörlose, eine Zeichensprache weiterentwickeln, um in ihrer Klosterschule die erste Ausbildungsstätte für Taubstumme zu etablieren. Zusätzlich konnten die Benediktiner aller Länder sich mit und in dieser Kommunikationsform verständigen. Fazit: Die Stille suchte sich eine neue Mitteilungsform.

Ich hatte im vergangenen Jahr einen 9-jährigen Jungen in Begleitung seiner Mutter bei mir in einer Erstkonsultation. Die Frau und die drei kleinen Kinder, von unterschiedlichen Vätern, litten unter dem Gewaltregime des letzten Mannes, flüchteten endlich ins Frauenhaus. Der autistische Junge war still. Meine Vermutung war nicht Autismus, sondern dass ihm all die die ganzen jahrelangen Gewalterfahrungen in der Familie die Stimme verschlagen haben. Obwohl ich ihm einen Zeichenblock und Farbstifte gab, damit er, falls er das möchte, mir anders mitteilen konnte, was ihn beschäftigt, nahm er sein Handy und schrieb, vor meinen Augen, leicht lächelnd, seiner Mutter eine WhatsApp-Nachricht. Sie solle mir bitte mitteilen, dass er nicht gedenke, mit mir zu kommunizieren. Als die Mutter mir das sagte, unter dem kontrollierenden Blick ihres Sohns, sagte ich, leicht erstaunt und humorvoll: „Das ist eine Premiere, bravo!" Er lachte verschmitzt.

Schweigen ist ein Ereignis. Jedoch hat Benedikt von Nursia (480–547) in seiner sechsten Klosterregel die monastische Tugend der Stille betont. Es ging ihm laut Überlieferung neben Gehorsam und Demut um die Fähigkeit der Mönche, sich schweigend seinen Regeln zu unterwerfen. Auf der Basis solcher Regeln, hätten Jesu Jünger große Mühe gehabt, Benediktiner zu werden. Als Narren der Stille hatten sie, wie ihr Meisterrabbi, gerne eine Geschichte wie die der Hochzeit zu Kanaa mit einem Lacher parat. Wie kann man einen Narren warten lassen? Das erzähle ich später.

Der Junge sprach nach drei Monaten wieder, mit mir und anderen. Was wirkte? Erstens: die stille gegenseitige Kommunikation über Zeichnungen, die wir austauschten, und zweitens: dass wir während mehrerer Psychotherapiestunden rote Boxhandschuhe anzogen. Er konnte so auf mich als erwachsenen Mann losdreschen, bis zu seiner Erschöpfung. „So, fertig" waren seine ersten beiden Wörter. Dies zu hören berührte mich.

Die Freude war umso intensiver, weil sie von einer Tatsache herkommt, die nicht alleine in Bezug auf gegenwärtig akzeptierte therapietaktische Vorstellungen (autistisch) verstanden und erlebt werden konnte. Die verdunstende Unruhe aus seinem lärmigen Leben macht einer vorübergehenden gleichgültigen Gelassenheit Platz. Psychotherapie kann eine Praxis der Stille sein. Dies nannten die Lateiner *tranquillus* (friedlich, ruhig und sanftmütig). Aber Obacht: Es gibt vielerlei moderne Tranquilizer. Einige sind starke synthetische chemische Beruhigungspülverchen, mit allerlei unerwünschten Wirkungen.

### ▪▪ Auftakt

Uli Aumüller (2017) erzählte über eine ganze Woche lang von ihrem differenzierten Verständnis und Wissen zur Geschichte des Schweigens in der Oper. Wir, im heutigen Publikum im Opern- und Konzerthaus sitzend, schweigen andächtig, sobald der Vorhang aufgeht. Wir klatschen zwar noch, wenn der Dirigent oder die Dirigentin ans Pult schlendert, doch sobald der Taktstock erhoben wird, schweigen wir alle. Lange war das nicht üblich. Aumüller musste einmal bei einer Inszenierung von Parzival im Wagner-Tempel spontan lachen. Weswegen, ist hier gleichgültig. Was passierte? Sofort wurde sie von „meiner gesamten Umgebung niedergetuschelt und von bösen Blicken bestraft". Ist das ein leidiger Ausdruck von heutigem Stillewahn?

Sie erzählt, wie im 17. Jahrhundert bei Aufführungen von Claudio Monteverdis (1567–1643) „Il Ritorno d'Ulisse in Patria" („Die Heimkehr des Odysseus") während der Aufführungen vieles musikalisch improvisiert wurde. Noch gab es keinen Mittler zwischen dem Komponisten und dem Interpreten einer Musik.

**1**

> » Der Komponist saß selbstverständlich am Cembalo oder an der Gambe – und vor allen Dingen mussten die Musiker damals – um das Jahr 1640 – flexibel reagieren können. Sie spielten nicht vor einem schweigenden, disziplinierten Publikum – auf der Bühne gab es keine wochenlang einstudierte Regie, sondern die Sänger agierten spontan, eben so, wie sie es für angemessen hielten. Und das Publikum forderte Zugaben – nicht nur Wiederholungen, das Dacapo einer Arie, sondern mitten in der Oper gern auch ganz andere Arien aus ganz anderen Zusammenhängen, wenn ihnen der Sänger gerade gefiel, die nicht unbedingt aus demselben Stück stammen brauchten – die Entscheidung, was wann gesungen wurde, lag im Zweifelsfall bei den Sängern.

Hier war alles andere erlaubt, als schweigend der Musik lauschen. Es wurde geplaudert, getrunken und gegessen, herumspaziert und anderen musischen Freuden gefrönt. Oft mussten die Musiker ihre Lautstärke den Gesprächen anpassen, damit sie diese nicht störten. Das Schweigen musste erst erfunden werden, schildert Aumüller, „und konnte sich ab der Mitte des 19. Jahrhunderts allgemein durchsetzen. Es dauert bis in die 60er- und 70er-Jahre des 19. Jahrhunderts – in manchen Ländern früher, in manchen später –, bis sich in den Opernhäusern das Schweigen während der Aufführung durchsetzt." Zu diesem Zweck wurde eine neue räumliche Gestaltung spezieller Häuser, in denen Konzerte und Opern gegeben wurden, vorgenommen. Dieser Prozess des sich räumlichen Abgrenzens des Musikhörens in einen Zuhörer- und Zuschauerraum, in dem bei Aufführungsbeginn nun das Licht gelöscht wird, von den Orten des Essens, Trinkens und Redens dauerte. Nun wurden die Vorstellungen unterbrochen – das kennen wir Heutigen –, damit wir im Foyer in Pausen essen und trinken können. Spannend ist es heute noch.

So erinnert sich Aumüller an eine Aufführung der Oper „Sonntag aus Licht" von Karlheinz Stockhausen in der Kölner Messehalle 2011, die so angelegt war, „dass man während der Aufführung herumwandeln konnte und sollte, während gleichzeitig die Klänge von überall her um einen herumschwirrten. Erstaunlich, dass zu Beginn des 21. Jahrhunderts an Formen des Zuschauerverhaltens angeknüpft wird, die eigentlich eher vor 300–400 Jahren üblich waren. Nur essen und trinken durfte man bei Stockhausen nicht, von anderen Freuden des Leibes ganz zu schweigen." Am Schluss ist alles Schweigen, so banal wie sinnlos, solange die Milliarden Galaxien rasend davonziehen.

### ▪▪ Verstummen können

In unserer menschlichen Selbstbewusstseinsausbildung geht es uns darum, das leben zu können, was wir wissen. Da wir immer schon mehr wissen, als wir leben und erfahren können, ist diese Verlockung zum Tun eventuell eine Zumutung. Rasch ist eine Widerrede parat. Selbstverständlich im Selbstverständnis als Selbstständigkeit. Hiermit unser Lob dem Schweigen-Können. „Schsch" oder auch „Bschscht" sind Laute die, je nach Situation, Stille einfordern. Trotzdem singt der Dichter Leonard Cohen (1934–2016): „Ist es Dein Wunsch, dass ich verstumme und meine Stimme schweigt, wie es war, werde ich verstummen und schweigen bis ich erlöst bin, so Du es willst." (1984) Schweigen, Singen und Reden unterliegen sozialen und kulturellen, zeitgebundenen Regeln und haben ihre Auftrittszeit. „Nur die Kunst veröffentlicht den wirklichen Zustand unseres Bewusstseins." (Walser 1994, S. 82)

Ironisch sind diese Sprechakte faszinierend. „Isoliert gesehen, hat das Schweigen *eine* Form, aber *viele* Funktionen oder Bedeutungen." (Zimmermann 1983, S. 37) Wenn wir die innere Zensur dessen erkennen, war wir uns erlauben zu sprechen und was nicht – dieses Vermeiden zu sprechen was als innere Wahrheit spürbar ist –, so schweigen wir, verschweigen wir in der Stille. Wir dürfen etwas sagen oder schweigen, wenn wir wollen, oft müssen wir das auch wollen, aus sprechpolitischen Überlegungen. Es gibt sie, die Erfahrung der Typologien des Schweigens, die Zimmermann (ebd., S. 40) in themaorientiert, interaktionspartnerorientiert, sprechbedingt und machtbedingt unterscheidet. Das eingeübte CIA-Gehabe (sich nie entschuldigen, nicht erklären, nicht reklamieren) ermöglicht der Agentin oder dem Agenten, sich nicht in diesen bestimmten Sprechakten zu verheddern. Einmal im Leben etwas erleben, über das es sich zu schweigen lohnt. Stille und Abgeschiedenheit unterstützen einander, manchmal sind sie sogar die Bedingungen des anderen. Viele physikalische Kräfte der Natur sind still oder jedenfalls mit unseren Ohren nicht hörbar: Gravität, Elektrizität, Licht. Viele Fabriken stehen seit dem Ende des vergangenen Jahrhunderts in unseren Gefilden still. Es ist ruhiger geworden. Behalten wir diese Stille. Wenn wir still sind, hören wir besser und genauer hin. Sich in der Stille und im freiwilligen Rückzug wohl, ja gar frei fühlen.

**Lou:** (schweigt)

**Sam:** (schweigt lange)

**Lou:** Du verletzt mich mit deinem Schweigen.

**Sam:** (schweigt)

**Lou:** Du schweigst immer und immer wieder.

**Sam:** Du bist tentactular.

**Lou:** Ach komm.

**Sam:** In der Stille, mit der Stille als Stiller.

**Lou:** Die Fülle stiller Erfahrung der Stille.

**(Sie** umarmen sich)

## Literatur


Akhtar S (2012) Psychoanalytic listening: methods, limits, and innovations. Karnac, London

Aumüller U (2017) Die Geschichte des Schweigens in der Oper (1–5), SWR 2, Musikstunde 14.–18. August, Redaktion: Dr. Bettina Winkler, Baden-Baden

Bachelard G (1959) Psychoanalyse des Feuers. C. E. Schwab, Stuttgart

Berg S (2015) Wie halte ich das nur alles aus? dtv, München

von Bergen H (2000) Unsere Stimme – ihre Funktion und Pflege I & II. Musikverlag Müller & Schade AG, Bern

Biguenet J (2015) Silence. Bloomsbury Academic, New York

Bold A (Hrsg) (1984) Harold Pinter: you never heard such silence. Vision and Barnes & Noble, London/ Totowa

Buber M (1992) Die Schriftwerke – Verdeutscht von Martin Buber. Deutsche Bibelgesellschaft, Stuttgart

Bundesamt für Umwelt (2009) Lärmbelastung in der Schweiz. BAF, Bern

Bunker HA (1934) The voice as female phallus. Psychoanal Rev 3(3):391–429

Dürrenmatt F (1988) Der Richter und sein Henker. In: Gesammelte Werke, Bd 4. Diogenes, Zürich, S 9–117

Huxley A (1994) Der Rest ist Schweigen. In: Form in der Zeit – über Literatur, Kunst, Musik. Essays II. Piper, München, S 279–281

Itten AV (2018) Overcoming social division: conflict resolution in times of polarization and democratic disconnection. Routledge, Oxford

Lapide P (1996) Er wandelte nicht auf dem Meer. Ein jüdischer Theologe liest die Evangelien. Gütersloher Verlagshaus, Gütersloh

Lucas J, Chatburn A (2013) A brief history of whistling. Five Leaves Publoications, Nottingham

Lutz L (2010) Das Schweigen verstehen, 4. Aufl. Springer, Heidelberg

Martus S (2017) Wir stehen alle im selben Wind. Die Zeit 6:39

Partridge E (1979) Origins – a short etymological dictionary of modern English. Routledge & Kegan Paul, London

Picard M (1948) Die Welt des Schweigens. E. Rentsch Verlag, Zürich

Pinter H (1989) Silence. In: Harold Pinter: plays 3. Methuen Drama, London, S 199–219

Plann S (1997) A silent minority: deaf education in Spain 1550–1835. University of California Press, Berkeley

Rotzetter A (2008) Lexikon Christlicher Spiritualität. Wissenschaftliche Buchgesellschaft, Darmstadt

Shakespeare W (1998) Sämtliche Werke. Phaidon Verlag, Essen

Suslick A (1963) The phallic representation of the voice. J Am Psychoanal Assoc 11(2):345–359

Walser M (1994) Vormittag eines Schriftstellers. Suhrkamp, Frankfurt am Main

Zimmermann K (1983) Überlegungen zu einer Theorie des Schweigens. In: Rosengren I (Hrsg) Sprache und Pragmatik. Almqvist & Wikseel International, Stockholm, S 37–45

**Internetadressen**

Bojanowski A (2017) Wetterforscher liefern neue Erklärung für Munchs „Der Schrei". Spiegel Online. http://www.spiegel.de/wissenschaft/natur/der-schrei-von-edvard-munch-perlmuttwolken-erklaeren-bild-a-1144564.html. Zugegriffen am 01.08.2018

https://diepresse.com/home/kultur/news/496145/Souffleusen_Keine-Details-Welches-Stueck. Zugegriffen am 01.08.2018

https://de.wikipedia.org/wiki/Reflexionsarmer_Raum. Zugegriffen am 01.08.2018

# Wovon man nicht sprechen kann ...

**Literatur – 41**

**Ist es dein Wunsch, dass ich verstumme**
**Und meine Stimme schweigt, wie es war,**
**Werde ich verstummen und schweigen bis**
**Ich erlöst bin, so du es willst.**
**(Leonard Cohen)**

Wir wissen schon immer mehr über den oder die andere, als wir üblicherweise bereit sind mitzuteilen. In diesem Kapitel werden die Bereiche der inneren Gespräche, des Vertrauens auf die innere Stimme (Bauchgefühl), der Scham über das Entdecken der eigenen Wahrhaftigkeit im authentischen Aussprechen und die Gefühle der Angst beim Aussprechen der eigenen Wahrheiten analysiert. Worüber wir (noch) nicht reden können, darüber müssen wir nicht schweigen, sondern können es weiter erfahren, spüren und uns merken. Die inneren Quälgeister müssen nicht totgeschwiegen werden. Die Sprechkur der Psychoanalyse wird als Beispiel herangezogen.

## ▪▪ Muss man schweigen?

Einer der bekanntesten Sätze zum Schweigen wurde von einem 32-jährigen ehemaligen Maschinenbau-Studenten, der sich schon eine Weile der Mathematik und der Philosophie zugewandt hatte, formuliert: dem aus Wien stammenden und zu der Zeit in England lebenden Ludwig Wittgenstein (1889–1951). Wir finden ihn am Schluss, nummeriert als siebter Hauptsatz des einzigen Buchs, das zu seinen Lebzeiten veröffentlicht wurde: „Wovon man nicht sprechen kann, darüber muss man schweigen." (Wittgenstein 1976, S. 115) Dass dies gesungen zum Ausdruck gebracht werden kann, zeigte der Künstler M. A. Numminen (▸ https://www.youtube.com). Vor diesem Imperativ des Schweigens meinte Wittgenstein etwas lockerer:

» Die Lösung des Problems des Lebens merkt man am Verschwinden dieses Problems. (Ist nicht dies der Grund, warum Menschen, denen der Sinn des Lebens nach langem Zweifeln klar wurde, warum diese dann nicht sagen konnten, worin dieser Sinn bestand.) (ebd., S. 114 f.)

Die von Generation zu Generation sich hartnäckig haltende Frage nach dem Sinn des Lebens ist sinnlos. Sie zielt auf eine Antwort, die im Prozess des Verstehens als Lösung bedeutungslos wirkt. Denn, nochmals der jungen Sprachspieler: „Es gibt allerdings Unaussprechliches. Dies *zeigt* sich, es ist das Mystische." (ebd., S. 115) Schon in seinem Vorwort fasst Wittgenstein den Sinn seines Buchs zusammen: „Was sich überhaupt sagen lässt, lässt sich klar sagen; und wovon man nicht reden kann, darüber muss man schweigen." (ebd., S. 7) Wovon wir noch nicht reden oder wovon wir nicht sagen können, dass wir über es nicht reden können – also schweigen müssen –, darüber schreibe ich hier. Wie die uns zur Verfügung stehende Sprache die in uns frei schwebenden Gefühle in ihr ruhiges Netz bringt. Das Erlebte, die eigene Erfahrung sprachlich auszudrücken, beschäftigt uns in diesem Buch. Wie wir bereits sahen, spricht Martin Walser das würdig aus, wenn er sagt, dass nur die Kunst den wirklichen Zustand unseres Bewusstseins veröffentliche (Walser 1994, S. 82). Das kann die Kunst des Schweigens, des Redens, des Schreibens, des Singens und des Dichtens sein.

Die Familienbiografie von Alexander Waugh (2009), deren englischer Untertitel („A Family at War") noch ganz andere Töne und stille Gedanken ansprach als der deutsche Untertitel, ist originell. Wir sehen Ludwig als jüngsten im Familienverbund mit vier Brüdern und vier Schwestern. Zwei ältere Brüder, Kurt (1878–1918) und Rudi

(1881–1904), nahmen sich das Leben, ein weiterer, Hans (1877–1902), ist mit 24 Jahren verschollen. Schwester Dora (1876) starb in ihrem Geburtsjahr. Die älteste Schwester, Hermine (1874–1950), und die mittlere, Margaret (1882–1958), wurden, neben den beiden bekannt gewordenen Brüdern, Paul (1887–1961), dem Pianisten, und Ludwig, dem Sprachdenker, die Regentinnen der Familie. So viel Elend und Unverständliches zum Verschweigen. Diese Familie residierte in einem Palais in Wien und verkehrte mit Personen aus den höchsten politischen und kulturellen Rängen der damaligen Gesellschaft. Im Musikzimmer des Palais spielten Brahms, Schönberg, Liszt und horchten dem Pianisten Paul (1887–1961), der im Ersten Weltkrieg durch eine Verwundung seinen rechten Arm verloren hatte. Für ihn schrieben Komponisten wie Ravel Klavierkonzerte für die linke Hand (im Auftrag und mit Bezahlung).

Obschon sie alle in die Oberklasse geboren wurden, litten mehrere Geschwister an einem Minderwertigkeitskomplex. Die Charaktere in dieser Sippe waren ein Mix von freidenkendem Geist sowie humorvollem Verhalten einerseits und von strengem, unnachgiebigem, knauserigem und schwerblütigem Verhalten der Upperclass andererseits. Viel wurde verschwiegen, nicht angesprochen. Wurde von den Kindern etwas zur Sprache gebracht, wurde ihnen von den Erwachsenen nicht erwidert. Schweigen wurde geboten. Die Familie war sehr, sehr reich geworden durch ihre Vorfahren, welche als Stahlmagnaten wirkten, und ihr geschicktes Hineinheiraten in Familien mit altem Geld. Der große Erwartungsdruck des Patriarchen Karl (1847–1913), vor allem auf seine fünf Söhne, das Familiengeschäft mit Stahl, Eisen, Waffen und Geld so weiterzuführen, dass daraus eine echte Dynastie entstehen konnte, stellte sich rückblickend als selbstzerstörerisch, seelisch belastend und einengend heraus. Der Chor verstummte.

Ihre Mutter, Leopoldine, geb. Kalmus (1850–1926), war eine stark in sich gekehrte, nervöse Frau. Sie erfüllte ihre familiären Pflichten in einer distanzierten sowie verantwortungsbewussten Art. Trotz ihrer vielen Migränen und körperlichen Leiden (wie Venenentzündungen) versuchte sie, klar schiff zu machen. Ihre nervlichen und psychischen Überlastungen „erbte" der kleine Ludwig. Dies zeigte sich in aufgewühlten, erregten und forschen Verhaltensweisen des erwachsenen Philosophen.

Eine emotionale Leere war öfters in dieser Familie spürbar gewesen. Ein feiner Segen für die Aufwachsenden war es, wenn ihre Mutter sich ans Klavier setzte und etwa mit Gästen Kammermusik spielte. Durch dieses Musizieren wurde ohne Worte eine Lebenswärme spürbar gemacht, welche, so beschrieben es die überlebenden Kinder, von liebenswürdiger Schönheit und Geborgenheit erfüllt war.

Ludwig Wittgenstein besuchte die Universität Manchester, um sich in der Erforschung von Propellern, zu betätigen. Er ließ eine kleine technische Verbesserung der damaligen Propeller erfolgreich patentieren. Jedoch fand er sich nicht talentiert genug, um ein erfolgreicher Ingenieur, wie es sich sein Vater sehnlichst wünschte, zu werden. Als, wie für dieses Alter üblich, grübelnder, nachdenklicher junger Mann, beschloss er, den damals berühmten Philosophen an der Universität Cambridge Professor Bertrand Russell (1872–1970) anzusprechen. In ihm rege sich der Wunsch, sagte er Russell, auch Philosophie zu studieren. Damit erhoffte Wittgenstein sich, für sein unstetes Leben denkerisch einen Sturmanker zu erschaffen. Lebenslang, wird berichtet, litt er unter den Gefühlen von Selbsthass, Einsamkeit und dem Verlangen, sich, wie es seine älteren Brüder getan hatten, selbst zu ermorden. Dies nicht zu tun, verdanke er, u. a. seinem sorgsamen Denken (etymologisch kommt „danken" von „denken"). Die äußere Stille besänftigte seine inneren Tumulte. Später wird er einmal lakonisch sagen, der Erste Weltkrieg hätte ihm das Leben gerettet. Seine letzten überlieferten Worte waren: „Sage ihnen, dass ich ein wunderbares Leben gehabt habe." (vgl. E. Leinfellner auf ► http://alws.at)

## ▪ ▪ Geschwätzbefreit

Wittgenstein schrieb in einem seiner vielen Notizbücher „von einem Alptraum, in dem niemand versteht, was er zu sagen versucht, und er unfähig ist, seine Gedanken anderen zu erklären" (Waugh 2009, S. 198). Sein Grundbestreben war, mit einer geschwätzbefreiten Sprache die Grenzen der Sprache – sei es in Philosophie und Wissenschaft, sei es in Alltag und Traum – durch die ihr immer wieder erfahrbare Unzulänglichkeit hindurch zu beschreiben. Wittgenstein gibt uns, am Ende des Traktats, einen bemerkenswerten Tipp:

> » Meine Sätze erläutern dadurch, dass sie der, welcher mich versteht, am Ende als unsinnig erkennt, wenn er durch sie – auf ihnen – über sie hinausgestiegen ist.
> (Er muss sozusagen die Leiter wegwerfen, nachdem er auf ihr hinaufgestiegen ist.)
> Er muss diese Sätze überwinden, dann sieht er die Welt richtig. (Wittgenstein 1976, S. 114)

Für diesen damals jungen Mann lag der Wert, in der Welt zu sein, im Lebensbereich des Unausdrückbaren. Sein lösungsorientierter Idealismus machte dem Realismus Platz. Die Beschränkung der Stille war ein Glücksquell für Wittgenstein und gab, neben seiner Freundschaft mit Bertrand Russell, seinem Leben Sinn (McGuiness 1988, S. 191). Das Ziel seines Philosophierens bestand darin, das denkerische Irrtumsrisiko zu schmälern. In seinen Erinnerungen an seinen Professor schrieb Theodore Redpath (1990, S. 13), dass er die Metapher der Leiter faszinierend fand und wie diese im philosophischen Kontext funktionierte. Es war eine Warnung vor dem großen Redeschwingen über tiefe, präzise Gedanken. Indes wäre eine Möglichkeit, dieses „muss man schweigen" als Redeverbot zu hören. Andersherum sparen wir uns das Reden über etwas, das wir für uns behalten wollen.

Der Schweigesatz von Wittgenstein hat eine große Rezeptionsgeschichte. Auf ein paar Autorinnen und Autoren möchte ich hier hinweisen. Katalin Neumer beschäftigte sich mit der begrifflichen Wirkungsgeschichte dieses Glaubenssatzes, der im Bereich des kommunikativen Handelns die Vertrautheit mit dem eigenen Selbst fördert. Sie nennt das auch ein Bedeutungserlebnis im Verstehen eines anderen Menschen und seiner selbst. Jürgen Koller (2017) sammelte unterschiedliche Lesarten dessen, was zu diesem Wittgenstein'schen Schweigeaufruf gesagt und gezeigt werden kann.

Mir fällt Eliza im Musical „My fair Lady" (1956) ein, die ihrem Verehrer Freddy zusingt: „Words! Words! Words! Sing me no song! Read me no rhyme! Don't waste my time, Show me!" Diese zeigende Kommunikationsfähigkeit, die Wittgenstein selbst in und mit seiner Philosophie vielseitig ausgeübt hat, lässt sich locker ver- und betonen. Chon (2015) kehrt bei Wittgenstein zurück zu dessen Klärung von Sätzen und Gedanken, um dem Unsinn vorzubeugen, der vielleicht ausgeplaudert werden könnte. Schweigen und still sein zeigen eine respektvolle Haltung sich und den eigenen Geheimnissen gegenüber. Nicht alles sagen, was wir wissen. Unausdrückbares überzeugend sein lassen, im Raum der Stille, obschon wir versuchen dürfen, darzulegen, wozu wir diese Inhalte verschweigen. Ein Metalog übers Fernbleiben eines Dialogs, was nicht sinnvoll ist, ausgedrückt zu werden.

Der finnische Mathematiker, Philosoph und Sprachtheoretiker Erik Stenius zeigt auf eine weitere Fährte. Für Wittgenstein könnte das Unausprechliche der Ausdruck einer Flucht sein. Immer wenn dieser für sich bestimmte, zu schweigen und still zu sein, hat er sich von der Philosophie – seiner Leidenschaft – abgewendet, hin zum aktiven Leben. Das Ziel seiner Philosophie war, den Ausweg aus ihr zu finden. Schweigen wurde so sein Tipp, ins direkte Leben hineinzugehen. Die offensichtliche Konfrontation mit dem Wirklichen. Dabei gelang es ihm, seine Unaussprechlichkeit im Schweigeinneren als sinnvolle Selbstreferenz, als Anweisung zu einer bestimmten Handlung zu verlassen.

Die damals junge Doktorin der Philosophie Ingeborg Bachmann (1926–1973) verfasste zwei Jahre nach Wittgensteins Tod einen Radio-Essay zum Sagbaren und Unsagbaren in seiner Philosophie. Es sei unmöglich, vom „Sinn" von Sein zu sprechen, und so könnten wir nur schweigen, da wir unmöglich außerhalb der Welt Aussagen über sie machen können, solange wir darin steckenbleiben müssen (Bachmann 1978b, S. 114).

Die Sprache ist das Fuhrwerk der Liebenden des Denkens. Somit können wir die Einsichten in Bezug auf das, was wir über etwas fühlen, worüber wir noch nicht reden können, aufschreiben. Fazit: Schweigen ist eine bewusste Handlung, entschlossen getragen von einer für sich selbst getroffenen Entscheidung.

## ■ ■ Verborgenheit

Übertragen auf das, was nun im Bereich des Unausdrückbaren der Fall ist, bedeutet das, dass mit „Silentio", welches ein Argument aus der Stille ist, gesagt wird, dass der Mangel an Beweisen gerade den Beweis ausmacht (Michell et al. 2016, S. 407). Dies ist ein Echo dessen, was Hans-Georg Gadamer (1900–2002) in seinem Aufsatz über die „Verborgenheit der Gesundheit" ansprach (Gadamer 1993). Für all diejenigen von uns, die sich fürchten, zu gesunden und gesund zu sein, ist sein Lockruf „weil es so wunderbar ist, gesund zu sein" (ebd., S. 141) ermutigend.

Die Stille des „Nichts hilft" kann verändert werden, wenn ich denke: Nichts, hilf! Hier ist das Mit-anderem-Sein, in einer medizinischen und psychotherapeutischen Behandlung angebracht, nicht das Für-anderen-Tun. Das griechische Wort *therapeia* bedeutet „dienen". Dem Wandel, der Verwandlung dienen. Das, was noch nicht an seelischem Kummer in Worten ausgedrückt werden kann, zeigt sich körperlich in der Krankheit als leibliche Mitteilung. Gesundheit ist ein Da-Sein, meint Gadamer, „Mit-den-Menschen-Sein, von den eigenen Aufgaben des Lebens tätig oder freudig erfüllt sein" (ebd., S. 144). Was im Verschweigen im Verborgenen ruht, wird vom Vorhang des Widerstands abgedeckt. Das Phänomen der Lebendigkeit ist immer schon ein Entdecken, ein Bloß legen, ein Erzählen aus der inneren Seelenwelt, wo der richtige Augenblick, das stimmige Vertrauen in die therapeutische Beziehung des oder der Hilfesuchenden und des Therapeuten sich dem Sturm des Verbergenwollens entzieht. An und in stillen Gewässern lässt sich ruhiger reden. Heraklit sprach, vor Tausenden Jahren: „Die verborgene Harmonie ist immer stärker als die offenkundige." (zit. nach Gadamer 1993, S. 147)

Schweigen erklärt behaglich, was nicht ausgeführt werden kann. Die Stille und Einsamkeit sind wie zarteste Schleier um unsere Seelen. Die äußere Stille ermöglicht erst die innere, welche geübt werden will.

In der Stille sich finden. In Frieden mit sich selbst leben zu können. Dieses ruhevolle Verhalten ist, um schweigend gelingen zu können, in einer großen inneren Organisation eingebettet. Neben der Übung ist Mut nötig, um schweigen zu können, nicht über das zu reden, was noch nicht erzählt werden kann. Einzelne Teile der eigenen Lebenserfahrungen können noch nicht ins Ganze unseres Wesens sichtbar eingefügt werden. Dennoch haben sie schon immer daran Teil. Die Trägheit des Herzens und des Geistes ist ein negativer Effekt von Stille. Sie ermöglicht die populäre naive Sicht auf die Welt.

Damit wir überhaupt entstehen konnten, musste die kosmische Stille gebrochen werden. Aus dem dunklen Dunkeln der Stille, die wie ein schwarzes Loch wirken kann, wo kein Ton, kein Licht, keine Zeit, keine Aufgaben Schwierigkeiten machen, kann die leise Sanftmut und angenehme Milde der Melancholie ausgeweitet werden, wie die zur Ruhe einladende Decke auf dem duftenden Gras der gefundenen Lichtung. Stille Orte suchen, wie die Waldesstille, Berge, Moorgebiete oder, wenn's sein muss, die Wüste. In uns ist eine seelische Stetigkeit, die den bewegenden Veränderungen des Alltags ihren ruhigen, unterflüssigen Strom gibt. Unsichtbar spürbar als zunehmende archetypische, umfassende Einheit.

#### ▪▪ Mittönende Stille

Andersherum in der Musik: Die disharmonische Spannung im Erwarten eines uns aufatmen lassenden Momentums, wo sich erneut die belebende tonale Harmonie erfüllend anfühlt. Im Sommer 1975, an einem mehrstündigen Jazz-Konzert in Rom, spielten sich die Musiker einer Bigband mehrmals in die unmittelbare Nähe einer Auflösung der Dissonanz, welche ihr Stück bestimmte. Die harmonische Resonanz jedoch wollte und wollte nicht kommen. Nur fast. Es passierte nicht. Diese Erfahrung des Nichterfüllens bleibt öfters für wohlige Perioden im Stillen verborgen. Die vollkommene Stille, nach dem Stück, vor dem Applaus, war ein gesegneter Moment des Horchens, der weit über die kleinen Pausen hinauswirkte.

In der Psychotherapie ist es ähnlich wie in einem Symphonieorchester, in dem alle Beteiligten versuchen, gemeinsam zu atmen, um den Punkt der nächsten Begegnung miteinander zu erreichen. Das leere Intervall wird z. B. von Seiji Ozawa (Jahrgang 1935) mithilfe seines Gesichtsausdruckes und weiterer Körpersprache dem von ihm dirigierten Orchester mitgeteilt (Murakami 2016, S. 66). Nach einem atemberaubenden, wunderbaren Moment der Stille gleitet die Musik wieder ins Hörbare hinein. Es gilt in der Musik, die langläufigen Phrasen in sich zu behalten, sagte Karajan (1908–1989) zu seinem einstweiligen Assistenten Ozawa. Komponisten wie Johannes Brahms (1833–1897) und vor ihm sicher Ludwig van Beethoven (1770–1827) schrieben ihre Musik in einer seelischen Weite, die sie in sich wie in einer Art Vorgedächtnis hatten. Das Verständnis zwischen dem, was von innen nach außen geschrieben wurde, und der Art und Weise, wie diese Musik danach durch ein Orchester und seine Dirigentin für uns hörbar gemacht wird, ist das tief seelisch Befriedigende in der Musik.

Peter Roth, Musiker und Komponist aus der Ostschweiz, schreibt in der Einführung zum Konzertzyklus „Silence – Ein Lob der Stille" (2017):

> **»** Wohin geht der Klang, wenn er verklingt? Diese Frage der Zen-Meister verweist auf die Stille. Klang taucht aus der Stille auf und verklingt in die Stille. Die Stille dauert, der Klang geht vorüber. So werden Klang und Stille zur Erfahrung des Wechsels zwischen scheinbaren Gegensätzen: Leben und Tod, Tag und Nacht, Form und Potenzial!

Aus der Stille auferstehen, das geht nur mit dem Rhythmus des Lebens, welches, wie wir alle wissen, nur in polyrhythmischem Zusammenleben kombiniert geschieht.

**Sam:** Persephone in der Hölle muss schweigen, wenn sie wieder ans Licht will. Was testet die Stille?
**Lou:** Vollständigkeit. Die äußere Stille ermöglicht erst die innere, welche geübt werden will. Eine Freiheit von sich selbst und ein Frieden mit sich selbst, als die zu sein, die wir geworden sind.
**Sam:** Ah, in der Stille mich finden.

Manchmal gibt es aufklärende Momente (die Wolken verziehen sich), in denen wir nicht verstehen können, was wir bis dahin dachten, zu verstehen. Diese Chance, sich zu verlieren, ist groß. In die Melodie von Gustav Mahler (1860–1911) hineinschlüpfen, sodass die Musiker aufgehen im Spielen. (Mitsuko Uchida hält in Beethovens Klavierkonzert Nr. 3 die Momente der Stille perfekt ein.) Wie allgemein bekannt, lebten Mahler und Sigmund Freud (1856–1939) gleichzeitig in Wien. Mahler hat einige Male Freud aufgesucht, um beim Seelenheilkünstler über seine inneren Schweigemomente zu reden.

In Deutschland hat die Nazi-Elite die Musik von Mahler, nach 1933, für zwölf Jahre nicht mehr aufführen lassen. Totschweigen im mehrerer Hinsicht. Der Ton im Nachhallen einer Aufführung im Ohr berührt jede Faser des eigenen Leibes, sagt Ozawa, und der Geist der Musik geht voll in einem auf wie Blüten.

Junko Onishi bringt ihre innere Stimme klar und deutlich aus sich heraus, auf die 88 Tasten ihres Flügels. Die Stille ist nicht die Absenz von Ton. Es gibt einen Ton, der Stille genannt wird, sagt der Schriftsteller Murakami (2016, S. 307). Psychologisch ist die Stille ein Ton, obwohl in der Physik die Stille als die Nichtanwesenheit eines Tons definiert wird. Ein Ton ist eine Vibration, welche sich durch Wellen, die sich mit Druck in Luft und Wasser bewegen und über die Haut und das Ohr empfangen sowie im Gehirn in Musik verwandelt werden können.

In der Psychotherapie, dieser Sprechkur, wird die Stille in vielerlei Hinsicht geehrt. Die Seele lässt sich da hören, wie im Lied „Riders on the Storm" der Doors und – noch mehr – im Lied „Summertime", gesungen von Ella Fitzgerald.

#### ■■ Die Seele lässt sich hören

Einigen Kollegen und Kolleginnen sind dafür, dass wir Ausübende der Seelenheilkunde uns zwischendurch den Patienten dahingehend zeigen sollten, wie wir mit unseren eigenen seelischen Schwierigkeiten umgehen. Bekannterweise gibt es Psychotherapeuten, die ihre eigene Lehranalyse und/oder Lehrpsychotherapie, also die Selbsterfahrung als Patient, verschweigen. Dies dient dem Schatten in der eigenen Seelenheilkunde und macht einen unvorsichtig gegenüber der Macht, als Gefahr beim Helfen (Guggenbühl-Craig 1971).

Indem ich die Heilkunst der Psychotherapie ausübe, stelle ich einem Menschen, der mich aufsucht, einen Ort (Raum) und Zeit zur Verfügung. Sie oder er kann zu sprechen beginnen, frei von der Leber weg und in der Sicherheit des wachsenden Vertrauens, dass ihr/ihm an und an diesem Ort keine weiteren Verletzungen zugeführt werden. Im therapeutischen Gespräch gibt es das stille Mitgefühl der Therapeutin bzw. des Therapeuten. Die Sprechbehandlung ist voll der Musik der Worte. Es gibt den Rhythmus, das Tempo, das Timbre und die gewählte Stimmlage, auf die es als Psychotherapeut auf der paralinguistischen Ebene des Wortes zu horchen gilt. Dazu gibt es die konzertierten Bewegungen von Arm, Hand, Finger, den Beinen, ja die ganze Haltung unserer Körper.

Mein Altmeister in Psychotherapie, R. D. Laing (1927–1989), dessen Jugendtraum, Konzertpianist zu werden (mit 16 bestand er das Klavier-Lizenziat des Royal College of

Music, London), nach einem Rugbyunfall, bei dem er sich sein linkes Handgelenk brach, begraben werden musste, gebrauchte oft Musik-Metaphern. Anlässlich eines Vortrages drückte er es folgendermaßen prägnant aus:

> Die paralinguistische und kinesische Ebene, die Musik und der Tanz, waren stark betont (…), doch die meisten „Professionellen" sind für all das erstaunlich unempfänglich. Es geht um die gesamte Oper, um die Sängerinnen und Sänger, die Kostüme, Bühnen, Kulissen und das Orchester, und nicht nur um das Libretto. Man publiziert das Libretto (den verbalen Inhalt) ohne die Musik (Stimmlage, Timbre, Rhythmus, Tempo, das Paralinguistische), ohne Choreografie (zwei symmetrische, exakt und absichtsvoll platzierte Stühle) und ohne Tanzelemente (Kinesik). (…) Dabei ist viel Technik im Spiel. Viele Menschen verbinden sich wie Christy häufig nicht mit dem reinen „Inhalt", wenn Stimmklang und Bewegungen des Therapeuten im Grunde autistisch sind, d. h., wenn der Therapeut bzw. die Therapeutin in seiner/ ihrer Präsenz, die sich optisch und akustisch manifestiert, praktisch 99 Prozent der optischen und akustischen Eindrücke, die von dem Patienten oder der Klientin ausgehen, selektiv ausblendet. (Laing, zit. nach Amantea 1989, S. 142)

Christy, die Patientin, sagte später, Laing habe den Ort gefunden, an dem sich ihr Geist momentan aufhalte. Er bestätigte ihre Wahrnehmung der Realität.

Eine kurze Vignette zum behutsamen Verschweigen dessen, was sich in meinem Sprechzimmer danach sehnt, ausgesprochen zu werden. Die innerseelische Tonalität des Spürens in einer gemeinsamen Gegenwart.

„Ich bin es leid, mich immer wieder selber mundtot zu machen. Meiner offenen Bezugsperson im Lehrlingsheim nichts mitzuteilen. Alles in meinem Herzen behalten. Obschon, mein Redebedürfnis ist da. Ich schweige, nicke zwar, wenn Sie zu mir reden, um diese Stille, als positive Kraft, offen zu halten." Dieser junge Mann redet über die stille Verbindung zu sich selbst und seiner inneren Stimme. Seine Erfahrung von Wahrhaftigkeit schafft ihm ein Fußgängerstreifen hinüber zur anderen Straßenseite, wo das Schweigen aufhört und er in sich ruhen kann. Andererseits löst dieses Schweigen, worüber er schweigt, ein nagendes Unbehagen und Angst aus, sollte er sich in dieser Sprechkur verraten. Dem „Wovon", von dem wir noch nicht sprechen können, dürfen oder wollen, wird in der Psychotherapie das Müssen weggenommen. Ich muss und kann gar nicht alles sagen und bereden. Psychotherapie ist, obschon in der Seelsorge als priesterliche Nachfolge erkannt, keine Beichte.

In seiner Dissertation „Schweigen in der Psychotherapie" (1998) hat Res Wepfer ausgiebig untersucht, wie die Psychoanalyse mit dem widerspenstigen Schweigeverhalten umgeht, sowohl mit dem der Patientin als auch mit dem der Analytikerin. Schweigen befördert erst einmal den Widerstand. Die heilende Wirkung dieses Sprechverhaltens wurde meist erst im Nachgang erkannt. Schweigen als mögliche Macht des Patienten und als liebevoller Wegbereiter für das notwendige Aussprechen der im Kontext von Familie und Gesellschaft, in die wir jeweils hineingeboren wurden, erlebten Kindheits- und Jugendgeschichten. Kontext bestimmt Bewusstsein. Das Anstoßen an der Schweigemauer ist genauso heilend, wie die Psychoanalyse als Klagemauer zu erleben. Schweigen und verschweigen ist an sich wie ein Gefäß, das leer, gefüllt und in allen Zwischenstadien bemerkt werden kann. Es ist der Inhalt, welcher gesprochen werden muss, damit die gefühlsmäßige Bedeutung, der damit verknüpfte Affekt, erkannt und gesehen werden kann.

> » Die Realisierung der Gefühle, die unbedingt nötig sind, um weiterzukommen im Leben, ist eine sehr schwierige Angelegenheit. Man kann also nicht behaupten oder hoffnungsvoll sein in der Hinsicht, dass diese Erlebnisse eindeutig auf ein Ziel hinweisen würden. (Jung 1999, S. 24)

Wir stoßen auf dem Weg der Psychotherapie immer wieder auf Kreuzungen, an denen es verschiedene Möglichkeiten von weiteren Richtungen gibt. In der Ruhe liegt die bewusste und unbewusste Entscheidungskraft, wohin weitergeschritten wird.

Es gibt viele theoretische Reflexionen der frühen Psychoanalytiker zu Schweigen, Verschweigen, Stillsein usw. Wepfer hat sich die Mühe genommen, die meisten zu sichten.

> » Das Schweigen in der psychoanalytisch orientierten Psychotherapie beschäftigt die Forschung seit ungefähr hundert Jahren. (…) Der Forschungsstand hinsichtlich einheitlicher Interpretationsansätze ist keineswegs fortgeschritten. Schweigen wird auch bei zunehmender theoretischer Differenzierung oft als „exotisches Nichts" thematisiert, als „unangenehmes Kuriosum", das seit jeher am Rand der wissenschaftlichen Forschung angesiedelt wird. (Wepfer 1998, S. 81)

Als psychoanalytisch und körperpsychotherapeutisch orientierter Praktiker bin ich da weniger erstaunt als er. Gehört doch das Schweigen in der Körperpsychotherapie und in anderen Therapieformen der humanistischen Modalität (wie Gestalttherapie) genauso integral zum Behandlungsverlauf wie das Reden und die mehrfache nonverbale Kommunikation. Im Weiteren hat Wepfer eine empirische Untersuchung angestellt, um die Schweigetoleranz und die Schweigepräferenz in der Psychotherapie als kulturell variabel nachweisen zu können. Dies führt uns hinüber zu gesellschaftswissenschaftlichen Überlegungen.

## ▪▪ Schweigeverhalten in der Kommunikation

In der soziologischen und sozialpsychologischen Interaktionsforschung wurden empirische Messungen entwickelt, um Schweigeverhalten in der Kommunikation als zwischenmenschliche Interaktion aufzuzeigen. Ludwig Wittgenstein redete nur in ganz kleinem Freundeskreis über seine Liebe zu und mit Männern. Sollten aber andere Philosophen wie Karl Popper (1902–1994) ihn nerven, konnte er grell schlagwortartig reden, dass dem anderen nichts anderes blieb, als den Mund zu halten (Edmonds und Eidinow 2005).

Sprechpausen wurden von Wepfer u. a. mit Variablen wie Angst, Stress und Machtanspruch in Verbindung gebracht. Schweigevehemenz und Schweigepflicht sind kulturellen Normen und Gepflogenheiten unterworfen. Schweigetoleranz ist verbunden mit Klassenzugehörigkeit, Bewusstseins- und Bildungsstand sowie mit der Bereitschaft, Konflikte zu benennen und auszuhalten oder auszutragen. Unser Sprachgebrauch bestimmt kontextuell die soziale Interaktion, zu der wir formal befähigt sind. Das von uns benutzte Sprechsystem und die dazugehörende, eigene Sprechweise, in der Kindheit festgelegt durch stereotypische Kodierung – Klasse, Kodebeschaffenheit, Kontrolle – der elterlichen Sprechweise, bestimmen somit gleichzeitig unser Schweigeverhalten.

Die allgemein-öffentliche Sprache, in deren Anwendung man sich üblicherweise auf das Vorhandensein impliziten Wissens und gemeinsamen Verständnisses verlässt, steht im Gegensatz zu einer formellen Sprache (z. B. die Sprache der Psychoanalyse), deren Anwendung gelernt werden muss, um ein gemeinsames Verständnis erreichen zu können.

Basil Bernstein (1924–2000) war ein genialer Professor für Soziologie der Erziehung am Institut für Bildungswissenschaft der Universität London. Er hat sich mit dem Einfluss der verschiedenen Klassenzugehörigkeiten auf die Lebensbedingungen und die daraus resultierenden Sprachformen und ihre Anwendungen beschäftigt. So wie es eine öffentliche, allgemeine und eine private Gruppensprache gibt, so gibt es ein öffentliches Schweigen und ein privates Schweigeverhalten. Eine Patientin oder ein Patient, so Bernsteins These, die oder der nur eine öffentliche linguistische Form gebrauchen kann, „steht unter einer anderen Art von Stress als ein Patient, der eine *formale* Sprache verwendet. Der letztere kann einfach besser mit einer Situation fertig werden, in der die soziale Beziehung durch verbal explizite, individuelle Qualifikation vermittelt ist." (Bernstein 1972, S. 105) In anderen Worten: Wenn die Personen, die in einer psychotherapeutischen Behandlung sind, sich die Konzepte und operativen Definitionen dieser formalen Sprache aneignen können, können sie sich darin freier und stimmiger ausdrücken.

Gerade zum Nicht-Verschweigen von zarten Gefühlen in der Psychotherapie ist das Finden der eigenen individuellen Ausdrucksform nötig, damit wir nicht länger schweigen müssen über das, worüber uns als Kindern, Jugendlichen oder jungen Erwachsenen von anderen Erwachsenen verboten wurde zu reden. Wenn wir einmal den seelischen Sprachfluss gefunden haben, können wir mithilfe dieser neuen Erfahrung unsere verbalen Symbole als Brücke über den Schweigestrom benutzen.

Schweigen wurde in der Einzeltherapie zunächst als Widerstand dagegen gesehen, alles sagen zu können, was einem in den Sinn kommt. Aus dem Strom des Bewusstseins zu sprechen, noch und noch, wie es möglich ist. Als Analysanden stoßen wir da an, wo etwas auszusprechen, das vom Unbewussten heraufkommt (wie es die Metapher der Tiefenpsychologie hält), in der Kommunikation der Wahrheit sich spontan sperrt. Dort wird es interessant. Dadurch, dass ich nun schweigen muss, wird etwas verraten, das noch geheim sein soll.

Im Anfang meiner eigenen Psychoanalyse habe ich manchmal am Freitag darüber gesprochen, was am Mittwoch von mir verschwiegen wurde. Eine heillose Verzögerungstaktik, welche im Prozess der fortlaufenden Therapie trotzige Charakterzüge freistellte. Manchmal schwieg ich eine ganze Stunde, um den schweigenden Analytiker damit zu bestrafen, dass er schwieg, wenn ich eine Beichte ablegte. Wie bei der bereits erwähnten Patientin erlebte ich selbst diese Stockung, welche aus dem Widerstand kam, um ja nicht in die Übertragung – das, was ich aus der Kinderstube auf meinen Psychotherapeuten überstülpe – hineinzugeraten. Allein schon dieses Nicht-Hineingeraten war ja, kurioserweise, ein Hinübertragen dessen, was ich als Kind mit Erwachsenen erlebte.

Diese produktive Seite der psychoanalytischen Behandlung – so wie ich behandelt wurde und werde, ist die Behandlung –, etwas Unerlaubtes wieder auszusprechen (wir sind ja unter uns, pflege ich als Behandler zu sagen, ohne Zuhörer), so wie mir der

Schnabel gewachsen ist, deutsch und deutlich, es in der Gegenwart des Analytikers oder der Analytikerin gemeinsam zu hören, kann erfüllend sein. Erinnerungen teilen können, alleine in der Gegenwart eines anderen, der oder die sich ausbilden ließ, diese menschlichen Qualen der Vergangenheiten zu lindern, wenn nicht gar heilen zu lassen, wenn Unerhörtes hörbar gemacht werden kann. Das Unaussprechliche bereden können, das ist eine beflügelnde und befreiende Wonne der Psychotherapie-Erfahrung.

John Heaton (1925–2017), ein von Wittgensteins Werk inspirierter Existenzialanalytiker, argumentiert, wie wichtig die Möglichkeit des Zeigens und des Hinweisens in der Psychotherapie ist, damit der Patient im alte Geheimnisse beschützenden Sprechzimmer darüber reden kann. So überwinden sie das bis dahin bestimmende Gefühl, nicht ausdrücken zu können oder dürfen, was sie in ihrer Kindheit gesehen und erlebt haben. Zusätzlich, so Heaton (2010, 2014), erkennen sie, und wir natürlich auch, dass die Welt nicht so fix ist, wie uns mal erzählt wurde. Heaton hatte übrigens eine lässige Gewohnheit: Zu Beginn unserer Ausbildungsseminare (1976–1981) in seinem Haus in Hampstead, London, rührte er gemächlich und schweigend in seine soeben gefüllte Teetasse den Zucker ein, während wir Studierenden wortlos warten mussten.

Schweigen ist integral in der Sprechbehandlung, weil das Leben ja eine somatische Erfahrung ist. In der Quelle des Unsprechbaren ist die Einsicht, am Rande des Abyssus zum Unbewussten, vom seelisch weitergereisten Therapeuten oder Therapeutin durchschaut zu werden. Die Gegenübertragung von mir auf die Patientin und den Patienten wird meist durch einen Schweigemoment stimuliert. In ihr könnte ich das, was diese Person in meinem Sprechzimmer emotional und vorstellungsmäßig aus mir herauslockt, dann, unbewusst, auf sie oder ihn legen. Diese Inhalte aus dem Verborgenen ins offene Anerkennen zu bringen, geschieht in der eigenen inneren Ruhe dessen, was ich (noch) nicht anspreche. Der richtige Moment meldet sich, intuitiv, unbewusst (Itten 2011). Das lustvolle Schweigen, das behutsame Schweigen, das umsichtige Schweigen in der Psychotherapie beflügelt die Worte der Interpretationen. Sind Pausen schon Schweigemomente oder nicht?

In der Gruppentherapie ist es nochmals anders. Groß- und Kleingruppen gehen anders mit Stille und Schweigen um. Ohne Sprechpflicht würden jeweils mehrere Teilnehmende nichts sagen wollen. Sie hören aktiv zu, reflektieren und nutzen das eigene Ruhigsein zur Introspektion. Ist Stummbleiben in der Gruppentherapie ein wirksames Schweigen? Sprechen wir darüber oder schweigen wir weiter? Es ist meines Erachtens wichtig, die Erlaubnis zum Schweigen zu haben, obwohl ich als Therapeut jeweils nach eine Weile nachfrage, wo er/sie sich gerade innerlich befindet. Keine Antwort wird erwartet. Umgekehrt erwarten die Patienten eine Antwort von mir, wenn sie fragen, was meine Stille soll. Sie möchten nicht, dass ich ihnen etwas vorenthalte, also verschweige. Sagendürfen ist eine Wonne sondergleichen.

#### ▪▪ Rede mit mir

Sandor Ferenczi (1873–1933) war in Bezug auf die Sprache des Unbewussten und im Umgang mit deren Mitteilungstendenzen einer der virtuosesten Denker und Mitfühler der ersten Psychoanalytiker-Generation. Warten, schweigen und horchen zu können rät er uns Psychotherapeuten – auf das, was sich oft noch „unmündig" zeigt. Noch werden

Konsonanten auf den Lippen der Analysandin spielerisch wahrgenommen, bevor sie sich zu einer Mitteilung formen.

In seiner Notiz zur Technik des Schweigens bedachte er die „Nachteile des Fortredens" (Ferenczi 1964, S. 267). Wenn der Analytiker länger schweigt und mit einer sich aufdrängenden Deutung des Sich-Mitteilenden warten kann, ist dies wirksamer in der Entspannung, welche nötig ist, damit die Stimme des Unbewussten sich in Bildern, die dann an- und ausgesprochen werden können, zeigen kann. Ansonsten wird von beiden Beteiligten nachgedacht. Die Assoziationen bleiben so auf einer dünnen, wirklichkeitsbezogenen Oberflächenschicht. Somit ist Schweigen bis zum Einsetzen weiterer freier Assoziationen empfehlenswert. Ferenczi nennt das „Denkausschaltung bis zum nächsten Einfall" (ebd., S. 268). In ihrem oder seinem Schweigen kann der Patient etwas vergessen, sich in sich einfühlen und wird nicht gestört von psychoanalytischen Zeichen des Verständnisses.

Unser analytisches „Hmm, ja – natürlich": Vielleicht ist so ein Schweigeverständnis möglich, das wie eine Schaukel wirkt, zwischen Vergangenem und Gegenwärtigem. Die Freud'sche Idee des schweigenden Widerstands wird dadurch aufgehoben, dass die Realität des zu Sagenden aus dem In-sich-weiter-Tragenden kommt. Wir kommen zur Ruhe mit dem, was uns aus der Vergangenheit beunruhigte und verstummen ließ. Das Boot des Schweigens ist beladen mit wesentlichen Inhalten, über die nun, neu, wieder gesprochen werden kann.

> **»** Das Schweigen selbst mag bereits dieser neuen Sprache angehören. Auch deshalb ist denen, die schweigen, genau zuzuhören. (von Sass 2013, S. 29)

Eine gewinnende und lehrreiche Geschichte aus unkonventionellen Analysestunden erzählt Deirdre Bair in ihrer einzigartigen Biografie eines Altmeisters der Seelenheilzunft, Carl Gustav Jung (1875–1961). Die Psychotherapie fand meist im gemeinsamen Schweigen von Analysandin und Analytiker statt. Auf geht's:

> **»** Jung hatte eine ältere Frau als Patientin, die sehr wohlhabend war. Sie hatte ein privilegiertes und behütetes Leben geführt, aber sie litt an einem physischen Gebrechen, das ihr ständig Schmerzen verursachte. Sie hatte trotzdem geheiratet, besaß Kinder und Enkelkinder und war die solide Grundfeste, auf der ihre ganze Familie ruhen konnte. Sie suchte Jung wegen ihrer Tochter auf, die schon auf ihre mittleren Jahre zuging und an derselben ererbten Krankheit litt wie sie selbst. Die Tochter besaß nicht den unbezähmbaren Geist ihrer Mutter und gab ihr die Schuld an einer Reihe von Ungerechtigkeiten, die ihr wirklich oder in ihrer Einbildung widerfahren waren. Als das Kind dieser Tochter im jugendlichen Alter bei einem Unfall ums Leben kam, wurde sie depressiv und beging auf grauenhafte Weise Selbstmord. Sie hinterließ eine Reihe von Schriftstücken, in denen sie ihre Mutter für ihr ganzes Unglück verantwortlich machte. Diese, Jungs Patientin, nahm sich die Anschuldigungen zu Herzen und begann ihrerseits an tiefen Depressionen zu leiden. (Bair 2003, S. 541)

In ihren Aufzeichnungen über Jung schildert sie den Ablauf der Sitzungen zumeist auf ähnliche Weise:

> Ich hatte heute nichts zu sagen. Ich nahm (in der Bibliothek) Platz. Er zog seinen
> Stuhl nahe an den meinen heran. Ich wollte ihm nicht in die Augen schauen, und so
> starren wir beide vor uns hin, auf die Bücher an der Wand. Ich konnte nicht sprechen,
> also schwieg auch er. Gelegentlich streckte er die Hand aus, um meinen Arm zu
> streicheln oder mir die Hand zu tätscheln. Die Stunde verging, und ich wurde ruhig.
> Ich wünschte, dass ich inneren Frieden verspüren würde, nachdem ich ihn verlassen
> habe, doch er verschwindet, wenn er nicht zugegen ist. (ebd.)

Diese Erzählung zeigt auf, wie wichtig es ist, als Psychotherapeut zusammen mit dem
Analysand dasein zu können, damit die Analysanden ihr erfahrenes Leiden ins gegenwärtige Leben einfügen können. Denn das ist ja notwendig. Die Abtrennung dessen,
was verschwiegen werden musste, kann nun neu als zur Ganzheit des eigenen Seins
gehörend angenommen und frisch ertragen werden.

Die seelische Dunkelheit und Vernarbtheit des Herzens gehört ebenso zum Leben
wie die Helligkeit und Vernarrtheit des Glücks. So bitten wir Melancholia, an unserem
Pausentisch Platz zu nehmen. Was will sie uns mitteilen? Wozu ist sie da? Was teilt sie
uns mit, wenn wir zusammen schweigen und verweilen können? Die Schwermut, welche unsere Sinne trübt, darf untersucht werden, wenn wir können und wollen. Klar ist,
dass diese seelische Niedergeschlagenheit meist mit Antidepressiva in ihrer Mittei-
lungskraft mundtot gemacht wird. Erneut wird die Stille in mir erstickt.

Nach mehreren Jahren, in denen die Patientin dreimal wöchentlich Sitzungen bei
Jung wahrnahm, die, so Bair, von der Perspektive der Frau aus „meistens unter beidsei-
tigem Schweigen verstrichen zu sein schienen", vertraute sie ihrem Tagebuch an, dass
„sich eine große Wolke verzogen" habe. Sie zog aus Zürich weg und verbrachte ihr letztes Lebensjahrzehnt mit Beten, Fasten und Meditieren. Ab und zu schickte sie Jung
Grüße und ließ ihn wissen, dass es ihr gut ging. Ihre Freunde hatten sie als jemanden in
Erinnerung, der bis an sein Lebensende den Eindruck der „Seelenruhe" und „Frieden"
vermittelte (Bair 2003, S. 541). Dieser Mut zum Schweigen und Warten auf das, was aus
dem Unbewussten hervorkommt, tut gut.

**Beispiel**

Eine meiner Patientinnen sagte eines Morgens in einer Therapiestunde, wie es ihr letzthin
gedämmert habe, weshalb sie seit einer langen Zeit meine, mich und somit die Psychotherapie bei mir loslassen zu müssen. Das „Etwas", welches tief in ihr verschachtelt ist und
worüber nicht gesprochen werden darf. Sie hat gelernt zu schweigen. Das Risiko, jetzt
dieses verschwiegene „Etwas" aussprechen zu dürfen, wenn sie möchte, aber nicht
müsste, wurde zur bedrohenden Fluchtursache. Männer, die ihre Wunde entdeckten,
wurden ferngehalten. Somit aus Gewohnheit auch ich. Sie ist im Widerspruch verfangen,
sich zeigen zu wollen und gleichzeitig sich weiterhin zu verbergen. Von der Ferne ruft die
Stimme der Seele. Sie sagte:

> „Ich habe mit Ihnen genau dasselbe Muster wie mit den sehr wenigen guten
> Männern in meinem Leben. Wegschicken oder verletzen, damit ich alleingelassen
> werde und ‚meine Ruhe' habe. Niemanden an mich ranlassen, denn sonst kommt es
> ja heraus."

Dies erkannte sie als unbewusstes absicherndes Handlungsmuster.

» „Seit ich klein bin, wünschte ich mir so sehnlichst, dass endlich jemand kommen würde, der meine innere Not, Verzweiflung, Schmerz erkennt, der sozusagen in mich reinsieht und mich dann rettet. Der tiefe Wunsch ist, dass Sie meine Problematik erkennen könnten, ohne dass ich darüber sprechen muss. Sie würden so sehen, was mit mir, als Kind, geschehen ist. Sie retten mich vom stillen Kummer und der kümmerlichen Stille in mir. Bei Ihnen hatte ich zum ersten Mal das Gefühl: Dieser Mensch sitzt mir endlich gegenüber. Trotzdem hat mein Inneres, was immer das ist, mich mit allen Mitteln ausgetrickst, damit diese Wahrheit in seinem Inhalt nicht raufkommt. Verstehen Sie, das ist mein Metalog. Ich weiß nicht genau, was diese Wahrheit ist.“

Sie weiß, spürt und fühlt das, was da ist. Alle Symptome, die sie schildert, deuten auf dieses eigentliche „Etwas" hin. Was es sein könnte? Das untersteht der beruflichen Schweigepflicht.

#### ▪▪ Frage und Antwort

Eine kleine anthropologische Anekdote aus dem roten China von 1949. Der damals 29-jährige Ernst Traugott Itten illustriert, wie hartnäckiges Schweigen in anderen Kulturen als der unsrigen heftige Emotionen in der anderen Person auslösen kann. Ein gleichaltriger stolzer Kommandant der soeben in der Revolution erfolgreichen Mao-Kommunisten lässt Itten im Vorhof der Basler Missionsstation in Honyen, Provinz Guandong, die dieser damals leitete, mit anderen anwesenden Christen festnehmen. Eine kommunistische Volksversammlung mit dem Zweck einer spontanen Gerichtsverhandlung wurde einberufen. Der europäische Missionar, der fremde Teufel, sollte nun in aller Öffentlichkeit erschossen werden. Der Hauptmann der Truppe hatte noch keinen triftigen Grund gefunden, dieses Todesurteil vor aller Augen sofort zu vollziehen. Er fragte daher Itten provokativ, was er von den soeben getätigten Erschießungen der ersten Reihe von Chiang Kai-sheks (1887–1975) Kuomintang-Anhängern, die tot vor ihm liegen, halte. Ob dieses Erschießen gut gewesen sei oder nicht? Befehl: Nur mit ja oder nein antworten. Der junge Missionar, in gebückter, erniedrigender Haltung, vorgeführt, im Fokus der vielen Zuschauer, blieb erst mal still. Deswegen wurde er durch die tabakangereicherte gelbliche Spucke des Hauptmanns eingedeckt. Der Angeklagte ertrug dieses in China absolut erniedrigende Ritual mit stoischer Ruhe. Der Hauptmann fing an, immer lauter zu schreien. Wie ein bellender Hund. Der stumme, dumme, freche Weiße soll endlich antworten. Itten sprach: „Wenn ihr aus einem Leichnam einen besseren Menschen machen könnt, dann dürft ihr ihn erschießen." Wo diese Worte herkamen, wusste er nicht. Mehr Spucke ins Gesicht. Nach 20 Minuten war alles vorbei.

Ernst Traugott wurde nicht erschossen, sonst wäre er nicht mein Vater geworden. Noch als 98-jähriger Greis fühlt er, wenn er diese Geschichte erzählt, in seiner Rechten die Hand Jesu, von welcher er sich gehalten und bestärkt fühlte, diese Tortur zu ertragen. Er hatte großes Glück, nicht einer von den rund 72 Millionen Toten zu sein, die durch Maos Terror und Idealistentyrannei zum ewigen Schweigen gebracht worden sind. So bin ich, als einer von 7.486.520.598 Menschen im Jahre 2017 für eine Weile bedächtig still. (google: Momentan aktuelle Weltbevölkerung – Erdbevölkerungs-Zähler)

## ▪▪ Voll aufgedreht

Schweigen über seelische Störungen oder Krankheiten ist üblich. Schreiben darüber geht schon eher. Eine, die das häufig gemacht hat, nach einer schmerzvollen Trennung, ist die Dichterin Ingeborg Bachmann. Sie erlitt einen Zusammenbruch ihrer Welt und ihrer Art und Weise, Leben zu gestalten und zu strukturieren. Ina Hartwig gibt in ihren biografischen Bruchstücken einige spannende Hinweise auf Bachmanns verschiedene Verhaltensauffälligkeiten. Ihr Alkoholkonsum, ihre Medikamentensucht, ihre Herkunft aus einer Lehrerfamilie, in welcher der Vater schon 1932 in die NSDAP eintrat und „man" nach dem Krieg nie darüber reden durfte. Die Reaktion, die Flucht ins lebenslange Verschweigen, fügte dem Rand ihrer Seele einen Einriss zu. Unter der maskierten Oberfläche stimmte etwas nicht. Als eine Frau ohne Mauer wurde sie einmal beschrieben, obwohl es eine ihrer großen Begabungen war, um die Dinge herumzusprechen, damit ihr Schweigeraum gewahrt blieb.

„Schweigen war ihre noble Waffe", schreibt Hartwig (2017, S. 222). In ihr habe seelisch eine Dunkelheit existiert, die mit dem Vater zusammenhing. Ein Verleger und Freund sagte der Biografin: „Die Eltern kamen stumm aus dem Krieg und blieben stumm, und das war die Provokation, das war der Stachel." (ebd., S. 198) So kam es, dass sie nicht über ihre seelischen Leiden schweigen wollte wie die vom Krieg seelisch beschädigten Eltern. Sie notierte ihre Träume, schrieb ihrem Psychotherapeuten und Freunden, wagte eine Reise nach Ägypten mit ihrem neun Jahre jüngeren Liebhaber Adolf Opel (geb. 1935). Sie schrieb ihrem Psychotherapeuten von Erfahrungen, „die nicht außerhalb liegen, sondern die sich in uns überlagern und schon früh überlagert haben" (Bachmann 2017, S. 11).

Der „innere" Ex-Liebhaber, Max Frisch (1911–1981), hat öfters Auftritte in ihren Träumen. Manchmal mit seiner Neuen, Marianne Oellers (geb. 1934), welcher der 51-jährige Frisch nach der Trennung von Bachmann begegnete – sie verliebten sich ineinander. „Wie sehr ich hasse", schreibt Bachmann mit großem Erstaunen, ganz ehrlich (Bachmann 2017, S. 62). Was die Basis derartig heftiger Gefühle ist, „alles was dahinter ist, unbeschreiblich wirklich, weil es noch nicht erkannt ist" (ebd., S. 65). Sie schaukelt sich sprachlich hoch und spürt ihre neidbeladene Besessenheit, vernarrt vom Wahnsinn und ihrem Leiden. Unterhalb dessen, was sie auszudrücken weiß, lauert etwas in ihr, für das sie, obschon Schriftstellerin, noch keine Worte hat. Es gibt diese vielleicht gar nicht. Trotz ihres Suchens. „Nur in der Musik ist etwas für mich da, etwas von dem, was ich meine, sonst nirgends." (ebd., S. 69)

Das Wirkliche ist ungeheuerlich, und so kommt sie nicht an die Wirklichkeit heran. Getrennt und doch gemeinsam erinnernd, ertragen sie das Unglück dieser plötzlichen Trennung durch die je eigene Ausschöpfung dieser gemeinsamen Liebeserfahrung in ihren neuen Büchern. Frisch: „Mein Name sei Gantenbein" (1964). Bachmann: „Todesarten-Zyklus" und „Malina" (1971). Damit schufen sich beide künstlerische Auswege aus dem sie erschreckenden und entsetzenden Schweigen zu dem, was an Intimem, Verletzendem sowie Beglückendem im gemeinsamen Paarleben passiert war.

Ingeborg Gleichauf spekuliert in ihrem sorgsam recherchierten Buch zu Frisch und Bachmann, wie möglicherweise neben dem psychischen Zusammenbruch auch eine Abtreibung mit im Spiel war (Gleichauf 2013, S. 185). Aber: „Wäre bloß Herr F. mein Unglück, das wäre zu ertragen." (Bachmann 2017, S. 72) Schweigen liegt am anderen Ende von „tutto volume".

#### ▪▪ Il male oscuro

Bachmanns Vortragsentwurf für Psychotherapeuten (2017, S. 82 ff.) ist ein Echo aus ihrer Leseerfahrung des Buchs „Il male oscuro" des italienischen Schriftstellers Giuseppe Berto (1914–1978). Als Patientin wird es ihr erst nicht um die innere Wahrheit gehen, sondern um die Umredung des Widerstands. Lügt sie? Täuscht sie? Verheimlicht sie? Mit diesem Verschweigen, so Bachmann, gräbt sie sich eine Grube voller Nebensächlichkeiten. Sie und er schweigen.

Wann beginnt das Sprechen aus der Mitte des seelischen Wirbelsturms? Sie plädiert, dass Therapeuten mit aller Härte den Patienten begegnen möchten: „mit Ihrer Härte, in der das Mitleid aufgehoben ist, werden sie dem begegnen müssen".

> » Mit der Härte sage ich nicht ohne Grund. Misstrauen Sie uns, den Kranken. Wir sind sehr gewitzt, sehr verlogen, sehr raffiniert. Halten Sie das nicht für Zynismus, es ist das einzige, worüber ich weinen könnte, denn wenn man alles hinter sich gelassen hat, vermag man nicht mehr über die Torheiten auf dieser Welt zu weinen. (Bachmann 2017, S. 91)

Aus der Verschüttung der Lüge herausgezogen werden am Seil der Wahrheit, die, ausgesprochen vom Begleiter der Seele, vertragen werden kann. Der richtige Durchblick ist eine frohlockende Erlösung. Kein Vertrauensbruch mehr, da die Schweigepflicht sakrosankt ist. Verraten können nur Freundinnen und Freunde. Die Patientin ist mündig und spricht. Stumm sein bedeutet weder dumm noch dumpf zu sein, wird aber oft mit Alkohol, Medikamenten und anderen Drogen betäubt. Als Schriftstellerin war es ihr Ziel (dessen Erreichung sie sich aber nicht sicher sein konnte), dass ihre Texte durch und mit der eigenen Erfahrung abgeglichen und gedeckt sein mussten. Nur so konnte sie sich treu bleiben, echt und stimmig sein. Trotzdem: Innere Konflikte wirken in der Gegenwart spaltungskräftig, das kennen wir alle, woher auch immer sie kommen. Unsere Leiblichkeit produziert dann somatische Symptome – wie Wegweiser zur Seele –, deren bedrückende Ursache niemand, außer der Patientin selbst, wirklich benennen kann.

Doch manchmal gibt es diese innere Regung, zu schreien, plötzlich loszuschreien, wie noch nie. „Mit dieser Pille hörst Du bald auf zu schreien, sie nimmt dir das Leben, das wird besser sein." (Laing 1978, S. 57) Das ist nicht sarkastisch gemeint, sondern ein Spiegel der allgemeinen, durch die Pharmaindustrie umklammerten Psychiatrie. Peter C. Gøtzsche hat als Facharzt für Innere Medizin viele Jahre für die Pharmaindustrie gearbeitet. Im Nachdenken über die dunklen und verborgenen Seiten dieser Industrie schildert er in seinem Buch „Tödliche Medizin und organisierte Kriminalität" (2015), wie Wissenschaftler ihre Forschungsdaten fälschen. Caroline Walter und Alexander Kobylinski (2011) öffnen uns die Augen, wie wir als Kunden pharmazeutischer Substanzen subtil umworben werden.

Bachmann (2017, S. 140) jedoch fühlt einen Schmerz, für den „jeder Schrei zu kurz ausfallen würde". Psychosomatisch gesehen will jedwede Krankheit etwas sagen. Da das Sagen nicht geht, drückt sich die Körperlichkeit anders aus. Die Patienten werden gehört, nicht nur gesehen und gerochen. Träume erzählen von Sprachverboten, die wie Boten der Nacht bildnerischer Ausdruck des Aussprechbaren sind. Spreche zum Unbewussten. „Der Traum erzählt von einer Selbstinszenierung, in der die eigene Stimme stumm bleibt." (ebd., S. 177) Lautloses Schreien, wenn es einem die Stimme verschlagen hat, das gibt's. Trauerschreie ohne Stimme. Füll ich diese leere Stimme mit Worten, könnte das möglicherweise so lauten:

**Sam:** „Ich schreie", schreie ich.

**Lou:** Ein schreiendes Ich.

**Sam:** Verschrien, verschwiegen, verschüttet, von ungeschrienen Schreien.

**Lou:** Dieses dein Ich, schrei ich, schreit wie noch nie …

**Sam:** … weil, was aus uns schreit, befreit!

Können wir ein Advokat des Stummen in einem sein? Im zeitlich Vergänglichen aktiv sein, mit offenen Augen und offenem Munde, „bis hinunter zum einfachen Lyrismus des Welkens" (Frisch 2017, S. 89). Wohlan, auf und davon. Wohin? Ins ewige Hier und Jetzt, weil es ohne den Augenblick, im anwesenden Sein, nichts gibt, außer Erinnerungen und Zukunftshoffnungen und -ängste. Gelassenheit ist eine mögliche Haltungsantwort auf das Unsagbare.

Der 26-jährige Frisch betitelte seine zweite Erzählung mit „Antwort aus der Stille" (1937). Erhofft wurden vom Schreiber Antworten auf die ihn bedrängenden existenziellen Fragen. Allen voran aufs Wozu unserer Existenz. Die Initiation als junge Erwachsene ins Menschenmögliche des Alltags. Was wir leben und nicht leben können. Die Frage Wozu? richtet sich ins Kommende, derweil die Frage Warum? das Nachdenken übers Verlebte und die Regression dorthin anregt.

> Ich habe sehr starke Gefühle, aber mag es nicht, sie zu beschreiben. Es gibt andere Wege, sie zu zeigen – Körpersprache oder Schweigen –, das kann sehr ausdrucksstark sein. Und vielleicht existiert da auch ein Misstrauen Worten gegenüber. Man fürchtet, dass sie nicht richtig interpretiert werden könnten. Es ist sehr schwer, ein Gefühl zu beschreiben und dabei nicht ein bisschen zu lügen, es heraufzusetzen oder sich selbst etwas vorzumachen. (Frisch 2017, S. 138)

Dies sagte Frisch nach 50 Jahren als Autor, als ein erfahrener Schriftsteller worin er sich gefühlvoll zeigen und dennoch verstecken kann, wo Erfahrungen in Sprache destilliert werden, damit sie über das eigene Individuelle hinausreichen in die lesenden Seelen anderer. Sich dort wie Musiknoten ausbreiten, als stille und doch hörbare eigene Antworten zum Wozu? Sind das geplante Sinngebungstraktate? Keineswegs, wenn's gut sein darf – es sind warnende Tipps, sich den eigenen begeisternden Einsichten hinzugeben. Sich zu hinterfragen und zu spüren, wo es unstimmige Beschreibungen für die eigenen Gefühle gibt. Wo lüge ich mich hoch und/oder runter. Weise sein ist, das eigene Wesen zu begreifen und sich nicht (mehr) zu schämen für das, was ich bin, war und werde. Lebenslagen der Stille und Ruhe verlocken dazu, mich selbst aufgeklärt zu erleben und es zu sein. Auf „Stiller" (1954) gehe ich gleich ein, will ihm hier seinen Auftritt nicht verwehren.

■■ **Sprachmächtig**

Die Worte und Sprachmacherei der Besitzer von Macht bloßstellen, im Wind und Sturm der Wirklichkeit(en). Ruhe jetzt! Die Gewissensfrage lauert, vor jedem neuen Einsatz. Frage: Können wir es jeweils auch anders sehen, da, in der Synthese, nichts ohne sein Gegenteil wahr ist?

Leitkulturen bestimmen den öffentlichen Gehörraum. Trotzdem versuchen wir ermutigt anderes. Diese Erfahrungen, einmal im Sprachnetz der Worte gefasst, sind nicht totzuschweigen, weil sie die eigenen abenteuerlichen Wahrheiten verkünden. In seinem Buch „Stiller" (1954) bemerkte Max Frisch, wie die Schreibenden die Sprache haben, um stumm zu werden. Seufzer. „Dann hat Barbara die Kerze ausgeblasen, so dass es in der ganzen Hütte dunkel ist." (Frisch 1937, S. 129) Obliegt es uns, in der Dunkelheit stumm zu sein? Nein, da gelingt oft ein Reden aus dem Herzen, ein emotionales Gerettetsein, im Sich-Mitteilen und Mithorchen, was im anderen geschieht. Wenige Worte zu machen, wie Insichgekehrte es tun können oder müssen, da sie keine Sprachtänzer sind. „‚Ach', seufzt meine Dame, ‚Du bist noch immer der gleiche, kein vernünftiges Wort kann man reden mit dir, immer kommst Du mit deinen Hirngespinsten!'" (Frisch 1954, S. 59)

Anfangs war es – wie sollte es anders sein? – Liebe. In dieser Liebe war selbstverständlich ein neues Beginnen und frischer Sinn. Die Flucht in die Arme des anderen war an der Tagesordnung. Liebesgerechtigkeit vollzieht sich in der Bereitschaft, das ahnende Glück dieser Lebenswiese nicht nur schweigend anzunehmen. Beide waren in diesem Schicksalsmoment wunschdenkende Wortsuchende und Wortzauberer. In ihrem Traumkapitel hat Bachmann dieses Dilemma durchaus ironisch notiert: „… und der Große Siegfried ruft mich leise, und dann doch laut, ungeduldig hör ich seine Stimme. Was für ein Buch suchst du? Und ich bin ohne Stimme. Was will der Große Siegfried? Er ruft von oben immer deutlicher: Was für ein Buch wird das sein, was wird denn dein Buch sein?" („Malina", zit. nach Stoll 2013, S. 318).

Mehrere haben geschrieben, dass Bachmann oft furchtbar gehemmt und leise gelesen hat. „Niemand verstand ein Wort." (ebd., S. 155) Anziehen und Abstoßen, sich Mut machen und schweigende Ohnmacht. Wie war es mit Frisch?

» Nur in der Fantasie – als Schriftsteller also – glaubte er, könne der Mensch wenigstens einen Teil der Leben leben, die ihm angeboten wären. So sind auch die Tonarten bei ihm mannigfach gestimmt: komisch, dann wieder trist; poetisch und zart; tiefsinnig, kompliziert, ja stur hintersinnig oder hart illusionslos. (von Matt 2011, S. 146)

In Frischs seine Beziehung mit Bachmann teilweise reflektierendem Buch findet sich eine anregende Dialogpassage. Lila, vermuten Frisch- und Bachmann-Kenner, ähnelt dabei Ingeborg (Frisch 2004, S. 195):

» Ich weiß nicht, was wirklich geschehen ist … Wir sitzen noch immer am Kamin, Mitternacht vorbei, ich habe lange nichts gesprochen. Lila hinter der ausgespannten Zeitung zwischen ihren Händen. Ich bin glücklich, dass ich mein Whisky-Glas, wenn auch leer, noch in der Hand habe. Lila gähnt, und das Scheit über der Aschenglut ist wieder erloschen. Zeit zum Schlafen. Ich erinnere mich genau was wir zuletzt gesprochen haben:
„Hast Du das gelesen?"
„Ja" sag ich, „habe ich gelesen."
Pause.
„Nein", sagte sie, „wie ist das möglich."
Sie meint den Mord.

> „Kannst du dir vorstellen", fragt sie, „wieso einer das tut? Ich finde es schauerlich."
>
> „Ja", sagte ich, „– habe ich gelesen."
>
> „Du", fragte sie, „ist da noch Whisky?"
>
> „Lila", sagte ich, „ich habe etwas gesagt."
>
> „Entschuldige!" sagte sie und ich sah ihr Gesicht, als sie fragte: „Was hast Du gesagt?"
>
> „Ich habe gesagt", sagte ich, „– ich habe gesagt, dass ich's gelesen habe."
>
> „Findest du's nicht schauerlich?"
>
> „Ja" –
>
> Seither haben wir geschwiegen.
>
> „Ja", sagt Lila jetzt, „gehen wir schlafen!"
>
> Ich bleibe Gantenbein.

Kennen wir das, wie sich solche Gespräche nach Mitternacht entwickeln können? Oder ist das eher ein ausklingendes Sich-Mitteilen, Teilen im Gleichgewicht mit dem oder der anderen? Der kleinlaute Rhythmus des Sprechens, des Ernst-genommen-Werdens, Gehört-Werdens ist hier elegant wiedergegeben. Es ist und ist nicht so, wie es wirklich war, sondern ein Echo dessen, was hätte sein können. Nachtmusik.

> » Das Widersprechen und vor allem das sich selber Widersprechen gehört zu Ingeborg Bachmann, zu ihrer Art Kommunikation mit den Menschen, vor allem den Männern. Es ist zudem ein Charakteristikum ihres gesamten Werks. (Gleichauf 2013, S. 42)

#### ▪▪ Wortzauber

Frisch begegnete in Bachmann einer eigenständigen und wortgewandten Schriftstellerin, welche sich schreibend, als Dichterin und Erzählerin, der Wirklichkeit, so wie diese erlebbar ist, stellt. Beide sind Mitteilende und Echo füreinander. Bachmann, eine Wortzauberin, die im Inneren von Leserinnen und Hörern eine lyrisch musikalische Welt eröffnet, in der sich Liebeswirklichkeit und Gedächtnishörigkeit verweben. Das Unmögliche wird möglich, oft schnell, bunt und frisch in der sich vorgestellten Gegenwart. Innen natürlich. Eine Figur wie Echo aus dem griechischen Mythenreich ist eine seelenverbindende Vorstellung, welche in Worte verwandelt wird. Hinein erfunden in große Geschichten, die die individuellen Welterfahrungen kosmologisch überdachen.

> » Und die eigentliche Nachgeschichte: Ist die nicht genauso spannend wie die real gelebte Beziehung? Oder zeigt sich in der Nachgeschichte vielleicht erst wirklich, wieso diese Liebe eine „notwendige" war? Hätten „Malina", „Der Fall Franza", „Holozän", „Triptychon" geschrieben werden können ohne die Erfahrungen, die Bachmann und Frisch miteinander machten? (ebd., S. 189)

Die Antwort, das letzte Wort, ist noch nicht gesprochen und/oder geschrieben. Aneinander vorbeizureden ist genauso üblich wie sich anzuschweigen, sich mitzuteilen, sich tiefste Geheimnisse anzuvertrauen, die existenzielle Einsamkeit zu teilen. Daheim sein in der Sprache der Liebe, vielgesichtig, vielseitig, vielfältig, vielwunschtraumig. Im Nachgang dieses spannenden Lebens einer Dichterin schreibt ihr Kollege Uwe Johnson (1934–1984) in seinem Nachruf über das Aufkommen von Bachmanns Stille, dass sie ihren Ursprung im Erleben der Todesangst im Zweiten Weltkrieg hatte. Die Spreng- und Splitterbomben, welche die Alliierten 1944/45 auf die Naziheilhitlerstadt warfen, diese in Trümmer-, Scherben- und Höllenhaufen verwandelten, erschütterte die Seele der jungen Frau Bachmann (Johnson 1974). So viel Lärm, um endlich „a Ruhe" des Kampfes herauszuschießen. Geräusche des Alltags, welcher einkehrte mit dem Lärm des Aufräumens des Hochmutes und des Giftes des Nationalismus. Was tun? Sich eine große Muschel ans Ohr halten, um dem Rauschen der inneren Ohrtonstille lauschen zu können. Daher: Pro-Silentium.

Als Bachmann sich, vorübergehend in Berlin wohnend, in Adolf Opel, einen Theaterkritiker und Filmemacher, verliebte, der sie am 5. Januar 1964 aufsuchte, und mit ihm, dem neun Jahre jüngeren, im Frühjahr 1964 eine Reise nach Ägypten unternahm, kam der 38-Jährigen, wie sie später schrieb, wieder das Lachen. „Ich läutete. Sie öffnete. Ihre ersten Worte: Kommen Sie herein!" (Opel 2001, S. 18) Dass sie so aufeinander zukommen, wie Opel es später beschreibt, öffnet der Stille des Schweigens einen Ort des Zusammenseins, wo es mit ihr keine Unnahbarkeit mehr gibt. Sie konnte sogar ausgelassen sein, blödeln und heitere Geschichten zum Besten geben, wie Opel in seinem Reisebericht- und Liebesbuch schreibt (ebd., S. 167). Wenn etwas Unangenehmes angesprochen wurde, konnte Bachmann, wie viele von uns, dies schweigend übergehen. Wurde insistiert, kam Unmut auf, Verärgerung. Da wurden ihre Blicke zu Überbringern verschlüsselter Botschaften. Wenn Namen, Konzepte, Formeln, Regeln, Sachverhalte keine Rolle mehr spielen, führt ein wortlos abgezogener Blick zu einem Leerlauf. „Ich nenne dann noch den Namen Frisch: Keine Reaktion, eisiges Schweigen." (ebd., S. 137) Das verändert sich in Ägypten, beiläufig kommt sein Name so nebenher ins Gespräch. Belangloses Plaudern übertönt diese ihre Leidensgeschichte, des ihre Seele teilweise verwüstenden Liebesaus. Schweigen als ein Zurückweichen.

> » Es ist, als ob über der ganzen Zeit, die im Dunkeln gelegen ist, ein Scheinwerfer
> anginge, alles liegt da, nackt, grässlich, unübersehbar, nicht zu übersehende
> Indizien, und wie bereitwillig habe ich geglaubt, sie seien dumm, verständnislos,
> defekt gewesen, nichtswürdige Kreaturen, die sich mit einem Abgang ins Schweigen
> selbst bestraften, für ihr Scheitern an einer höheren Moral, an einer Instanz, einem
> Maßstab, den ich zu dem meinen machen wollte. (Bachmann 1978a, S. 400)

Franza, eine der Hauptfiguren von Bachmanns „Todesarten"-Projekt, schwieg. Immer wieder schwieg sie, schaute am neuen Liebhaber vorbei in die Ferne der Wüste. In ihrem Irrtum, das vergangene Geschehen mit Frisch vor Martin dauerhaft verschweigen zu können. „Dass Schweigen der Brauch war, musste nicht gesagt werden." (Bachmann 1978a, S. 442) Sie versuchte in diesem Roman, der unvollendet blieb, ihre Suche nach dem Scheitern zu protokollieren. Hatte Bachmann einige Zeilen zu Papier gebracht, lehnte sie sich ins Schweigen zurück und weinte, als sanfter Gruß nach innen.

Zur Erinnerung: Wovon und worüber wir nicht sprechen können, darüber darf und kann weiterhin geschrieben werden. Jede oder jeder kann sich per sofort ein Tagebuch zulegen (Itten 2013). Die eigene Seele hüpft unwiderstehlich. Im Schreiben über ihre Stille schwanken die ungewöhnlichen Verwüstungen ihrer vergangenen Beziehung zu Frisch. Schweigen als Laterne in der allereinsamsten Welt. Ein Strand aus Treibsand des eigenen Eingebildetseins. Sich nicht so wichtig nehmen, sondern die starre Maske in ein Lächeln hinüberfühlen lassen.

#### ▪▪ Schweigedecke

Das Beharren auf der Abwesenheit von Sagbarem ist zugleich eine Weigerung, das Erlebte als Darstellung des eigenen Seins anzuerkennen.

» Die Darstellung des „Außen" oder der Welt kommt dabei im Kern mit einer archaischen und negativen Gleichung aus, die lautet: Außen = Nicht-Innen. Auf diese gestützt, schafft es das autistische Kind, sich ein für allemal dem Anspruch und der Ansprache eines menschlichen anderen zu entziehen und umgekehrt jeden nach außen gerichteten Impuls zum Schweigen zu bringen. (Leiser 2007, S. 227)

Verschweigen geht einher mit Verdrängen und dem notwendigen operativen Vergessen, dass ich verdrängt habe. Schweigen als Mangel daran, reden zu wollen und zu können.

Bittner (2012) beschäftigt sich mit der Annahme, dass wir alle unter irgendeiner Decke des Schweigens leben, ohne es zu bemerken. In unserem Innersten ist vielleicht dieser Seelenraum, wo das Unaussprechliche ruhen darf. Dieses wird transgenerational, wie bei der Familie Wittgenstein, auf verschiedenen Ebenen weitergereicht. In der Familie, in der Nation, in der Kirche oder anderen Gebetshäusern, in der Geschichte und Transzendenz. Bittner untersuchte, wie diese verschiedenen Aspekte in einer ehemaligen Nazi-Stadt, Tübingen, zusammenspielen. „Wenn diese schweigen werden, so werden die Steine schreien" (Lk 19,40). Sobald die Schweigedecke weggezogen wird, erscheint die Wahrheit unverhüllt im Licht. Als Betroffene oder Täter nicht über die Gräueltaten reden wollen ist ein Sich-weiterhin-Unterjochen, ein Sich-Beugen derjenigen, die ihre subjektiven Wahrheiten in sich tragen. In ▶ Kap. 4 über das verordnete Schweigen wird diese seelisch belastende Angelegenheit vertieft bewertet. Familien werden über mehrere Generationen, mindestens bis in die Enkelgeneration, „kontaminiert" (Bittner 2012, S. 101). Bittner ermutigt uns, innezuhalten, über das Verschweigen im eigenen Leben nachzudenken, um es allenfalls abzulegen. Die eigene seelische Fantasie kann das Ende der Übertragung geschehen lassen.

Befreit von den lästigen Projektionen, werden wir mühelos seelenruhig. Die Gelassenheit, also das auf der Feierabendbank vor dem Hof erlebte Gefühl, zur Ruhe gekommen zu sein, ermöglicht den inneren Frieden mit sich selbst und zufrieden zu sein mit der Mitwelt. Sie nicken bestätigend, das ist gut so.

#### ▪▪ Mundhalten

Gehorchen geht ohne Widerrede. Das Diktum der englischen Erziehung („Tue das, was ich dir sage, und nicht das, was ich tue") juckt geradezu die Zunge der kindlichen wahrheitsgetreuen Unschuld. Ächz! Aber Mundhalten ist angebracht, um ohne Watschen aus der heiklen Situation in der Machtquarantäne der Familie herauszukommen. Es ist von Vorteil, die eigenen Vorbehalte gegen die Erziehungsideologie der Eltern zwischenzeitlich für sich zu behalten. Schweigen und zu gehorchen lernen, weil der gelebte Alltag anders ist als das Diktum der Befehle. Auch wenn wir als Kinder zu schweigen lernen, dämmert es uns allmählich, was den Machtverhältnissen, der operativen Psychologie des Alltags geschuldet ist: „Ein erstes Loch im Vakuum" (Hoffmann 2012, S. 54), in dem man sich nicht aufhängen muss, sondern verstecken kann.

Wie gehabt: Befehl, Gehorsam und Unterordnung, eingebettet für eine Generation von Stasi-Mitarbeitern in ein rigoroses, toll vereinfachtes Freund-Feind-Denken, das von den alten Nazis über den Tisch geschoben wurde. Es ist, wie vieles, reine Gewöhnungssache. Am Schluss gibt es mein falsches Selbst und in mir, dadurch verborgen, mein wahres Selbst. Immer wird etwas verschwiegen und nur so viel preisgegeben, in Taten und Verhaltensweisen, wie unbedingt nötig. Eine innere Schweigepflicht regiert. Anpassung und gegenseitige Schweigekontrolle funktionieren in einer geschlossenen Gesellschaft, wo die Angst in der Angst schwillt.

» Selbst Erich Mielke, unangefochtenes Mastermind an der Spitze der Stasi weiß, dass es eines Tages auch ihn treffen könnte, und verwahrt in seinem Panzerschrank für den Fall, dass er in Ungnade fallen sollte, einen dunkelroten Kunstlederkoffer. Darin: brisante NS-Dokumente über Staatschef Erich Honecker. (Hoffmann 2012, S. 92)

Schnee von gestern hinterlässt noch Dreckspuren. Das Doppelleben enthält die wildesten Fluchtpläne, aber: gardez la silence. Das ewige Lügen, das Misstrauen aller gegen alle, die schweigende, unfreiwillige Vorsicht sind das albtraumhafte Gewürz in dieser Lebensbrühe. Schweigen und Verschweigen kann seelisch und sozial drangsalierend auf das eigene Selbstwertgefühl wirken. Es braucht den Mut, darüber zu reden, damit das, was sich in mir rumorend breit macht, das wahre Selbst zu erdrücken versucht, nicht Oberhand gewinnt. Das wäre eine niederschmetternde Zersetzung der Seele.

Sich selbst im Schweigen näherkommen. Das Positive im Verrat liegt im unruhigen Suchen nach dem Verborgenen in der uns oft aufgedrückten Kindheitsvergangenheit. Ich verrate das Geheimnis, ich verrate das, was geschehen ist – somit verrate ich das, was bisher verborgen bleiben musste: die Wahrheit. Im Verraten gelingt es mir, als Verratender, die Wahrheit auszusprechen.

Viele Familien kennen den Kult der Geheimhaltung, einer politisch-religiösen Atmosphäre gleich. Wir sind eingeweiht in das, worüber wir nicht reden dürfen, weil es von den Machthabern untersagt wurde, meist in Androhung des Äußersten: Ich bringe dich, die Missbrauchte, ansonsten um! So bleibt die Schweigemauer intakt, und Wittgensteins „Wovon man nicht sprechen kann, darüber muss man schweigen" wird zum Schweigebefehl. Innen die Demoralisierung der Macht als Nährboden für den keimenden Zorn. Wie kann das Verschweigen von Missbrauch aufrechterhalten werden, wenn der Zweifel an dessen Sinn sich zersetzend auswirkt?

Konformes Funktionieren wird abverlangt, was, wie bei den Stasi-Mitarbeitern, eine soziale und geistige Isolation bewirkt. Die eigene Lebenswelt wird beherrscht vom bestimmenden Tyrannen, ob Vater, Mutter oder Dienstherrn des obersten Kontrolleurs. Wir werden gezwungen sein, zu lügen und diese Lügen mit weiteren Lügen zu verteidigen. Lebenslügen mit ihrer schrecklichen, systemischen Gewalt.

**Lou:** Der Ton ist gereizt.

**Sam:** Die Angst wie ein Griff am Hals.

**Lou:** Wehe die Stimme, die da kommen will.

**Sam:** Blankes Entsetzen vor dem Sprechenwollen.

**Lou:** Die Leere, die sich hier auftut, ist durchbrechbar mit einem menschlichen Ton.

Das Allmachtsgehabe zerbröselt gehörig, wenn wir aus der Stille abhauen und uns getrauen zu sprechen, zu sagen, wie es war. So werden wir selbst harmlos-glaubhaft. Die Parallelen erkennen können, wie die Diktaturen der Macht mit was für immer einem ideologischen Überbau und Rechtfertigungsgelaber das Schweigen, Verschweigen und Totschweigen benutzen. Der Vorhang fällt. Aufgezogen wird er für die blauen Stunden der Nacht, in denen die lose Zunge die nonverbale Kommunikation mit ihren Körpersignalen aus dem Unbewussten bereichert.

## Literatur


Amantea C (1989) The Lourdes of Arizona. Mho & Mho Works, San Diego

Bachmann I (1971) Malina. Suhrkamp, Frankfurt am Main

Bachmann I (1978a) Der Fall Franza. Werke 3. Piper, München

Bachmann I (1978b) Sagbares und Unsagbares – Die Philosophie Ludwig Wittgensteins. Radio-Essays. Werke 4. Piper, München, S 103–127

Bachmann I (2017) „Male Oscuro" – Aufzeichnungen aus der Zeit der Krankheit (Hrsg. Isolde Schiffermüller und Gabriella Pelloni). Piper/Suhrkamp, München

Bair D (2003) C. G. Jung – Eine Biographie. Albrecht Knaus, München

Bernstein B (1972) Studien zur sprachlichen Sozialisation. Schwan, Düsseldorf

Bittner J (2012) Die Decke des Schweigens. TOS Verlag, Tübingen

Chon T (2015) The early Wittgenstein on metaphysics, natural science, language and value. Routledge, New York/London

Edmonds DJ, Eidinow JA (2005) Wie Ludwig Wittgenstein Karl Popper mit dem Feuerhaken drohte. Eine Ermittlung. Fischer, Frankfurt am Main

Ferenczi S (1964) Technik des Schweigens. In: Bausteine zur Psychoanalyse, Bd IV. Huber, Bern

Frisch M (1937) Antwort aus der Stille. Eine Erzählung aus den Bergen. DVA, Stuttgart

Frisch M (1954) Stiller. Suhrkamp, Frankfurt am Main

Frisch M (2004) Mein Name sei Gantenbein. Süddeutsche Zeitung/Bibliothek, München

Frisch M (2017) Wie Sie mir auf den Leib rücken. Interviews und Gespräche. Suhrkamp, Berlin

Gadamer H-G (1993) Über die Verborgenheit der Gesundheit. Suhrkamp, Frankfurt am Main

Gleichauf I (2013) Ingeborg Bachmann und Max Frisch – Eine Liebe zwischen Intimität und Öffentlichkeit. Piper, München

Gøtzsche PC (2015) Tödliche Medizin und organisierte Kriminalität – Wie die Pharmaindustrie das Gesundheitswesen korrumpiert. Riva Verlag, München

Guggenbühl-Craig A (1971) Macht als Gefahr beim Helfer. Karger Verlag, Basel

Hartwig I (2017) Wer war Ingeborg Bachmann? Eine Biographie in Bruchstücken. S. Fischer, Frankfurt am Main

Heaton JM (2010) The talking cure: Wittgenstein's therapeutic method for psychotherapy. Palgrave Macmillan, London

Heaton JM (2014) Wittgenstein and psychotherapy. From Paradox to Wonder. Palgrave Macmillan, London

Hoffmann R (2012) Stasi Kinder – Aufwachsen im Überwachungsstaat. Propyläen, Berlin

Itten T (2011) Intuition und Wissenschaft in der Psychotherapie. Z Psychotraumatol Psychotherapiewiss Psychol Med 4:31–42

Itten T (2013) Tagebuch des Lebens. Interview mit Nicole Tabanyi. Schweizer Fam 8:50–52

Johnson U (1974) Eine Reise nach Klagenfurt. Suhrkamp, Frankfurt am Main

Jung CG (1999) Über Gefühle und den Schatten. Winterthurer Fragestunden. Walter Verlag, Zürich

Koller J (2017) Ludwig Wittgenstein Tractatus logico-philosophicus. Wovon man nicht sprechen kann, darüber muss man schweigen. Zu den unterschiedlichen Lesarten von Sagen und Zeigen. Philosophia Verlag, München

Laing RD (1978) Liebst du mich? Kiepenheuer & Witsch, Köln

Leiser E (2007) Das Schweigen der Seele. Das Sprechen des Körpers. Psychosozial-Verlag, Gießen

McGuiness B (1988) Wittgensteins frühe Jahre. Suhrkamp, Frankfurt am Main

Michell J, Holley R et al (2016) Trivium. The classical liberal arts of grammar, logic & rhetoric. Wooden Books, Glastonbury

Murakami H (2016) Absolutely on music – conversation with Seiji Ozawa. Harvill Secker, London

Opel A (2001) „Wo mir das Lachen zurückgekommen ist …" Auf Reisen mit Ingeborg Bachmann. Langen Müller, München

Redpath T (1990) Ludwig Wittgenstein. A student's memoir. Duckworth, London

Stoll A (2013) Ingeborg Bachmann – Der dunkle Glanz der Freiheit. Bertelsmann, München

von Matt B (2011) Mein Name ist Frisch. Begegnungen mit dem Autor und seinem Werk. Nagel & Kimche, München

von Sass H (2013) Topographien des Schweigens. In: Stille Tropen. Verlag Karl Alber, Freiburg/München, S 9–29

Walser M (1994) Vormittag eines Schriftstellers. Suhrkamp, Frankfurt am Main

Walter C, Kobylinski A (2011) Patient im Visier – Die neue Strategie der Pharmakonzerne. Suhrkamp, Berlin

Waugh A (2009) Das Haus Wittgenstein: Geschichte einer ungewöhnlichen Familie. Fischer Verlag, Frankfurt am Main

Wepfer R (1998) Schweigen in der Psychotherapie – Zum Umgang der Psychoanalyse mit dem Widerspenstigen. VAS, Frankfurt am Main

Wittgenstein L (1976) Tractatus logico-philosophicus. Logisch-philosophische Abhandlung. Edition Suhrkamp, Frankfurt am Main

**Internetadresse**

http://alws.at/de/index.php/lwittgenstein/view/sein_leben_sein_werk/ (Elisabeth Leinfellner)

# Mitteilung



**Literatur – 60**

© Springer-Verlag GmbH Deutschland, ein Teil von Springer Nature 2018
T. Itten, *Schweigen*, https://doi.org/10.1007/978-3-662-56768-5_3

**Die Kunst unserer Zeit plädiert lauthals für die Stille. (Susan Sontag** 2011**, S. 22)**

Hier geht es um die blaue Stunde, die „lose Zunge", das Thema der nonverbalen Kommunikation, Körpersignale aus dem Unbewussten, die etwas mitteilen, das in der Spreche verschwiegen wird. Die Thematik der interpersonellen Wahrnehmung wird anhand von Beispielen aus dem Alltag durchleuchtet. In der zwischenmenschlichen Kommunikation gibt es viele Momente der sich entfaltenden Anschweigespirale. Wie steht es mit der inneren Zensur des Auszusprechenden? Wie nehmen wir die oft beklemmende Wahrheit wahr, in einer Beziehung (Liebes-, Arbeits-, Freundschaftsbeziehung etc.) nicht mehr frei sprechen zu können? Wie wird damit umgegangen? Diese Fragen zu beantworten ist unser Ziel.

Wenn die Stille blüht, kommen wir üblicherweise zur Ruhe. Schweigen, Schweigen und noch mehr Schweigen führt zum Nachdenken. Wenn die Zähne aufeinander ruhen, so ein Zen-Hinweis, ist und bleibt die Zunge zu Hause. Merken, was nun durch dieses Schweigen hindurch passiert. Danach dieses Erlebnis beschreiben können. Diese beschriebenen Erfahrungen können wir allenfalls interpretieren, deuten und kommunizieren, um zu wissen, was Sache ist.

Rechtsmediziner Professor Boerne in einer Münsteraner Folge der Fernsehreihe „Tatort": „Es gibt Sachen, die werden Sie nicht verstehen." Kriminalhauptkommissar Thiel: „Gott sei Dank." – Ein beschwingtes Beispiel für eine direkte Kommunikation aus einer arroganten zu einer demütigen Haltung hin, die eine indirekte Anspielung beinhaltet.

In direkter Kommunikation sage ich so deutlich und direkt, wie es mir möglich ist, was ich denke und meine. Das Ziel dieser Kommunikationsform ist, der anderen Person oder Personen mein Mitgeteiltes unverstellt verständlich zu machen.

Wenn ich indirekt kommuniziere, dann brauche ich diverse Anspielungen, eventuell ironische Botschaften, welche nicht direkt ausdrücken, was ich meine, denke. Der Spielraum von Deutung und Sinngebung ist nicht genau eingegrenzt.

Wenn ich die andere Person frage, was sie denkt, wenn sie still ist, dann ist dies eine freundliche Aufforderung, mir mitzuteilen, was in ihr passiert. Aber sie oder er muss nicht antworten. Tendenz: Höret die Stille. „Denn ich finde, wenn man eine Figur hat, dann kann man weitergehen im Ausdruck, als wenn man über sich schreibt. Man hat die Figuren, um sich zu verbergen. Aber dann kann man sich entblößen", sagt Martin Walser im Gespräch mit Ilka Scheidgen (2017, S. 29). So kann das Stumme in einem herauskommen, um gehört zu werden, in und durch die indirekte Kommunikation. Wenn ich einen Roman von Martin Walser oder Doris Lessing lese, merke ich lesend nicht mehr, dass ich lese. Das andere Leben, das Gelesene, spielt sich berührend in mir, in meinem emotionalen Leben ab. Dies ist die größte Kunstfähigkeit der Schriftstellerei im Bereich der direkten und indirekten Kommunikation.

### ▪▪ Kierkegaard

Ein ganz gewiefter Könner und origineller Kultivierer der indirekten Kommunikation war der dänische Philosoph und theologische Schriftsteller Søren Kierkegaard (1813–1855). In seinen vielseitigen Schriften, viele erst unter einem Pseudonym veröffentlicht, war es sein erklärtes Ziel, ein authentischer Zeuge des eigenen gelebten Lebens zu sein. Er zählt zu den Mitbegründern des Existenzialismus, d. h. der Aussagen über und aus dem gelebten Leib im ethischen Raum.

Sein Vater, Michael Pedersen Kierkegaard (1756–1838), war bei seiner Geburt schon 57-jährig, wird als frömmlerisch und tyrannisch beschrieben. Seine Mutter, Ane Sørensdatter Lund Kierkegaard (1768–1834), war zuerst die Magd, bevor sie zur zweiten Frau Michael Pedersens wurde. Søren hatte sechs ältere Geschwister, darunter sein bekannter älterer Bruder, Peter Christian Kierkegaard (1805–1888), ebenfalls ein politischer Theologe, der Bischof von Aalborg wurde. Bekannt ist, dass Søren mit der schönen und treuherzigen Regine Olsen (1822–1904) zwei Jahre lang (1840–1841) verlobt war. Der 24-jährige Kierkegaard sah seine Zukünftige erstmals als 15-jähriges Mädchen. Die stille Betörung, welche sich in beiden Seelen breit machte, ermöglichte eine Verliebtheit, die, obschon Søren die Verlobung aus erotischer Bindungsangst auflöste, für beide ein Leben lang gleichsam in ihren Herzen eine abgeschlossene Kammer einnahm. Darüber wurde in den vielen Briefen, Notizbüchern und satirischen Veröffentlichungen indirekt miteinander kommuniziert. Die glitzernde Subjektivität wird gehalten und herumgedreht, damit sie von allen Seiten beschrieben, verstanden und erfahren werden kann. Das Leiden am und im Leben eines Einzelnen – das Seinige im Bezug zum Ewigen – wird von Søren auf die es bestimmende Gesinnung untersucht. Sich als der, der er ist, wird und war, zu ertragen, auszuhalten. Das ist, aus der Sicht von Kierkegaard die größte Lebensherausforderung, die sich uns stellt. Diese existenzielle Erfahrung des eigenen Seins ist nur indirekt mitteilbar. Kierkegaard versuchte nicht, die existierenden Gedankenmuster, wie sie vor ihm lagen, direkt zu erläutern und philosophisch zu klären, sondern sie aufzumischen und neue Konstellationen entstehen zu lassen. Er brauchte Konzepte wie Angst, Furcht, Zittern, Entweder/Oder usw., die er durch aufweckende Metaphern darstellte. Seine Texte, so wünschte er sich da, verlangen danach, gehört zu werden. Sein Widerstand galt der Verdrängung von nach innen gerichtetem Leiden, um aus dieser Tiefe des körperlich nur leicht wahrnehmbaren, sich ausdrücken wollenden Kummers eine allgemeingültige Aussagen herausfischen zu können. Der transgenerationalen erzwungenen Sprachlosigkeit von schrecklichen Mystifikationen des Innenlebens mit Hilfe indirekter Kommunikation trotzen können, war seine geniale Mitteilungstechnik, mit der er das Schweigen ans Tageslicht rettete. Sein Schriftstellerleben sah er als Training im existenziellen Überleben.

Die gleichzeitige Besinnung nach innen und die Betrachtung des äußeren Lebens nannte Kierkegaard die doppelte Reflexion. Das Pseudonym, unter dem er „Furcht und Zittern" veröffentlichte, war Johannes de Silentio (Kierkegaard 1971, S. 11). Macht uns diese ironisch-spaßhafte Spielerei etwas bewusst? Schweigend einstehen, auch wenn wir wandern, für das, was unser Leben bewegt. Søren spazierte täglich den gleichen Weg, zur gleichen Zeit, in Kopenhagen. Es war ein wichtiger Teil seiner Lebenslinie entlang seinem Schweigen, damit die innere Ruhe einkehren konnte. Die dänische satirische Zeitschrift Corsair nahm ihn in ihren Karikaturen öfters als Exzentriker, Außenseiter und Witzfigur auf die Schippe. Den Schmerz dieser zu erduldenden Schmach schrieb er in seinem Tagebuch nieder. So konnte er sich schreibend vor der Falle der Vorurteile und stillen Verdrängung retten. Alles, was er von nun an (ab 1846) öffentlich sagte, wurde von Kritikern so reduzierend umgedeutet, dass es zu dem gemacht wurde, was die Kritiker ihm als Autor unterstellten. Damit wurde das, was er als persönliche Meinung kundtat, unverständlich, er selbst also mundtot gemacht. Für Kierkegaard, so der Literaturtheoretiker Roger Poole (1939–2003), wurde Kopenhagen zu einer Wüste (Poole 1993, S. 216).

Die sozialpolitische und psychologische Gleichmacherei ist eine im Verborgenen unternommene Strategie, damit die einzelne und jeweils einzigartige Stimme einer Person vermieden wird. Obschon nichts ohne sein Gegenteil wahr ist, konnte Kierkegaard spüren: Ob er etwas tut und sagt oder ob er es unterlässt – er wird damit Turbulenzen in den Feuilletons erzeugen. Seine Strategie des Schweigens hingegen bestand darin, mit Hilfe seiner indirekten Kommunikation, sich weiterhin dialektisch als Zeuge der existenziellen Wahrheit eines Einzelnen zu zeigen. In der tiefen Subjektivität können wir grübelnd überleben, wenn wir den philosophischen Raum, den Kierkegaard für uns später Geborenen öffnete, mit unseren subjektiven Erfahrungen und der eigenen kritischen Objektivität füllen können. Diese Möglichkeiten des indirekten Kommunizierens beseelen weiterhin die Kathedralen der Stille und des Schweigens. Wie das gehen kann, hat Roger Poole (1972) aufmunternd dargestellt. Mehr bedächtige, ruhige Hingabe an die Mitteilung von subjektiven, persönlichen Werten.

In seiner Beschreibung der geheimnisvollen Regine Olsen erzählt der eloquente dänische Søren Biograf Joakim Garff in seinem Buch „Kierkegaard's Muse" (2017) viel über das Schweigen der beiden, das sich zu einem „erotischen Ritual des Schweigens" zwischen den beiden Verliebten entwickelte (ebd., S. 7). Nach dem Auflösen der Verlobung, initiiert durch den zurückweichenden Verliebten, dauerte es 14 Jahre, bis das Schweigen zwischen den beiden – außerhalb der indirekten Kommunikation – durch Regine gebrochen wurde. Sie suchte den ehemaligen Verlobten in den Straßen der gemeinsamen Heimatstadt, fand ihn und flüsterte ihm zu: „Gott möge dich segnen und alles mit Dir gut gehen." (ebd., S. 9)

Sie hatte 1847 ihren ehemaligen Lehrer und Kierkegaards Kollegen, den Anwalt Johan Frederik Schlegel (1817–1896), geheiratet und war nun auf dem Absprung in die dänischen West Indies, wo sie als Gattin des neuen Generalgouverneurs zu leben hatte. Für Kierkegaard blieb sie die einzige Frau in seinem Herzen, deren Schweigen er verstand und schätzte. Sie gaben einander ihre Liebesbriefe nach dem Verlobungsbruch zurück und teilten sich einander in der Folge nur noch indirekt mit. Er durch seine Bücher und Schriften. Sie in ihren Briefen an ihre Schwester Carolina. Jedes Mal, wenn sie schreiberisch an einen Punkt geriet, an dem es sie drängte, das Innerste ihres Herzens aufzuschließen, zog sie sich, darüber erschrocken, ins Schweigen zurück. Was dort verborgen lag, vertraute sie ihrer Schwester an. Diese versteht, ohne dass Regine „es" mitzuteilen brauchte (ebd., S. 115)

Dieses fast überwältigende, erotisch-lustvolle Gefühl des Schweigens, das indirekt nicht verschwiegen wird, befeuert die Nostalgie der Zukunft. Würden wir zueinander zurückkehren, dann … Diese stille Tür ins Paar-Paradies ist freilich geschlossen. Gab es früher noch die schweigenden Begegnungen der beiden auf der Straße und in der Kirche, wo Augenblicke das sozial angebrachte und nötige Schweigen flirthaft aufhoben, so wurde das Dilemma des Entweder-Oder hinübergeleitet ins Sowohl-als-auch des Leidvollen: Bin weg, behalt meine Liebe. Søren litt unter der Angst vor ihrer Leidenschaft, nach der er sich als einer allumfassenden dennoch so sehnte. Vor seinem Tod erreichte er sein wahres, aufrichtiges Ich, indem er all seine melancholischen Figuren in deren Maskerade er sich verhüllte, gleich annehmen konnte wie seine ironische Meister- und Autorenschaft. Im Wirken der Liebe jedoch sah er sich innerlich gründlich versteckt. Dies war gleichzeitig sein dunkler, nicht sichtbar gewordener Grund, ruhig und still zu sein. Worüber wir nicht reden können, darüber müssen wir nicht schweigen. Es ist wie der Anblick eines ruhigen, kleinen Almsees, dessen geheimnisvolle Ausstrahlung Ruhe in unseren Seelen gewährt.

In ihrem 1967 verfassten Aufsatz „Ästhetik der Stille" bemühte sich die Kulturphilosophin und Schriftstellerin Susan Sontag (1933–2004), die Stille und den Wunsch nach Schweigen als aufnahmefähige und verstandesmäßige Aufgeräumtheit (tabula rasa) zu denken.

> Und in seiner aufrüttelndsten und ehrgeizigsten Version ist das Plädoyer für das Schweigen Ausdruck eines mystischen Projekts zur totalen Befreiung. Es geht um nichts Geringeres als die Befreiung des Künstlers von sich selbst, der Kunst vom einzelnen Kunstwerk, der Kunst von der Geschichte, des Geistes von der Materie, des Denkens von seinen perzeptuellen und intellektuellen Grenzen. (Sontag 2011, S. 29)

Ganz schön dick aufgetragen. Das konnte schon Sigmund Freud, wenn er z. B. behauptete, dass in der Vertiefung des Analysanden in seine oder ihre Vergangenheit, „selbst die Krankheitssymptome schweigen" (Freud 1975, S. 211).

**Lou:** Verrückte Freigiebigkeit, wenn Regine nickt und Søren zweimal seinen Kopf schüttelt.

**Sam:** Das reine, abstrakte Denken verheddert sich in der Wirklichkeit des existenziellen Leidens. Was bleibt, ist der Ausdruck des Schweigens.

**Lou:** Es gibt kein sinnliches, erotisches Glück ohne Sprache.

**Sam:** Alles andere ist sinnlos, das wir nicht zu verschweigen brauchen.

## ▪▪ Besinnliche Betrachtungen

> Wenn Sie wissen wollen, warum ich geschwiegen habe, so brauchen Sie nur herauszufinden, was mich dazu gezwungen hat. Die Umstände dieses besonderen Ereignisses und die Reaktion meiner Umgebung tragen dazu bei, dass ich nicht darüber spreche. Denn wenn ich Ihnen erzähle, was mir zugestoßen ist, werden Sie mir nicht glauben. (Cyrulnik 2011, S. 9)

Der Psychiater Boris Cyrulnik beschäftigt sich mit dem Verschweigen als Schutz vor Entblößung der eigenen Seele. Scham beeinflusst die zwischenmenschliche Beziehung, die durch das Erzählen des Unsäglichen öfters unangenehm werden kann. Scham verhindert und schützt damit, dass das Unsägliche erzählt wird.

> Ungeteilte Emotionen schaffen in der Seele des Opfers einen Raum des Schweigens, der ohne Unterlass spricht; eine Art unhörbares Gemurmel, das im Inneren dieses Menschen unfassbare Dinge raunt. Es ist schwierig zu schweigen, aber es ist möglich, nichts zu sagen. (ebd., S. 10)

Wie in der Psychotherapie ist es im Beichtstuhl möglich, ein innerseelisches Geständnis abzulegen, welches den Tatsachen des Erlebten entspricht. Beherrsche ich mein Schicksal durch Schweigen, oder werde ich schweigsam durchs Schicksal beherrscht? Die Seelenverwundeten, die zum Opfer Gewordenen, fühlen ihr erlebtes Leid, das oft durch ein Verbrechen gegen die Menschlichkeit ausgelöst wurde – Vergewaltigung, Gewaltübergriffe, Folter, Gefangenschaft –, wie eine Würgeschlange um ihren Seelenleib. Schweigen bietet Schutz vor dem Drang, sich aussprechen zu wollen. Das heftige Gefühl ist in der schamvollen Stummheit verwaltbar. Leugnung geht nach innen nicht (mehr), nur nach außen wird etwas vorgespielt. Das falsche Leben nimmt seinen Lauf. Eklig. Das seelische Wandlungsverlangen ist trotzdem da. Schmerz strömt in alle Kammern des Körpers ein. Die seelischen Narben im Gewebe des Daseins stellen sicher, dass das Erlebte nie vergessen werden kann. Wir können lernen, damit zu leben, wie mit einem hinkenden Bein. Kein Wort zum Schmerz. Die Abwehrresilienz kultivieren, damit die innere Gefangenschaft in den schamvollen Gefühlen der eigenen Unschuld nicht ausgesprochen werden muss. Heucheln? Nein. Indirekte Kommunikation.

> **»** Primo Levi, der sich dafür schämte, Auschwitz überlebt zu haben, schlug die Laufbahn eines Zeugen ein, der seine Wunde so lange offenhielt, bis die Leugnung des Völkermordes seinen Schmerz in Sinnlosigkeit verwandelte. (ebd., S. 150)

Die Veränderung der Wirklichkeit, die Wirkung der Veränderung durch das Erkennen dessen, was ich selbst auf sie projiziere, befreit mich ins Lebensgefühl hinein, mich nicht mehr schämen zu müssen für den und das, was ich geworden bin.

## ▪▪ Lou

Lou Andreas-Salomé (1861–1937), „meine" Lou in den eingeschobenen Dialogen, erzählt in ihrem Jugendroman „Ruth" (2016) ein triumphales Märchen, in dem eine Schreiberin einzigartige wunderbare Begebenheiten so beschreibt, dass alles drin ist, in diesem einen. „Aber nicht mit Worten" (ebd., S. 114). Wie soll das gehen?

Erzählerin und Hörer saßen zusammen und schwiegen. Diese absichtliche Schweigsamkeit (wie: Gemeinsamkeit) ermöglichte jedem, stumm den eigenen Gedanken, Vorstellungen und Erfindungsgaben nachzuhängen. Das schweigsame Beieinandersein, in der Haltung herzlicher Zuneigung, ermöglichte die Einsicht, wie sie dadurch gleichzeitig weltenfern einander entrückt waren, „dass keiner von ihnen teilhatte an der stummen Welt des anderen" (ebd., S. 158). Dieses Üben der eigenen bewussten Schweigsamkeit hat das Ziel, durch diese Wandlungsstille Ruths Abkehr von ihrem ehemaligen Geliebten Erik zu ermöglichen.

Diese sanft gewollte und manchmal anarchisch ausgelebte Stille wird von Schreibkünstlern und -künstlerinnen wie Martin Walser und Angela Carter (1940–1992) zelebriert. Es ist ein Sättigen der Lebensdurstigen durch wohlige Stummheit.

Was passiert, wenn eine oder einer besser schweigen kann als ihre oder seine Konkurrenz? In dieser nachdenklichen Stille, frisch und frei, kann sie neue wagemutige Entscheidungen treffen. Die Stille des je eigenen Nachdenkens ist ein sich selbst zugehöriges Er-innern. Klingenstein (2016, S. 55) sagt es positiv: „Die Essenz des Schriftstellers wäre der Unterschied zwischen wirklicher Welt und der dargestellten Welt." Ist das eine erträgliche Annahme?

Schriftsteller sagen öfters, ihr Schreiben und die Kraft dazu kämen von einem Ort jenseits der Sprache. Diese sprachliche Stille, welche nicht einfach verfügbar ist wie eine Schaufel, ermöglicht mir die gedankliche Durchdringung dessen, was sich als Phänomen aus sich herausgraben lässt. Ich kann nur schreiben, was ich denke, fühle, wahrnehme und mir vorstelle. Schreiben ist Denken. Die Stille kann nur begriffen werden durch das, was sie indirekt durch ihre stumme Mitteilung hervorbringt. Die Anwendung der Stille durch das Schreiben, wie in diesem Buch, spielt mit dem Sprachspiegel. Der eigene Stil ist der eigene Standort, von dem aus sich die Wirklichkeit, falls gewünscht, kunstgerecht verschweigen lässt. Was geschieht, wenn wir nicht schweigen mögen über das, was uns in der Stille einfällt? Martin Walsers moralische These dazu ist: „Wer mehr sagt als er tut, predigt. Wer weniger sagt als er tut, lügt. Wer sagt, was er tut, ist eitel. Wer tut, was er sagt, ist gut." (ebd., S. 95)

#### ▪▪ Der Weg

Sie geht in den Tempel des Tao. Als Chinesin sind ihr die Zeichen, die den Weg nach innen ausschildern, bekannt. Sieben Tage ohne reden sein, erzählt sie mir, ohne eigene gesprochene Worte. Nur der Meister des Tempels unterrichtet leise aus dem „Tao de King" von Lao-tse. Beim meditativen Gehen im Rundgang, den Kopf leicht geneigt, damit die Augen nur die Fußspitzen am Boden sehen. Die anderen Personen wahrnehmen, jedoch sich nicht in deren Gegenwart hineinbewegen oder -ziehen lassen. Volle Konzentration auf sich selbst, dem Hier und Jetzt. Tao als Weg. Zazen üben, in der Stille eines Raums, wo der Odem aller sich in einen stillen Wind verwandelt, der jeder und jedem die Segel ihres Sutras und Koans füllt. Entspannung, sagt sie, „no big deal". Nichts ist so wichtig, dass man nicht darüber schweigen könnte. Sie hat ihr Koan, den sie in sich wälzt, diesen Rhythmus aufnehmend, die Wiederholung des Gleichen genießend. Tolles Ergebnis nach sieben Tagen. Sie ist nach dieser Erfahrung mehr auf ihren Lebensinhalt gerichtet. Genießt die Gegenwart. Sorglos aufs Kommende des Morgens und des Abends gerichtet. Sie erlebt sich neu als weniger impulsgesteuert sowie losgelöster von heftigen, sie affizierenden Lebensthemen. Eine „Stille Nacht" ohne Irrlichterei. Eine Quelle sprudelt ins Offene an des Berges Fuß. Der stille Berg und die bewegungsvolle Quelle, ihr Wasser in alle Ecken, Enden und Ritzen fließend. Ausgefüllt (Wilhelm 2004, The I Ching).

Die Auflösung der Stille durch den Ton der Sprache, in der nichts unbemerkt bleibt. Erst wenn ich mich aus der Stille herausbegebe, im Lied und in der Sprache, erkenne ich, was da vor sich geht. Sir John Tavener komponierte sein Stück „Towards silence" (2009) als eine Beschreibung seiner Nahtoderfahrung. Die ewige Ruhe ist eine besinnliche innere Betrachtung der darunterliegenden Stille des ewigen Bewusstseins. Die Hindus nennen diese Aktivität Turiya. Paul Robertson, Mitgründer und Leiter des Medici String Quartett, studierte dieses Stück und kam dadurch zu neuen Grenzen und Auffassungen von Musik.

Neues zeigen, gibt es das? Nur wenn ich nicht in meiner eigenen Welt eingesperrt bin und bleibe. Geschichten sind die Boten der Stille dessen, was im Wirklichen nicht ausgesprochen werden kann. Kann das gesprochene Wort wieder in die Stille versetzt werden?

Mein Freund Kalman (1953–2013) konnte am Schluss seines Lebens wegen eines Lungenröhrenkrebses nicht mehr sprechen. Der Schmerz ging ihm und uns über. Nur noch die Gesten, Augen-Blicke, die Worte auf dem weißen Papier. Das Sehnsüchtige der Stille will nach wie vor in der schweigenden Abhängigkeit anerkannt werden. Die Verzweiflung, ein stumm gewordener Mensch zu sein. „Einsamkeit kennt nur elliptische Sätze." So lautet eine Notiz des Basler Philosophen Hans Saner (1934–2017) in seinem Büchlein „Die Anarchie der Stille" (2014, S. 10) Die Auslassung des Du und Ich, Ich und Du, verschweigt in der Antwort, im fehlenden Gegenwort, vergeblich die Stille. Was Sprache nicht leisten kann, kann ich derweil anders wahrnehmen. Ruhe tut gut. Nochmals der indirekte Kommunikationskünstler Walser, zitiert von seiner Lesereisebegleiterin Klingenstein (2016, S. 210):

**3**

> Mit allem, was ich sage, verschweige ich etwas. Und ich bin in dem, was ich ver-
> schweige, viel mehr enthalten als in dem, was sich sage. Was ich sage, gehört immer
> schon zu dem, was man sagen kann, ohne allzu unangenehm zu wirken. Mit dem,
> was ich sage, will ich mich beliebt machen. Das, was ich verschweige, hätte meine
> sofortige Unbeliebtheit zur Folge.

**Lou:** Schweigen und still sein ist Walsers Strategie, die Wertigkeit seines Redens aufzuwiegen.
**Sam:** Sprechen erhellt die Dunkelheit des Seins. Sprechen ist Handeln und Schweigen ist Verbergen.
**Lou:** Nun, schweigende Stille hält den Raum des Verborgenen offen.
**Sam:** Was ist die Richtung, in welche die Stille zeigt?
**Lou:** Zum Verweilen in der Sprache, an deren Ende sich die Stille mitteilt.

Wenn ich meiner inneren Stimme gehorche, kann ich der sein, der ich bin und werde.
So kann ich in Zukunft intuitiv meinem Selbst vertrauen. Für sich selbst sein, das Selbst
sein, das sich aus der eigenen Empfindung heraus zeigt? Was ist im Gespräch verschwiegen: Reden und nicht sagen? Schweigen darf ein fundamentaler Existenzmodus eines
jeden von uns sein. Schweigen ist oft die harte Schale um einen weichen, zarten innersten Kern, zu dem nur die guten Freunde Zugang bekommen. In der Stille unterwegs
sein, als ruhige Frau oder Mann, die etwas für sich behalten können. Hier erleben diese
Menschen ihre uneingeschränkte Freiheit, authentisch sie selbst sein zu können. Dies
wahre Selbst ist in seiner Stille aufgehoben. Die Selbstrettung des Schweigens. Ist das
nicht eine Verklärung der Ruhe vor dem Sturm? Bekanntlicherweise gilt es, Lebens-
schwierigkeiten zu durchleben, in denen die vielschichtigen und kniffligen Aufgaben
gerne lautlos erledigt werden wollen.

#### ▪▪ Lange nichts voneinander gehört?

Ach, die Jugend der späteren Berühmtheiten. Der Philosoph Jean-Paul Sartre
(1905–1980) versuchte seine zeitweilige Liebste, Simone de Beauvoir (1908–1986),
in seinen nicht verschwiegenen Affären zu einer ihn bestätigenden Komplizin seines
Voyeurismus zu machen. „Simone ertrug sie alle in beschämtem Schweigen, als ob
sie sich irgendwie schuldig fühlte." (Bair 1990, S. 254) Jedoch hatte de Beauvoir eine
eigene voyeuristische Seite. Diese teilte sie mit Olga, der jungen Geliebten von
Sartre, mit der sie selbst viele Stunden in Cafés verbrachte. Eine Zigarette lang beobachten sie fremde Leute, ihre Menschenkenntnisse aufbessernd. Auf diese Frau-
enfreundschaft war nun Sartre eifersüchtig. Die drei lebten ihre von offenen Geheimnissen befeuerten Leidenschaften miteinander aus, „ohne dabei glücklich zu
sein" (ebd., S. 242). In Paris wird es nie ganz still. Das Summen der Weltmetropole
stirbt nie ganz.

> Gegen Morgen kräht sogar ein Hahn, und das ist Wohltun ohne Grenzen. Das sind
> die Geräusche. Aber es gibt hier etwas, was furchtbarer ist: die Stille. Ich glaube, bei
> großen Bränden tritt manchmal so ein Augenblick äußerster Spannung ein, die
> Wasserstrahlen fallen ab, die Feuerwehrleute klettern nicht mehr, niemand rührt
> sich. Lautlos schiebt sich ein schwarzes Gesimse vor oben, und eine hohe Mauer,
> hinter welcher das Feuer auffährt, neigt sich, lautlos. Alle stehen und warten mit
> hochgeschobenen Schultern, die Gesichter über die Augen zusammengezogen, auf
> den schrecklichen Schlag. So ist hier die Stille. (Rilke 1973, S. 8)

Wozu?

Was ist das für ein gemeinsames Leben, das Simone und Jean-Paul für sich entworfen hatten, in dem sie selbst Regie führten, damit alles, was zwischen Fiktion und Wirklichkeit passiert, existenziell Sinn macht?

> Ihr ganzes Leben lang hielt Simone de Beauvoir ihre Emotionen immer streng unter Kontrolle, bis die Anspannung zu stark wurde und sich auf irgendeine Weise Luft machte. Obgleich sie während des vergangenen Jahres so zurückgezogen gelebt hatte, fanden solche Ausbrüche meist in der Öffentlichkeit statt, vor allem in Cafés. Erst trank sie eine ganze Weile still vor sich hin, wobei das beträchtliche Alkoholquantum keinerlei Wirkung zu hinterlassen schien, bis sie plötzlich in Tränen ausbrach und erst leise und verhalten, dann von krampfhaftem Schluchzen geschüttelt, zu weinen begann. Wie durch ein inneres Sicherheitsventil gewarnt, dass sie nun genug Druck abgelassen habe, hörte sie ebenso plötzlich wieder auf, trocknete sich die Tränen, puderte sich die Nase und fuhr mit der Unterhaltung fort, als ob nichts geschehen wäre. (Bair 1990, S. 203)

Als sich diese frappante Episode ereignete, war die junge Lehrerin der Philosophie 23 Jahre alt. Als der 26-jährige Sartre sie so erlebte, reagierte er mit Panik, machte ihr einen nicht ernsthaften Heiratsantrag, was sie beruhigte. Die gegenseitige innere Verschwiegenheit lastete sehr auf diesem jungen Paar. Oft wenn er, um intime Transparenz bemüht, ihr seine Frauengeschichten auftischte, „gab sie vor, sich nicht dadurch betroffen zu fühlen, als habe das alles nichts mit ihr zu tun" (ebd., S. 206).

Sartres Redseligkeit versus de Beauvoirs Verschwiegenheit. Wer machte damals den Matchpoint? Wer gewonnen hat, zeichnet sich in einer Parallele ab, die von der niederländischen Philosophin und Schriftstellerin Connie Palmen gezogen wurde. Es gibt Verschwiegeneres als einen Themenwechsel durch einen Vergleich.

Palmen hat dem mit 68 Jahren verstorbenen Ted Hughes (1930–1998), Poet Laureate, nach dessen Tod eine fiktiv verwegene, liebevoll klare Stimme gegeben. Aus der Stille seiner vergangenen Dichter- und mythosverliebten Denkerwelt lässt sie ihn als Romanhelden zu uns sprechen. „Du sagst es" (2016) nannte sie ihren Roman, der wie seine ungeschriebene Autobiografie daherkommt. Er und seine Frau, die Schriftstellerin Sylvia Plath (1932–1963), die sich 31-jährig das Leben nahm, wurden, wie de Beauvoir und Sartre, eines der berühmtesten Liebespaare unter modernen Dichterinnen und Dichter.

Wir Schreiber teilen uns mehr oder weniger gerne mit. Das innere Geschehen nach außen zu bringen, sei es, indem wir Träume erzählen, im Freundeskreis Geheimnisse flüstern oder ein Gedicht schreiben – es ist ein unbeendbares Bedürfnis. In der Welt der Biografien und Sekundärliteratur, dem wirtschaftlich lukrativen Ausschlachten des gemeinsamen Lebens von Hughes und Plath sowie Hughes' Leben danach, sind die alten Rollen der Figuren klar aufgeteilt. Sie das Opfer, er der Täter. Sie die „zerbrechliche Heilige und ich der brutale Verräter. Ich habe geschwiegen. Bis jetzt." (Palmen 2016, S. 7) Und was er uns alles zu erzählen hat, über diese Beziehung in ihren Zwanzigern. Palmen hat geschickt alles, was sie lesen und hören konnte, zu einem anstoßenden Roman verwortet. Wahnsinn im Stillen als stiller Wahn. Sie waren beide, wie die meisten von uns, in diesem Lebensabschnitt des Aufwachsens, im wirklichen Übergang ins Erwachsenenleben, sich hineinprobierend in ein gemeinsames Leben, unerfahren und mutig verträumt. Ted liebt das Schweigen, die Geheimnisse der Worte, die sich in den großen Erzählungen der Menschheit (Mythen) in oszillierender Bedeutungsvielfalt offenbaren.

Ohne den Schlüssel von „Love, and be silent" lässt sich dieses Tor zur einer aufrichtigen und echten eigenen Stimme nicht aufschließen. Das wahre Selbst ist sonst uferlos. Schwermut, getrübte Sinne, Klagegesänge, die zum Schweigen gebracht werden, wie zu einem Opferaltar. Unsere Zersplitterung im Hier und Jetzt ist die verwirrende Konsequenz aus dem, was wir als Kinder erlebt und gesehen haben.

» Alles, was man nicht wahrhaben will und verdrängt, jeder Konflikt, der geleugnet und nicht offen angesprochen wird – in einer Kultur genauso wie im Leben jedes Einzelnen –, sucht sich ein Ventil und kehrt sich schließlich in teuflischer Verkleidung gegen das Leben, gewaltsam und vernichtend. (ebd., S. 102)

Ich will keineswegs das stören, das sich in ihnen als Leserin oder Leser jetzt an Nachdenklichkeit entfaltet. Dichter schreiben gerne Gedichte zur Stille. Einer wie Rainer Maria Rilke (1875–1926) hat versucht, seine Worte zu sich zu nehmen, um sie an Salome zu richten, dabei war er erfreut, die Stille aus seiner Feder zu befreien.

» Hörst du, Geliebte, ich hebe die Hände – hörst du: es rauscht … Welche Gebärde der Einsamen fände sich nicht von vielen Dingen belauscht? Hörst du, Geliebte, ich schließe die Lider und auch *das* ist Geräusch bis zu dir. Hörst du, Geliebte, ich hebe sie wieder … aber warum bist du nicht hier. (Rilke 1994, S. 8)

#### ■ ■ Mut zur Stille

Sich dem eigenen Schweigen hingeben. Intuitiv der eigenen inneren Stimme vertrauen, wenn nicht mehr geschwiegen werden muss. Unser Mut zum Reden ist, wie der zur Stille, als ob wir im Schwemmsand der Seele waten würden.

Warum gab es so viel aggressives Schweigen zwischen Plath und Hughes? Weil das Offenlegen der unterschiedlichen inneren und äußeren Wahrnehmungen manchmal bedeuten kann, dass die Villen der Vergangenheit abgerissen werden müssen, damit wieder neuer Bauplatz entstehen kann. Kommt der Wunsch nach der eigenen Existenz auf, ist er nie irrig. Ihm darf ohne Hochmut entsprochen werden. Sonst entsteht ein Selbstverrat, ein verschwiegenes Leben, aus dem wir selten ohne Harm herauslaufen können. Es brauche den existenziellen Sprung ans andere Lebensufer, meinten die Existenzialisten um Sartre herum.

Silvia Plath wurde, je länger sie tot war, von den radikalen Feministinnen als Ikone der Unbarmherzigkeit und als Märtyrerin bezeichnet und/oder verleumdet. Die Auslegung des Tuches der Wahrheit ermöglicht einen Zugang zu den eigenen Gefühlen und der darunterliegenden Seele. Achtvoll schweigen können. Sich nur nicht wieder in Schweigen zurückdrängen lassen. „Während der letzten Monate ihres Lebens wurde sie von den Tyrannen eines Fundamentalismus beherrscht, in dem nur absolutistische Extreme galten: schwarz oder weiß, alles oder nichts. Leben oder Tod." (Palmen 2016, S. 271)

Ted Hughes hat es selbst erkannt, viel zu spät in seinem Leben, dass sein Schweigen, sein nicht von der innersten Wahrheit herkommendes Schreiben, die sich nicht ins „Ich" trauenden, die geheime Innenwelt schützenden Worte der Mythen seiner seelischen Gesundheit und seinem Frieden mit der Welt und seinem Leben abträglich waren. Gehört werden als das, was er war und wurde, hinausstehend in die Existenz, dem eigenen wahren Gefühl verpflichtet sein. So unverschämt einmalig, wie jeder von uns ist. Gleichzeitig so banal in der Fülle unserer Weltbevölkerung von nahezu acht Milliarden Menschen und derjenigen, welche schon unter der Erde zu liegen kamen.

> **»** Näher an das Absichtslose sehnen wir uns menschlich hin; lass uns lernen von der Rose, was du bist und was ich bin … (Rilke 1994, S. 13)

### ■■ Schweigemauer

Das Schweigen darf und muss kritisiert werden. Manchmal ist Schweigen Silber und Reden Gold. Der normalen Bevölkerung wird von den Mächtigen vieles verschwiegen. In einem nicht vorgegaukelten, sondern echten demokratischen Verständnis müssten die Repräsentanten des Volkes den Menschen in einem Volk dienen. Für das Verhältnis von Volk und seinen Repräsentanten gilt Ruhe bewahren als mancherorts guter Rat. Die Obrigkeit beruft sich jeweils auf das staatliche Geheimhalten der machtrelevanten Diskussionen, deren Objekt sie ist, damit das Verständnis des Volkes beschränkt bleibt. Dies ist ein gewollter Verlust an Öffentlichkeit.

> **»** Mauern des Schweigens – übrigens in unterschiedlicher Höhe und Wirkung – kommen häufig vor. Was heute tabu ist, darüber kann unter Umständen morgen gesprochen werden – und worüber heute frei gesprochen wird, das ist gegebenenfalls morgen verfemt. (Bellebaum 1992, S. 157)

Das entscheiden nicht nur kriminelle Organisationen jeglicher Couleur mit ihrer strikten Schweigepflicht gegen außen, bei der Mafia „omertà" genannt, sondern auch Diktatoren von links bis rechts, Päpste, Kardinäle, Ayatollahs, Mullas, Rabbiner und andere Mächtige (sich auf einen wie auch immer gearteten Gott berufend), die von einer erneuten, von ihnen gewollten Stummheit der Massen profitieren.

Wie der Kampf zwischen legaler Macht der Staaten und derjenigen der weltweit tägigen Mafiaorganisationen sich in der modernen Welt zweifelsohne ausbreitet, sobald in einem Staat die bis dahin verlässlichen sozialen und wirtschaftlichen Strukturen zusammenbrechen, beschreibt Glenny (2018) in seinem Nachdenken über das Leben der Mafia. Das Monopol der staatlichen Gewalt wird durch die weltweiten verdeckten, kodierten und indirekten Kommunikationen der Machthaber der Finanz-, Drogen-, Menschenschmuggel- und Sexgeschäfte-Mafia direkt und/oder indirekt gebrochen. Dazu kommt neuerdings die Cyberkriminalität mit ihrem fast grenzenlos scheinenden Einfallsreichtum und der Hinterlist der Kommunikation.

Es ist von vordringlicher Wichtigkeit, die Unangemessenheit des Schweigens in solchen Situation verantwortungsvoll beim Wort zu nennen. Lassen wir uns in der eigenen Sprache nicht brechen und unterdrücken. Das Fehlen der Worte, die Unaussprechliches mitteilen sollten, weist auf große Gefühle hin, die sich optimale Ausdruckformen suchen. Das Unaussprechliche können wir durchs eigene Sich-selbst-Erzählen kennenlernen.

### ■■ 4′33″

Die Klaviersonate 4′33″ von John Cage ist singulär. Sie ist als Sonate in drei Teile mit verschiedenen Längen der Stille komponiert. Im Premiere-Programm (29. August 1952) waren die Dauern angegeben. Der Pianist David Tudor (1926–1996) setzte sich

**3**

ans Klavier auf der kleinen Bühne in der Maverick Concert Hall in Woodstock, schloss die Tastenklappe, schaute auf seine Stoppuhr. 33 Sekunden. Er wiederholte diese Handlung noch zwei weitere Male, 2′23′ und 1′40″, sekundengenau, für die weiteren Teile des Stücks, immer achtend, dass er keine Laute machte. Zusätzlich schlug er die Seiten der Aufzeichnungen um, auf denen keine Noten standen. Nach vier Minuten und 33 Sekunden erhob sich Tudor, empfing den Applaus. Die Premiere war vollbracht.

Auf YouTube sind verschiedene Versionen dieses Konzerts von John Cage hör- und sehbar. Der Musikprofessor und Komponist Kyle Gann hat diesem Konzert der Stille ein ganzes Buch gewidmet: „No such thing as silence" (Gann 2010).

Die Zuhörer hörten das Stück der Stille, das viele zufällige Geräusche, Töne von außen und Regentropfen wahrnehmbar machte. Zusätzlich, so die Berichte über dieses Konzert, machten einige Personen eigene Geräusche, als sie, im dritten Teil, den Saal verließen. Ein Hauch von Zen füllte diese kleine Halle, als diese Aufführung der Stille die Ohren derer erreichte, die im Publikum waren, lauschend auf das, was um sie war. Sie hörten ihre Mitwelt neu. Das Schweigen in der Musik setzte den Prozess des möglichen Bereichs musikalischer Töne in Gang, welche dadurch und dabei neu hörbar wurden. Es war wie eine Meta-Musik, die etwas über die Musik mit Stille, als Kunst der Wahrnehmung, aussagte. Wenn Sie das Stück noch nicht gehört haben, es in Versionen von Frank Zappa, Yoko Ono und John Lennon oder einer Heavy-Metal-Band hören möchten, können Sie diese bei YouTube finden.

Der innere Monolog wird gestoppt, und die äußeren geräuschvollen Töne nehmen diesen leeren Hörraum ein. Mit anderen Worten: Die Stille wird verständlich artikuliert. Stille wird mit Stille gefüllt. „Die Stille", so Cage, „kann nicht in Tonhöhe oder Harmonie gehört werden. Sie wird mittels Zeit-Länge gehört." (Gann 2010, S. 80) Sein Stück strukturierte die hörbare Stille in den drei verschieden langen Zeitabschnitten. Die Leere als Form, die Form der Leere. Absolut.

Frage: Warum dauert dieses Stück vier Minuten und 33 Sekunden? Antwort: Cage war fasziniert von der aufgekommenen Hintergrundmusik in Kaufhäusern, Muzak genannt, nach dem ehemaligen Unternehmen Muzak Holdings, das als erstes Hintergrundmusik und deren Abspielgeräte, produzierte. George Owen Squier (1865–1934) war der Erfinder dieser Masche und benannte seine Erfindung dem Namen Kodak folgend. Von Music, nahm er „muz" und von Kodak „ak". So hatte er ein neues Kunstwort für seine Firma. Diese Hintergrundmusik, welche meist um die viereinhalb Minuten dauerte, wurde nun unter diesem Wort bekannt. Diese Muzak war ja gleichzeitig ein „Lärmmacher" in den Kaufhäusern, ein Feind des ruhigen Einkaufens. Das Triviale wurde überspielt, wie in vielen vorfabrizierten musikalischen Radiosendern, die gleichzeitig aufkamen und bis heute überall und zu jeder Zeit, 24 Stunden lang, wann und wo immer, gehört werden können. Heute sind die Streaming-Musik-Dienste da, um ja keine Stille aufkommen zu lassen. Direkt am Ohr in das innere Hörzentrum hinein. Die Illusion der Fülle beruhigt das Leeregefühl. Gann spielte 4′33″ einmal Musik-Studienanfängern vor. Danach kam eine junge Frau zu ihm und erklärte, mit überraschendem Entzücken: „Ich hatte nie gemerkt, wie viel es da zu hören gab." (Gann 2010, S. 145)

Wir wissen nun, rein gedanklich: Absolute Stille ist unverfügbar für unsere menschliche Erfahrung, da unser Leib, aus sich heraus, Lautäußerungen, Geräusche produziert. Cages Sonate 4′33″ könnte daher in die „Unbeabsichtigte-Geräusche-Sonate" unbenannt werden. Es gibt dieses Stück in mehreren Plattenaufnahmen zu „hören". Eine melodiöse

Wildheit. Wovon man nicht sprechen kann, darüber kann man oder frau lustvoll summen. In einer Gruppe – ob Zuhörer in einem Konzert, Theater, Ballett oder Kino – braucht es alle, damit es still wird für das, was nun zur Aufführung kommt. Darum – darauf hat mich der Wiener Thomas Redl aufmerksam gemacht – haben viele Komponisten in ihren Stücken einen lauten Auftakt komponiert. „Aha", jetzt spielt die Musik.

**Lou:** Magst du meine neue rote Bluse?

**Sam:** (schweigt, da er nicht direkt hinschaut) Oh ja, schön.

**Lou:** Aha, du magst sie nicht?

**Sam:** (zögert) Doch doch …

**Lou:** Du musst sie nicht mögen.

**Sam:** Unsagbar schön.

## ▪▪ Gardez le silence

Das Beachten der Ruhe öffnet einen inneren sicheren Ort, wo es fast unmöglich wird zu lügen. In der öffentlichen Stille zieht die oder der Schweigende beachtende Blicke auf sich. Eine Schamanin oder ein Schamane zieht sich meist für drei Tage des Schweigens, Fastens und Ruhens in eine Hütte oder ein Zelt zurück. Diese Aktivitäten dienen der eigenen Seelenreinigung. Das Gleiche gilt, nach dem er oder sie die heilende Kraft im Gesundungsritual „gespendet" hat (Narby und Huxley 2001). Das schamanische Ritual wird zusammen mit den Zuschauern als ein kollektiver Akt des Heilens und der Verbindung mit den ewigen Kräften vollzogen. Mit den Geistern lässt sich nur indirekt reden. Die Götter oder Geister benutzen in solchen Ritualen den Körper des Schamanen oder der Schamanin, um diesen zu besetzten und aus diesem heraus mit dem Stamm zu kommunizieren. Ohne Einweihung in die Geheimnisse des sich innerlich kosmologisch Vergewisserns gibt es keine Mitteilungen. Das Schweigen und die Ruhe vor und nach einem Ritual sind notwendig, damit neue Taten vollbracht werden können.

Francis Huxley (1923–2016) hat das in seinen Berichten über haitianische Voodoo-Zeremonien erzählt (Huxley 1966). Wenn die Töne ausklingen, es still wird im Saal, dann kann mit der Stille verhandelt werden. Jede Stille ermöglicht ein eigenes Nachdenken darüber, was frei entschieden werden kann und, manchmal, muss. Das Abwägen der wirklichen mit der wahren Welt ermöglicht Sehkräfte, welche Bilder eröffnen, die mit Hilfe der Sprache verfügbar gemacht werden.

Wie die Schamanen brauchen Schreiber einen eigenen Ort, in dem sie mit sich voll identisch sind. Das ist der Stil des eigenen Seins. Unsere eigene Stille kann begreifen, was sie hervorbringt. Solcherart Anwendung des Schweigens belegt die Selbstbestimmung, die sich als humanistische Güte eines Menschen durchsetzt und sich in ihrem aufgeklärten Handeln für andere erlebbar zeigt. Die Auflösung der Stille ist der Ton der Sprache, in der nichts verpasst wird. Erst wenn ich mich aus der Stille herausbegebe, im Lied und in der Sprache, erkenne ich, was da vor sich geht.

Nur wer sich tatsächlich getrost am leicht verdunstenden Lebensglück labt, kann darin die gesuchte Sorgenfreiheit finden. Sich eingewoben fühlen in der größtmöglichen Übereinstimmung mit dem, was früher mit Gottvertrauen und heute als Kosmosvertrauen gemeint ist. Hier wird die Ruhe zur Einkehr in die Beruhigung des Selbst. Das flüchtige Unbehagen mit der je eigenen kulturellen Bedingtheit lässt uns dennoch als Naturwesen, die wir sind, in unserem körperlich notwendigen Ruheverlangen aufgehoben sein.

**Sam:** Tun, was ich predige, und predigen, was ich tue.

**Lou:** Erträglicher ist, ruhelos das zu tun, auf das ich bange.

**Sam:** Ich will mehr Stille.

**Lou:** Ich, dein Zufluchtsort.

## ▪▪ Soho-Geplauder

Einer der vielen Enkel Sigmund Freuds, Lucian Freud (1922–2011), der als Porträtmaler zu spätem, großem Ruhm und Ansehen gelangen sollte, redete nach einer Auseinandersetzung um Geld anno 1955 mit seinem Bruder Clement (1924–2009), einem bekannten Unterhalter im britischen Rundfunk und langjährigen Parlamentsabgeordneten, der bei seinem Abgang zum Ritter geschlagen wurde, für über 50 Jahre kein Wort mehr. Er ging dann auch nicht zu dessen Beerdigung. Das hatte er schon bei seinem Großvater so gehalten (Hoban 2014, S. 71). Als Lucian gefragt wurde, ob er eine Adelung entgegennehmen würde, sagte er: „Nein danke, mein jüngerer Bruder hat schon so was bekommen."

Seine zweite Frau, Lady Caroline Blackwood (1931–1996), war als eine große Schweigerin bekannt. Ihre stillgelegte Zunge wurde meist nur mit alkoholischen Getränken lebendig. Im legendären Soho-Circle frönte sie, zusammen mit Francis Bacon und Freud, der seine Tochter und erste Frau für diese neue Muse verlassen hatte, ihrer Stille und ihrem Lachen. Sie war jung, schön, faszinierend, schlau. Und sie schrieb. Konnte sich damit, ohne viel zu reden, mitteilen. Das Glücksspiel-Leben wurde nicht nur im Pub ausgelebt, sondern in den Wettlokalen und in geheimen Spiel-Partys, an denen der gute alte Compagnon Francis Bacon (1909–1992) und Freud teilnahmen. Lucian verlor riesige Summen in seinen Pferdewetten. Deswegen bettelte er seinen Bruder Clement an. Unruhiger Geist, der er war, außer wenn er die ganze Nacht durchmalen konnte, machte er die traditionelle Tour durch die Pubs, was Caroline schließlich auf den Geist ging. Ihre noch junge Ehe löste sich, zwangsläufig, an den Rändern durchtrunkener Nachmittage auf. Ihre menschliche Verletzlichkeit zeigte sich darin, wie beide sich gehen ließen.

Caroline, eine tief verletzte Seele, griff wie ihr für sie zu früh verstorbener Vater (sie war damals 13) zu immer mehr und stärkeren alkoholischen Getränken. Die betrunkene Stimmung holte sie aus ihren langen Schweigephasen heraus. Mit dem Schwips kam ihre dramatisierende Erzähllust, die sich später in ihren zehn Büchern hervorragend vermarkten ließ. Mit dem Ende der Ehe mit Freud war Blackwood eine Alkoholikerin geworden (Schoenberger 2001, S. 113). Als 26-Jährige heiratete diese adlige Schönheit den 20 Jahre älteren amerikanischen Komponisten Israel Citkowitz (1909–1974) und bekam zwei Kinder mit ihm. Sie verließ ihre Stille, und er hörte auf zu komponieren. Nach der Geburt ihrer ersten Tochter Natalya (1962) versank Caroline in eine schlimme nachgeburtliche Depression. Sie schwieg nun noch länger, es sei denn, sie nahm einige Drinks zu sich. Israel wurde dabei passiver. Er sorgte sich liebevoll um ihre Kinder, die zweite Tochter, Evgenia, kam 1964 auf die Welt.

Tragischerweise trank sich seine Gattin auch aus dieser Ehe heraus. Ohne das Feuer des Alkohols ging für Blackwood gar nichts mehr. Sie konnte nicht mehr schreiben, nicht reden, nicht mehr schlafen, keinen Sex mehr haben. Sie war grausam zu sich und anderen Menschen. Sie litt unter ihrem chronischen, lang anhaltenden Schweigen.

Zusammen mit Israel, von dem sie sich trennte, um den Dichter Robert Lowell (1917–1977) zu ihrem dritten Ehemann zu krönen, zog sie in ein gemeinsames Haus in London. Israel wohnte im Parterre. Blackwood und die Töchter in den oberen Stockwerken.

Mit Lowell begab sie sich in noch tiefere Gewässer hinein. Dieser Dichter litt fast 40 Jahre seines Lebens unter heftigen manisch-depressiven Phasen, die für Caroline und ihre Kinder emotional sehr aufreibend und verbal brutal waren. „Den Fluss anzünden" ist eine der Metaphern, mit denen die Psychiaterin Jamison (2017) die Verfassung Lowells bezeichnete. Wenn die innere Stimme des preisgekrönten Dichters in den manischen Sturm geriet, wurde sie diktatorisch, laut, anmaßend, verletzend, frech, herzbrechend. Ein gutes Beispiel, wie die durch indirekte Kommunikation unterdrückte Wahrheit stürmisch ans Licht der Wirklichkeit kommen kann. Sein Minderwertigkeitskomplex wurde von diesen Wortschwallen verdeckt. Beide tranken so exzessiv, bis die angespannten Leinen ihres gemeinsamen künstlerischen Alltags und musevollen Liebenslebens rissen.

Ian Hamilton (1982) beschreibt diese lauten und teilweise verschwiegenen Leidensgeschichten in seiner Biografie des streit- und zanksüchtigen Dichters. Es war, als ob dieser Wortemacher selbst der Kraft dessen, was er poetisch auszudrücken im Stande war, nicht vertraute. Sein Komplex anderen Dichtern gegenüber kroch jeweils unbemerkt nagend und grübelnd in sein Bewusstsein hoch. Schwups war er in einem wetternden Größenwahn, wo er sich in seinem stundenlangen, pausenlosen Gerede ereiferte, sich als der einzige eminente amerikanische Dichter seiner Generation bezeichnete, sehr zum Amüsement seiner von ihm geschmähten Kollegen. Sobald er wieder auf dem harten, glitschigeren Boden der Realität ankam, verabscheute er seine wahnhaften Identifizierungen mit Tyrannen und Eroberern. In der nachfolgenden Schwermut werden solche manischen Aussagen und Verhaltensweisen abgeleugnet, verdrängt und vergessen. Seine innere Schweigemauer wurde errichtet (Jamison 2017, S. 350). Aus diesen emotionalen Trümmern suchte Lowell Worte zusammen, die seine überlebensnotwendige Stille neu schmücken sollten. Herzschmerz im brennenden Fluss. In dieser Stille mussten der eigene Schmerz und der, den er anderen zugefügt hatte, ertragen werden. Die Odysseus-Tragödie aus der alten griechischen Welt besingt ernüchternd diese stürmischen Seelenreisen.

Caroline Blackwoods chronische Stille wurde nach ihrer Flucht aus dieser sieben Jahre dauernden, meist destruktiven Beziehung wieder quälender. Ihre ehemals bezaubernde Schönheit verwelkte. Die vorhandene Sehnsucht nach Liebe verdunstete. Sie trank und trank und trank. Ihr Leben wurde dunkler und dunkler. Lowell starb an einem Herzinfarkt. Ihre 18-jährige Tochter Natalya ging mit einer Überdosis Heroin ins Nirwana. Sie versank in Scham, Schuld und Schweigen. Zusätzlich wurde ihr das Familiengeheimnis um die Vaterschaft ihrer jüngsten Tochter Ivana unerträglich. Eine Beichte war unangebracht. Mit 61 Jahren bekam sie Krebs. Caroline schrieb, schwieg und freute sich an guten Besprechungen ihrer neuen Bücher.

Am Tag nach dem Tod ihrer Mutter traf sich Ivana (geb. 1966) mit einer alten Freundin Carolines im Mayfair Hotel, in dem ihre Mutter ihre letzten Lebenswochen verbracht hatte. Ivana wurde von der Dame gefragt: „Du weißt jetzt sicher, wer dein Vater ist?" Verwundert antwortete sie: „Doch mein Dad. Oder etwa nicht?" Die Dame zuckte leicht mit den Schultern. Sie hatte dazu ein nachsichtiges Lachen im Gesicht und schwieg. Nach diesem Mittagessen rief Ivana ihre Großmutter an, in der Hoffnung,

**3**

diese würde ihre eigene Wahrnehmung bestätigen. Diese kicherte nur und sagte: „Liebling, das ist doch eine gute Nachricht, vielleicht bist du doch nicht jüdisch." (Lowell 2010, S. 4) Danach telefonierte sie verzweifelt mit ihrer ältesten Schwester Evgenia, erzählte dieser en detail, was in den beiden Gesprächen vorgefallen war. Eine lange stille Pause breitete sich aus. Ivana erwartete ein empörtes Lachen ihrer Schwester. Stattdessen sagte diese: „Süße, ich denke, die sagen vielleicht die Wahrheit." Ihr Vater, fand sie danach heraus, war der britische Drehbuchautor Ivan Moffat (1918–2002), mit dem ihre Mutter eine Affäre hatte, als sie schon mit Lowell verheiratet war.

Caroline, so wird vermutet, versuchte mit der Namensgebung der Tochter indirekt ein offenes Geheimnis freizulegen. Ein wichtiger Grund für Ivana, mit 43 Jahren aufzuschreiben, was wirklich passiert war. Das Schweigen und Verschweigen wurde gebrochen. Obschon nun von neuem innerhalb der Familie, die sich wie unter einem Fluch erlebte, geschwiegen wurde.

Der transgenerationale Alkoholkonsum, wohl zunächst als Selbstmedikation, ging vom Vater auf Caroline über und danach auf ihre Tochter Ivana. Der Zweck dieses Mittels war, die verschiedenen seelischen Schmerzen abzutöten. Obwohl das viele Geld, die Adelsverbindung und die entzückende natürliche Schönheit da waren, musste der fragile Selbstwert aufgeputscht werden. Ivana beschreibt den Moment nach Carolines Tod als still, ruhig und geräuschlos. Ihre daraus resultierende große Erwartung an die Wahrheit, die hinter dem Schleier der Lüge verborgen war, der nun weggezogen wurde, war enthemmt.

## ▪ ▪ Kein Sterbenswörtchen

„Never breathe a word" lautet der Titel einer Geschichte von Caroline Blackwood und auch der Sammlung ihrer Geschichten (Blackwood 2010a). Dieses Diktum stoppt die Stimme der zu seiner Einhaltung verwiesenen Personen, meist nachdem ein Übergriff verübt worden ist. „Du träumst das nur. Nie diese Träume jemandem erzählen!", sagte ein Vater einer Patientin zu ihr, wenn er sie als 8-Jährige aus ihrem Bett holte und in seinem Gemach sexuell missbrauchte. Millionen Jungen und Mädchen kennen solche Szenarien. „Never breathe a word!"

Blackwood schrieb auch eine lustig-ironische Geschichte mit dem Titel „The Answering Machine" (Anrufbeantworter), in der eine Witwe sich von der Telefonkabine des Pubs aus selbst anrief, um, wenn sie dann leicht angeheitert in ihre stille und menschenleere Wohnung zurückkehrte, ihre Stimme auf dem Anrufbeantworter abhören zu können (Blackwood 2010b). Über die Zeit sprach sie darauf ihre inneren Geheimnisse und hörte sie sich dann genüsslich an. Jedoch, so Francis Huxley (1976, S. 46): „Die Beschreibung eines Kreises erklärt nicht dessen Ausgangspunkt."

Sein Onkel, der Schriftsteller Aldous Huxley (1894–1963), hat in seinem Buch „Die ewige Philosophie" (ein Jahr vor dem Ende des Zweiten Weltkriegs erschienen) ein Kapitel mit Zitaten und eigenen Gedanken zur Stille zusammengestellt – listigerweise im Sandwich zwischen Unsterblichkeit und Leben nach dem Tod und Gebet. Für diesen Denker, der die Stille im Schweigen des Mundes pflegte, wenn er sich im Kreise von anderen Autoren befand, jedoch das Schweigen der Gedanken und des Willens nur in der Versenkung genoss, sinniert über das zunehmende leere Gerede und postuliert das 20. Jahrhundert als das „Zeitalter des Lärms" (Huxley 2008, S. 274). Damit ist nicht nur der Straßen- und Eisenbahnverkehrslärm gemeint, sondern auch der geistige, spekulative, wissenschaftliche Lärm. Für Huxley sind die Wünsche und das Verlangen nach wirtschaftlichem, technischem und wissenschaftlichem Wachstum ein Generalangriff auf das Schweigen, die Ruhe und den Willen, still zu sein.

Der uns alle umgebende Lärm, dazu damals wie heute der Lärm der Kriege und das millionenfache Geheul und Geschrei der Verwundeten, der Sterbenden, der Angehörigen der „Gefallenen", dieses Drama des Lärms an unseren Trommelfellen ist pausenlos. Wie können wir uns emotional dagegen wehren, wenn diese Lärmschübe durchs Trommelfell in uns hineinsinken, via Hörnerv in die Seele und den eigenen Geist? („Meine Nerven!", pflegten wir in Bern zu sagen.) Es ist, als ob hier eine gezielte Verhinderung der Stille stattfindet, unterstützt durch die modernen Medien von Radio, TV, YouTube, Streaming und Ähnliches.

> **»** Die nutzlosen Worte, die dummen nicht weniger als die eigennützen und lieblosen, sind Hindernisse auf dem Weg zum Einheitsbewusstsein des göttlichen Urgrunds, ein Tanz von Staub und Fliegen, der das innere und äußere Licht verdunkelt. Die Beherrschung der Zunge ist auch eine Beherrschung der Gedanken. (Huxley 2008, S. 273)

Dies ist schwierig zu befolgen. Jedoch, ab und zu, ein nützliches Verhalten, das das eigene Innenleben (Selbstgespräche im inneren Team) und das gemeinsame Zusammensein mit anderen betrifft. In Ruhe und im Verweilen das Wort des oder der anderen hören. In stimmiger, einvernehmlicher Mitteilung ist sie abwechselnd wie die Ebbe, das Und und die Flut.

Unsere Sprache existiert laut der Linguisten seit mindestens 40.000 Jahren (Janson 2006, S. 17). Wie über etwas reden, das nicht sichtbar ist, sondern nur erlebbar wie die Stille, das Ruhen, das Schweigen und Verschweigen? Tausende von Jahren wird es gedauert haben, bis die begriffliche Fähigkeit, Gedanken in Worten auszudrücken, entwickelt war, um sie über das, was ist, war und sein könnte, auszutauschen. Janson vermutet, dass damit, dass unsere Urvorfahren begannen, Steinwerkwerkzeuge zu gebrauchen, vor ein bis zwei Millionen Jahren (was für eine Dauertoleranz) der Gebrauch von einzelnen Wörtern einsetzte. Äußerungen mit mehreren Wörtern sowie die vollständige Entwicklung von Sprachsystemen, wie wir Heutigen sie benutzen können, kamen in ihrer Komplexität erst vor gut 10.000 Jahren zustande. Bereiche von vielsagenden Sinngehalten konnten so ins wertvolle Denken über verschiedene Wirklichkeiten einbezogen werden. Man darf sich Rituale der Stille beim Verweilen ums lodernde Lagerfeuer ausmalen.

**Lou:** Stunden der Stille sind unaussprechlich erholsam.

**Sam:** Bitte, mein schweigsamer Bereitschaftsdienst zu deinen Füßen.

**Lou:** Ich halte meine lautlosen Wünsche gerne an der langen Leine.

**Sam:** Lautloses Dasein mit dir ist wie das Verschwinden der Wolken.

**Lou:** Stillschweigend trage ich mit dir das, was wir zwischen uns totschweigen.

**Sam:** Comment c'est.

Dann gehen wir schlafen, da die Nacht meist ein Sehnsuchtsort ist, mit dem Pausieren des Wachbewusstseins. Heute nehmen die Schlafstörungen zu – erhöhen die Gesundheitskosten – und Leistungsdruck am Arbeitsplatz. Die ständige Erreichbarkeit, zu viel Computer, Handys und Fernsehen. Die Risiken für Schlafstörungen sind zahlreich – und die Anzahl der Betroffenen wächst. In Deutschland können, nach einer Untersuchung der Krankenkasse DAK-Gesundheit, 80 % der 44 Millionen Erwerbstätigen schlecht ein- und durchschlafen (DAK-Gesundheit 2017). Die Folgen sind gravierende Müdigkeit, Unkonzentriertheit bei der Arbeit sowie massive Zunahme von Krankheitstagen. Der Schlaf ist, plump ausgedrückt, das Benzin fürs Hirn. Bekannt ist, wie daher Medikamentenmissbrauch zunimmt, vor allem bei Aufputsch- und Schlafmitteln. In den vergangenen sieben Jahren sind die gemeldeten Schlafstörungen bei Berufstätigen (35- bis 65-Jährige) um sage und schreibe 66 % angestiegen (ebd.).

Viele meiner und der uns vorausgehenden Generationen sangen in der Kindheit jeden Abend, vielleicht mit feuchten und müden Augen, meist mehrere Strophen des wohl bekanntesten deutschsprachigen Schlafliedes aus dem Jahr 1779, dem wir schon einmal begegneten (▶ Kap. 1): „Der Mond ist aufgegangen" von Matthias Claudius (1740–1815).

» Der Mond ist aufgegangen, die goldnen Sternlein prangen am Himmel hell und klar; der Wald steht schwarz und schweiget, und aus den Wiesen steiget der weisse Nebel wunderbar. Wie ist die Welt so stille und in der Dämmrung Hülle so traulich und so hold als eine stille Kammer, wo ihr des Tages Jammer verschlafen und vergessen sollt.

Wer hat uns die Nachtruhe gestohlen? Der Nachtlärm nimmt weiterhin stetig zu. Trübe Aussichten von draußen, etwas mehr Stille zu bekommen. Wir brauchen nicht nur den genussreichen Schlaf der Vernunft. Als Tierwesen brauchen wir, wie in der alten Welt, den nährenden Herd der griechischen Göttin Hestia. Sie steht für den glühenden Aschehügel im Feuerplatz jeden Daheimseins. Die Nachtruhe ist nach wie vor heilig. Das bedeutet; überlebenswichtig. „Muss mal drüber schlafen" ist eine bedeutungsvolle Volksweisheit. Wir gehen müde ins Traumland. Bei Sonnenaufgang sind wir wieder frisch für den neuen Tag.

**Sam:** Schläfst Du schon?

**Lou:** Ja.

## Literatur

Andreas-Salomé L (2016) Ruth. Holzinger Nachdruck von 1895, Berlin
Bair D (1990) Simone de Beauvoir – Eine Biographie. Albrecht Knaus, München
Bellebaum A (1992) Schweigen und Verschweigen – Bedeutungen und Erscheinungsvielfalt einer Kommunikationsform. Westdeutscher Verlag, Opladen
Blackwood C (2010a) Never breathe a word. In: The collected stories. Counterpoint, Berkeley
Blackwood C (2010b) The answering machine. In: The collected stories. Counterpoint, Berkeley, S 273–292
Cyrulnik B (2011) Scham – Im Bann des Schweigens. Präsenz Kunst & Buch, Hünfelden
Freud S (1975) Schriften zur Behandlungstechnik. Studienausgabe. S. Fischer, Frankfurt am Main
Gann K (2010) No such thing as silence – John Cage's 4′33″. Yale University Press, New Haven
Glenny M (2018) In the name of the Godfather. The global survival of mafias. TLS No. 5989: 25
Hamilton I (1982) Robert Lowell: a biography. Random House, New York
Hoban P (2014) Lucian Freud – eyes wide open. New Harvest, Boston
Huxley A (2008) Die Ewige Philosophie. Überarbeite Fassung. Aus dem Englischen von H.R. Conrad. Hans-Nietsch-Verlag, Freiburg
Huxley F (1966) The invisible – Voodoo gods in Haiti. McGraw-Hill Books Company, New York
Huxley F (1976) The Raven and the writing desk. Thames & Hudson, London
Jamison KR (2017) Robert Lowell – setting the river on fire. A study of genius, mania, and character. Alfred A. Knopf, New York

Literatur

Janson T (2006) Eine Kurze Geschichte der Sprachen. Spektrum Akademischer Verlag, Wiesbaden

Kierkegaard S (1971) Werkausgabe I & II. Eugen Diederichs Verlag, Düsseldorf

Klingenstein S (2016) Wege mit Martin Walser. Zauber und Wirklichkeit eines Schriftstellers. Weissbooks, Frankfurt am Main

Lowell I (2010) Why not say what happened. A memoir. Bloomsbury, London

Narby J, Huxley F (Hrsg) (2001) Shamans through time. 500 years on the path of knowledge. Thames & Hudson, London

Palmen C (2016) Du sagst es. Diogenes, Zürich

Poole R (1972) Towards deep subjectivity. Allan Lane, London

Poole R (1993) Kierkegaard – the indirect communication. University Press of Virginia, Charlottesville/London

Rilke RM (1973) Die Aufzeichnungen des Malte Laurids Brigge. Suhrkamp, Frankfurt am Main

Rilke RM (1994) Wie soll ich meine Seele halten – Liebesgedichte. Insel, Frankfurt am Main

Saner H (2014) Die Anarchie der Stille. Lenos Verlag, Basel

Scheidgen I (2017) Martin Walser – der Weise Mann vom Bodensee. Twentysix BoD, Norderstedt

Schoenberger N (2001) Dangerous muse – the life of Lady Caroline Blackwood. Da Capo Press, Cambridge, MA

Sontag S (2011) Die Ästhetik des Schweigens. In: Gesten radikalen Willens – Essays. Fischer Taschenbuch, Frankfurt am Main, S 11–50

Wilhelm R (2004) Das Buch der Wandlungen. Aus dem Chinesischen ins Deutsche übertragen und erläutert von Richard Wilhelm. Atmosphären, München

**Internetadresse**

DAK-Gesundheit (2017) Müdes Deutschland: Schlafstörungen steigen deutlich an. DAK-Gesundheit, Hamburg. www.dak.de/dak/bundesthemen/gesundheitsreport-1319196.html. Zugegriffen am 01.08.2018

# Verordnetes Schweigen

© Springer-Verlag GmbH Deutschland, ein Teil von Springer Nature 2018
T. Itten, *Schweigen*, https://doi.org/10.1007/978-3-662-56768-5_4

Klaus Frost habe ich vor 30 Jahren kennengelernt. Damals führte er seine Agentur für Werbung und Unternehmensberatung mit Niederlassungen in Deutschland, Österreich und der Schweiz und war Fachhochschul-Gastreferent und Vortragender bei Verbänden. 1938 in Halle an der Saale geboren, erlebte er ein während seiner Kindheit und Jugend im Allgemeinen und besonders vom Vater verordnetes Schweigen, gegen das er stieß, wenn er nach dessen Werdegang und Haltungen fragte, bis ihm einfiel, es zu umgehen, statt dagegen anzurennen. Daraus zog er die Lehre, Ab- und Umwege nicht zu scheuen, sondern vorausblickend wahrzunehmen. Klaus Frost lebt verheiratet und als Vater zweier erwachsener Kinder in Teufen im Schweizer Kanton Appenzell Ausserrhoden. Im Folgenden erzählt er von seiner Kindheit und Jugend, und wie er aus ihr heraus zum Gernkommunizierer und Vielredner wurde und schließlich zur stillen Besinnung in der Harmonie von Widersprüchlichkeiten in seinem Garten des Rückzugs gefunden hat. „Stille ist manchmal sehr beredt", sagt Klaus Frost nachdenklich. Schweigen hat viele Gesichter.

■ **Im Schweigen herrscht Ruhe. Verordnetes Schweigen ist der Auftrag, das Maul zu halten. Ruhe bedeutet aber auch stille Zeit nahe am Friedfertigen. Wie hältst du es persönlich mit diesen Begriffen?**

Gut. Versuchen wir, nichts zu verschweigen. Schweigen und Verschweigen haben in meinem Leben von Kind an eine tragende Rolle gespielt. Und einige Folgen haben mein Leben stark beeinflusst. Vieles ist mir erst später bewusst geworden. Stille als Rezeptur für heilende Selbstmedizin wurde mir erst mit dem Alter zunehmend von Bedeutung. Sie wurde zum Gegenpol meiner hektischen Arbeitswelt als Werber. Die positive Stille meine ich. Sie ist ein wunderbarer Weg zur inneren Ruhe und Leichtigkeit. Jeder kann diese Orte der Stille für sich entdecken. Das ist dringlich, so meine ich, speziell in Zeiten von allgegenwärtigem Lärm und Krach und Grelle und Geschrei, den chaotischen Begleitern der stressigen Stressoren der Moderne. In Kindheit und Jugend war mir die Ruhe eher ein Gräuel. Also kein Thema. Ganz im Gegenteil. Das Schweigen um mich als Antworten auf gestellte neugierige Fragen, das war für mich ätzend beunruhigend. Warum … warum? Deine ewige Fragerei. Warum ist die Banane krumm? Da bekam man eher ein paar hinter die Löffel als eine Erklärung. Mein Heranwachsen fiel in keine friedliche Zeit, um es einmal kräftig zu untertreiben. Man muss wissen: Es waren die Kriegs- und Nachkriegsjahre in Deutschland. Ausnahmezustand: gesellschaftlicher Zusammenbruch der Ordnung bis tief hinein in die Familien. Und alle waren, jede und jeder auf seine eigene Art, mit den Nerven am Ende. „Was soll nur werden?" bestimmte den Alltag. Die Frage, wie es so weit hatte kommen können, geschweige die Frage nach dem eigenen Mitverschulden wurde nicht gestellt. Sie interessierte aber mich! In meine Kinderjahre, mein Jahrgang ist 1938, fällt der allgemeine Ruin als neue deutsche Realität der Kriegsverlierer. Was soll man so einem Lauseknüppel mit seinem „Du, erzähl mal" da antworten? Reden ist Silber, Schweigen ist doch Gold! Als Kind war ich nervig für die Großen. Was deren Schweigen bewirken kann, lernte ich früh. Das Verstummen der Erwachsenen hat mich wie einen Teil meiner ganzen Generation mehr oder weniger in Stich gelassen. Ich brauchte bis zum Alter 21, um mein Verhältnis als Sohn zum Vater klarzubekommen. Und es brauchte danach fast ein ganzes Leben, um das rissige Erbe zu glätten. An der Beziehung zu meinem Vater möchte ich meine Geschichte über verordnetes Schweigen festmachen.

- **Es interessiert, bevor wir auf die Vater-Sohn-Beziehung ganz generell kommen, wie du den Prozess der Kapitulation 1945 und die Folgejahre mitbekommen hast? Kannst Du dich an die Kriegsjahre selbst überhaupt erinnern?**

Was meine Erinnerungen an den Krieg betrifft, habe ich in mir sehr schöne Gedanken an Weihnachten 1943, als mein Vater Sonderurlaub von der Ostfront bekam. Meine Mutter, mein Bruder und ich waren als Folge der Bombardierungen von Halle/Saale in die Lausitz, woher meine Eltern stammten, zu Verwandten evakuiert. Die Familie war um Heiligabend komplett. Die Freude ist mir heute noch präsent. Ich wurde mit Unteroffiziersmütze und Gewehr fotografiert. Tante Hilde, die Schwester meiner Mutter, sprach ihre feste Überzeugung aus, dass ich, der Klausimann, nach dem Endsieg Edda Göring heiraten werde. Im Volksempfänger tönten Marschmusik und/oder Weihnachtslieder. Die Frauen konnten ihre Tränen der Rührung kaum verbergen. Sie tropften beim Beschöpfen auf den Gänsebraten und ins kochende Wasser der Thüringer Klöße. Die Familie! Vater zeigte Onkel Paul seine Auszeichnung und komischerweise, so kann ich mich noch erinnern, auch ein oder zwei russische Orden. Der Krieg, ich nehme an, Fronterlebnisse waren das Hauptthema der Gespräche „unter Männern". Und während ich von einer grauen Burg, meinem Weihnachtsgeschenk, ein Erbstück, mit Erbsen aus Spielzeugkanonen auf Zinnsoldaten schoss, war von Angst nichts zu spüren. „Juchhei. Juch-Heil!" Von einer Ahnung, den Krieg zu verlieren, nicht die Spur. So war das am 24.12.43. Das war viele Monate nach dem Ende der Entscheidungsschlacht um Stalingrad Februar 1943. Heute denke ich: „Schöne Selige Weihnacht. Im nebela nebulosa Propaganda!"

- **Das ist deine Erinnerung?**

Ja, für mich war das so. Ich kann mich nicht an negative Gefühle erinnern. Es war, wie es war. Ich war glücklich, nehme ich an. Fünf war ich damals, fast sechs, mein Bruder zwei. Und Vater und Mutter weitaus die Größten! Wie das eben so ist im Kindesalter.

- **Wurde das denn in den Folgejahren anders?**

Ich möchte auf Folgendes hinaus. Man kann das total andere Verhalten zwei Jahre später und damit auch das überfallartige Schweigen über die Nazizeit gegenüber meiner Generation nur verstehen, wenn man den Bruch in den Köpfen der jungen Generation erkennt, der durch das Nichts entstanden ist. Nicht selten eine Geburtsstunde von Bastarden, um Peter Sloterdijk zu zitieren. So glaube ich zumindest. Dieses Beispiel aus meiner frühen Kindheit, dieser unbewusst vermittelte, überhöhend beredte Wir-Geist des großartigen Deutschtums, das man den Erwachsenen, besonders den Eltern, unbewusst zugeordnet hatte, auf das man gehört hatte und dem man gefolgt war, wie Kinder es eben tun, kehrte sich ins Gegenteil. Man lernte seine Lieben von einer ganz neuen Seite kennen. Das neue Verhalten war das eine, das Schweigen über das Warum das noch schlimmere andere. Die Erwachsenen redeten nicht darüber: Eine zur Kleinmütigkeit mutierte Generation schämte sich, wollte mit dem Ganzen am liebsten nichts mehr zu tun haben. Als Reaktion eine Abwehr gegenüber der eigenen Verantwortung: total. Selbstverordnetes Schweigen, in dessen Schatten die Heranwachsenden lebten. Das hitlerisch-hetzerische „Ausradieren" hatte eine Kehrwende vollzogen. Keine Zeit, sich um den Kummer der Kinder zu kümmern. Wirrnis, Irritation, bei mir total. Vorher im Zentrum der Familie, jetzt das Gefühl von Im-Stich-gelassen-Sein für viele Jahre.

Ich wurde aus den Erwachsenen in meiner Umgebung einfach nicht mehr schlau. Mein Vater war übrigens in dieser Zeit gleich nach dem Krieg nicht bei der Familie. Ich hoffte sehr auf ihn: „Er ist nicht so!", sagte ich mir.

- **Und da versucht ein Kind, sich den Erwachsenen zu nähern. Hast du Fragen gestellt? Kinder hinterfragen ja alles.**

Genau! Aber da stand sie plötzlich, die Schweigemauer. Die deutsche Mauer des Schweigen über … Nach 1945. Unsichtbar, aber für mich real. Ob sich die Weihnacht 43 genau so ereignete, kann ich nicht garantieren. Aber was mir in der Erinnerung geblieben ist, ist das deutsche Drama vom Endsieg. „Wollt ihr den totalen Krieg?" „Jaahhh!" Und „zack, zack", ein speziell deutsches Wort, das wahrhaft Totale: eine 180-Grad-Wende des Schicksals: Plötzlich standen die anderen vor der Haustür. Sofern sie überhaupt noch da war, die Haustür. Es muss ein Schock gewesen sein, im Frühjahr 1945, als die Katastrophe brutale Realität wurde. Speziell für die „Tausendjährigen". Und obwohl es sich abgezeichnet hatte, wollte in viele Köpfe das nicht eindringen. Alle stolperten, fielen hin, nicht wenige blieben liegen. Schwiegen für immer. Es war ein Schweigen des Entsetzens. Die kleinbürgerlich-christliche Welt der Familie hätte am liebsten einen Teil ihrer selbst erstickt. Mitsamt der Angst, die daraus erwächst. Sie führte zur Blockade vieler, die eigene Schuldigkeit überhaupt anzudenken. Heute erkenne ich: Der totale Zusammenbruch der Menschen war mehr als ein materieller Trümmerhaufen. Und die wahrhaft Schuldigen mischten sich, Deckung suchend, unter das Volk. Lebensanlagen lösten sich in Nichts auf. Auch in meiner Familie. Ja: Und dann fehlen die Worte. Es verschlägt einem die Stimme, wie man so schön sagt. Volk, Wirtschaft, Kultur am Boden. Schweigen ist die Sprache der Ohnmacht. „Aus den Blütenträumen des Frühlings wird im Herbst Marmelade gemacht." Ein wahrlich weiser Spruch von Peter Bamm (eigentlich Curt Emmrich, 1897–1975). Er war ein deutscher Schiffsarzt, Chirurg und Schriftsteller.

Eine ganze Generation, die doch eigentlich die völkische Größe hatte verkörpern wollen: Ein Jammertal der Tränen. „Himmelhochjauchzend, zu Tode betrübt." Und sprachlos. Andere Länder mit einem als berechtigt propagierten Krieg beglücken zu wollen, das lässt sich organisieren, aber wehe … wehe … und Bumm-Bumm-Bumerangs gibt es doch sowieso nur in Australien. Oder? Das, was ich als Junge mit drei Einschulungsanläufen, 44, 45, 46, damals nicht sehen konnte, waren die Ruinen in den Köpfen. Aber das Chaos in den Menschen, auch in meiner Familie, zeigte eine fluchtartige Vorwärtsreaktion, und die hieß: Schweigemarsch voraus! „Die" haben einfach nichts erzählt! Geschweige denn erklärt. Das vor allem! In dieser Zeit des allgemeinen Schweigens aus Überforderung passte die Fragerei eines neugierigen Jungen so gar nicht dazu. So wurde ich, wie so viele meiner Generation, zum Erbe des Schlamassels der Nazizeit. Ohne Aufklärung über das, was da geschehen war. Vielen Gleichaltrigen ging es ähnlich. Noch heute kann man es an den Altenstammtischen ab und zu hören.

- **Lässt sich so deiner Meinung nach Vertrauen aufbauen? Sowohl in der Familie wie auch in der Gesellschaft?**

Erst mal nicht. Für die Bewältigung der Beziehungskonflikte hatte man kaum Zeit. Auch ich bekam diesbezüglich meinen Knack weg. Ich begriff das lange nicht. Ich habe Jahre gebraucht, um die Rollen von Eltern und Verwandten zusammenzutragen.

Zu hinterfragen, um zu verstehen. Und gegen das mitwachsende Misstrauen den Menschen gegenüber in mir anzukämpfen. Widerständisch wollte ich die Schweigemauer durchbrechen. Ich suchte nicht die Kontinuität. Welche Tradition sollte ich auch suchen? Wir Jungen wussten doch damals gar nicht, was das überhaupt ist? Der Bruch – man könnte auch Trümmer sagen –, das war das vertraute Gelände, umgeben von der Schweigemauer des Damals. Ich ließ nicht locker. Ich stocherte „im Nebel", aber ich stocherte. Ich suchte Kontakt. Anschlüsse, Bezüge und Beziehungen. Ich bin heute überzeugt, ich tat, weil neugierig und stark, das Richtige. Ich resignierte instinktiv nicht. Ich wollte es wissen: Das verordnete Schweigen hat mich neugierig gemacht. Seinsgierig, ich bin nie auf der haben-gierigen Seite gelandet. Damals aber – war ich einfach lästig.

- **Dein Vater war wo?**

Vater war nicht da. Und gerade, weil er nicht da war, erwartete ich von ihm Antworten …
 *… die er dir nicht geben konnte.*
 Als er dann da war, hat er wie alle geschwiegen. Und das traf.

- **Du warst allein gelassen?**

Wenn du jung bist, lebst du von Fragen. Erhältst du sie nicht, gehen die Gedanken, weiß es der Teufel, schnell mal in eine irrige Richtung. Selbstschuld ist auch eine davon. Und wenn du Glück hast, dann packt dich die störrische Wut. Was wollten die Großen? Was erwarteten sie? Was sollten wir glauben? Wenn Vater für kurze Tage aus dem Westen kam, endete der ritualisierte Ablauf. Mutter: „Ich werde dem Jungen nicht mehr Herr!" Vater: „Komm her!" Und schwupp-di-wupp hatte ich meine Tracht Prügel weg. So lief das Frage-Antwort-Spiel. Erfahren hab ich trotzdem nichts. Schweigen kann doppelt verletzen. Schweigen ist Verweigerung des Absenders, sich auszutauschen, und tut dem Adressaten weh. Es ist, als bekäme man nur leere Briefe per Post als Antwort auf eine Anfrage. Einerseits ein gewaltig gewalttätiges Geschehen um dich als Jugendlicher, andererseits keine Hilfe, es zu verstehen. Und die Kinder, die Kinder sind immer mittendrin. Solche Erbschaften kannst du jeden Tag in der Tagesschau betrachten. Schweigen kann zutiefst asozial sein. Schweigen spaltet: Resignation, Desinteresse, Kaputtheit. Aber auch ein Aktivwerden: Weg! Raus! Man steht mit sich selbst an einer Art Weggabelung. Ein Verhaltensentscheid der Auswegsucherei ist fällig. Schau die Kinderimmigranten, die jeden Tag übers Meer kommen. „In denen steckt da etwas …"

- **Gut, das habe ich verstanden. Die Kapitulation glich in deiner Familie einer Art Salto mortale von 1943 auf 45. Das ist nachvollziehbar.**

Es schien mir wichtig, die Vater-Sohn-Geschichte in einen Kontext zu stellen, dadurch wird das Prägende meines späteren Verhaltens sichtbarer, so meine ich. Seit ich älter bin, stelle ich so einen Satz wie „Wir alle sollten wieder mehr schweigen lernen" in den Raum. Das überrascht jetzt sicher erst einmal. Ich bin überzeugt: Die schweigsame Stille im richtigen Moment kann vieles verhindern. Schweigen ist so ein subtiles Gebilde. Das Schweigen – erst mal eine negative Erfahrung, aber immer auch die Chance, in der entstehenden leeren Verlassenheit die Sinne zu schärfen. „Lass dich vom Verschweigen etwas vereinsamen!" Die Leere mutiert letztlich zur Fähigkeit, in der Stille zu reifen.

Übrigens: Meine Lehrer haben mir oft den Satz entgegengehalten: „Frost, Sie reifen nie, Sie faulen gleich." Aus meiner Sicht eine Fehleinschätzung. Mich interessierte einfach anderes. Fakt ist: Die allgegenwärtige Schweigemauer und, in ihr eingebettet, das Schweigen meines Vaters haben in mir ausgelöst, mich intensiv mit ihm und seinem Leben zu befassen. Auf eine Art, die weitaus tiefer gegangen ist als schnelle Überfliegerantworten über die Quasiabenteuer des Krieges, gequirlte Scheiße also. Mein Vater hat nie etwas von seinen Wehrmachtserfahrungen im Zweiten Weltkrieg erzählt. Er hat vor allem nie das Geschehene kommentiert. Ich kannte seine Haltungen nicht! Das war lange das Problem.

Er ist 1942 eingezogen worden, und mit sehr kurzen Begegnungen habe ich ihn erst ab 1953, zehn Tage nach dem 17. Juni 1953, als ich als 15-jähriger Schüler nach dem Aufstand-Erlebnis allein von Halle/Saale in den Westen ging, kennengelernt. Eigentlich ein Fremder, der da plötzlich die Geschicke der kleinen, nun endlich zusammengeführten Familie, Mutter und Bruder kamen vier Monate später, lenken wollte. Wir, Vater und Sohn, kamen einfach nicht in die Gänge. Und schon gar nicht ins Nachhol- oder Aufarbeitungsgespräch. Erst die Funkstille während der langen Abwesenheit, dann das Schweigen auf neugierige Fragen bei den wenigen Begegnungen nach dem Krieg. Vater war nach Irrwegen zwischen 1948 und 1953 im Westen gelandet. Das sind im Ganzen doch zehn Jahre Entfremdung. Ich litt sehr. Als Folge seiner eisernen Schweigeparole gab es keinen Vater, an den ich mich voller Vertrauen wenden konnte. Es fehlte an Halt. Wer von schweigsamen Eltern die Vergangenheit nicht erklärt bekommt und daraus lernen kann, hat kaum eine hilfreiche Richtschnur für die Zukunft. Ohne Vergangenheit keine Zukunft, sagt man. Da geht kein „Samen" auf, in dieser Schweig„sam"keit. Wo Schweigen herrscht, können schnell die falschen Worte fallen. Worte mit verfänglicher Wirkung in die nächste Katastrophe. Die würden auch mitten im Lauten gesagt, nur: Man würde sie kaum hören. Alle Schullehrer meiner Grund-, Mittel- und Oberstufen – erst in Ost, dann in West – hatten mit mir ein Problem: Ich ein Zerrissener.

Bei mir persönlich kam ja noch ein zweiter Aspekt einer Irritation hinzu: Die Ostzone, später DDR, ging schon zu Beginn des Kalten Krieges zu einer systematischen Propaganda des Antifaschismus, gekoppelt mit Antikapitalismus („Ami go home"), über, während der Westen, ab 1948 die BRD, sich ohne Verdauungsprozess den neuen Vorteilen des Marshall-Plans USA mit seiner „Endlich-wieder"-Konsumhinwendung, dem Wirtschaftswunder aktiv widmete. Verdrängung pur. Für mich waren das bipolare Jahre des ständigen Hin und Her zwischen West, dem Vater, und Ost, der Familie. Zerreißend. „Was galt?" Ich habe grenzgängerisch ein paarmal, meinen Vater begleitend, geschmuggelt. Hin Schmuck und Pelze. Zurück Kaffeebohnen, das scheint mir eine gute Metapher zu sein. Ost und West schienen in verschiedenen Sprachen zu reden. Das Tor des Wissens: Wieso das alles so gekommen war, blieb mir nach wie vor verschlossen. Wenige aufgeschnappte Brocken Gesagtes beim Harz-Grenzgang Ost–West, West–Ost. Allzu gern setzten sich die Erwachsenen neue Ziele, und so blieben die alten Fragen zu Nazizeit und Krieg und der Art der Erlebnisse, die der Einzelne in sich trug, meistens unbeantwortet. Zumindest für mich. Wenn ich etwas mitbekam, klang es eher heldisch, heroisierend verklärend. Manchmal wehleidig und selbstbemitleidend. Auch heuchlerisch-leugnend. Es gab auch die ewig Gestrigen, meist durchgeknallte Besoffene, die mit gar nichts fertig wurden: „Wir werden dem russischen Wolf die Zähne ziehen und die Klauen schneiden und ihn in die russische Taiga zurücktreiben." Ja, auch das habe ich gehört.

„Das hab ich alles nicht gewusst." Dieser Satz war der Nachkriegsslogan schlechthin. Die Geschehnisse von damals, sprich Kindheit und Jugend, haben mein Leben nachhaltig geprägt. Mit 21 ging ich ins Ausland. Die 68er-Zeit machte ich nicht mit. So wurde ich in die Gesellschaft entlassen: Das gewaltig-gewalttätige Zeitgeschehen ging weiter seinen Gang der allgemeinen, kaum kommentierten Verschwörung durch Verschweigen.

Die 50er und die 60er lassen grüßen. Die Chance der systematischen Aufarbeitung der Kriegs- und Nachkriegszeit kam – aus meiner Sicht – erst nach dem Mauerfall. Und für viele zu spät. Und für manchen zu früh. Viele Jahre fand ich persönlich keine Ruhe. Wusste nicht, wo mein Platz war. Die Unruhe eines Im-Stich-Gelassenen trieb mich um. Bis ich dann gelernt habe, die Nicht-Antworten meines Vaters zu akzeptieren. Und damit offen zu werden für andere Möglichkeiten, die Dinge auf neue Art zu hinterfragen. Schweigezeit – Entscheidungszeit: Das waren die Jahre nach dem Krieg.

- **Du hast aus deiner Sicht geschildert, wie sich das gesellschaftliche Phänomen Schweigemauer fortsetzen kann. Hat sich deine Beziehung zu deinem Vater in der Zeit nach der Zusammenführung der Familie Frost offener gestaltet?**

Das Zusammenleben ab 1953 bis zu meinem 21. Lebensjahr 1959 gab mir Gelegenheit, meinen Vater still zu beobachten. An ein Schlüsselereignis erinnere ich mich noch sehr deutlich. Wieder war es Weihnachten. Der Fernseher lief. Schwarzweiß. Irgendein Knabenchor, es waren, ich kann mich nur unscharf erinnern, die Regensburger Domspatzen, jener Knabenchor, der Jahrzehnte später mit dem Pädophilen-Skandal die Gemüter bewegte, sang Weihnachtslieder. In perfekter Aufstellungsordnung. Geschniegelt und gestriegelt, ich glaube, sogar in kurzen Hosen. Das Weihnachtsritual hatte gerade erst begonnen, die hellen, klaren Stimmen erklangen, da hat Vater losgeheult wie ein Schlosshund. Oder heißt das Schoßhund? Auf jeden Fall: mein Vater, die schluchzende Heulsuse. Das war dann doch befremdlich! Das ging mir unheimlich nahe. Er lief über: Es war stärker. In seiner Schwäche des erinnernden Moments, mit Blick auf sein mit Tränen überströmtes Gesicht, habe ich meinen Vater lieben gelernt. Da wurde vieles gut: „Mein Vater! Mein lieber, menschlicher Vater." Ich habe mich neben ihn aufs Sofa gesetzt. Weihnachten. Stille Nacht … Nähe. Nach langer Zeit: die Stille. Diese bewusst erfahrbare Stille.

Schweigen verhindert Nähe. Gemeinsamkeit in Stille bindet. Das war irgendein Jahreswechsel zwischen 1955 und 58. Das generative Tabuthema des Nicht-reden-Könnens war durchbrochen. Er redete immer noch nicht, und ich war – größer geworden – an Pseudoheldengeschichten nicht mehr interessiert. Aber: Ich wollte plötzlich über sein Leben alles wissen! Ich wollte den Bruch wieder fügen. Es war für mich noch nicht zu Ende. Das war es: Ich wollte den Menschen erkennen, der mein Vater war. Und das war dann doch extrem. Geboren im Braunkohlegebiet der Lausitz. 1909. Kleinkaufmannfamilie. Wilhelminische Kaiserzeit. Der Nachlass der glorifizierten 1870/71 lässt grüßen. 1914 Kriegsausbruch. Vaters Vater, also mein Großvater, im Ersten Weltkrieg 1917 erschossen. Ein Unglücksfall. Vater war 7 oder 8. Großmutter mit drei kleinen Kindern in den Turbulenzen der Nachkriegszeit. Die 20er-Jahre. Inflation, Weltwirtschaftskrise und, und … Schule, höhere Ausbildung an der in eine zivile staatliche Bildungsanstalt umgewandelten Hauptkadettenanstalt in Berlin, einer ehemaligen preußischen Offiziersschule, die unter Druck der Reparationskosten des Ersten Weltkriegs sich selbst umschulte, indem sie die alten deutschen Werte so gut es ging beibehielt. So glaube ich das zumindest und hätte gern mehr darüber erfahren. Leibeserziehung wurde großgeschrieben. Zivilgehorsam statt Zivilcourage. Er sang im Knabenchor. 1930 war er 21 Jahre. 1933, bei Hitlers Machtübernahme, studierte er in Halle/Saale Volkswirtschaft. Diplomvolkswirt. Doktortitel. Einstieg ins Berufsleben. Man schrieb das Jahr 1937: propagandistische Triumphzeit der Nazis. Und Vater – 28 Jahre – mittendrin. Dann: Einberufung. Unteroffizier. Ostfront. Der Beginn des persönlichen Taumels in die Krise. Und sein selbst auferlegtes Schweigen. Auch seinem Sohn gegenüber. Der Kreis schließt sich langsam.

Es hat ihn voll erwischt, so meine ich heute. Aus einfachen Verhältnissen kommend, hat er seine Karriere mit den Nazis auf schicksalhafte Weise verstrickt. Selbstbestimmung an Fremdbestimmung gehängt. Er hat sich die Dinge zurechtgelegt, seine Träume wahr machen wollen, aber die dämonische Demagogie der Nationalsozialistischen Deutschen Arbeiterpartei schrieb ihre eigene Geschichte. Marschschritt für Marschschritt. Und da hängst du dann mit drin. Und manchmal dran – am Seil. Siehe Nürnberger Prozess. Immanuel Kant hätte gewettert: „Ausgebildet, aber selbst verschuldet unmündig." Vater erlebte das Gegenteil von frei sein. „Denken wagen", ein Risiko? Gutgläubigkeit und Verführung sind seltsame Kollegen!

Was rückblickend auffällt, ist der Mangel an Vertrauen seinem Sohn, dito meinem Bruder gegenüber. Hatte er als Vater Versagensängste? Über sein Leben hätte er mir doch berichten können? Zum Beispiel, wie er sich gefühlt hatte, als junger Mann aus der Lausitz im Berlin der späteren 20er-, anfangs der 30er-Jahre bis zur Machtübernahme von Hitler. Wo stand er denn? Vater ein Nazi? Die Zusammenhänge hätte er mir, uns doch erklären können. Warum hat er mich, uns trotzdem angeschwiegen? Ich bin doch kein Barrasschleifer, der nur Helden kennt! Schweigen macht einsam. Nach der Kapitulation das Durchschlagen von der Ostfront bis nach Halle. Denunziation als Nazi. War er aber nicht: erst viel später Wiedergutmachung. Die Amerikaner nahmen ihn bei Wechsel der Besatzungszonen/Berlinsektoren der vier Siegermächte mit in den Westen. Gefangenschaft. Eigene, selbstverordnete Verbannung zur Arbeit in der Landwirtschaft in irgendeinem Nest bei Duderstadt. Angstjahre – Schweigejahre? Lange Stellensuche und, und … Die erste Arbeitsstelle fand er als Angestellter bei einer Bank. München. Da war er 45. Ein kaputtes Leben. Trauma statt Traum. Oder hatte er doch etwas zu verbergen? Nichts Genaues weiß man nicht?

Trotz allem: Ich verstand langsam, warum das Schweigen mir gegenüber auch eine Art Antwort war. Das war klug! Aber risikobeladen. Sein Angebot, das mir letztlich die Chance eröffnete, in diesen Jahren den Weg zu ihm und damit zu mir zu finden. Und noch mehr: Dieses Erlebnis lehrte mich, das Schweigen des Senders Vater und mein vergebliches Warten als Empfänger auf Nachrichten mit Eigeninitiative auszufüllen. Mich durch mich aufzuklären, das war die Chance. Den Mut zu entwickeln, mich des eigenen Verstandes zu bedienen, was Vater mit seinem Lebensweg nicht hätte glaubhaft vermitteln können. Vaters Schweigen hat mich entscheidend zu einem selbstbestimmten Leben – zumindest zur Hinwendung dazu, was das sein könnte – geführt. Spannungstechniken kamen in Mode, ich nannte es die Stille finden. So kehren sich die Dinge. Das Schweigen hatte die Tonart gewechselt.

■ **Was meinst du mit Tonart?**

Nach langem Nachdenken in der Stille meines relativ großen Gartens des Rückzugs, den ich seit 20 Jahren pflege und hege, ist mir dieser im ersten Moment seltsam anmutende Satz eingefallen, und ich wiederhole ihn: Wir sollten das Verschweigen wieder lernen. Lernen, was Schweigen auch bedeuten kann. Und ich sage dir auch gleich noch, warum. Stell dir eine schweigende Mehrheit vor. Menschen, denen es die Stimme verschlagen hat, nach mächtigem Ereignis. Ruhe des Entsetzens. Endlich Stillstand. Die Welt bleibt stehen. In ihrem Schweigen werden sie alle gleich. Keiner maßt sich noch an, die Stimme zu erheben und zu sagen, wo es für alle nun schon wieder lang gehen soll. Kollektive Stille. Selbst die, die darauf warten, wieder loszurennen, müssen stille halten. Für einmal! Welche Kraft im Nichts! Vor-Urknall-Stille. Und in ihr die kollektive Besinnung: die Chance auf kollektive Heilung ganz nah. Das ist mein Traum. Eine Utopie?! Gott ruhte am siebenten Tag. Selbstverordnetes Schweigen. Ich wage zu ergänzen: Um zu schauen, ob alles gut geraten war – und um vielleicht doch etwas Auffälliges als Verbesserungswürdiges in all dem Wohlgeratenen zu erkennen. Leider hat er nach tiefem, traumlosem Schlaf in langer Nacht am nächsten, dem achten Tag vergessen, was es zu optimieren galt.

*Ha, Ha, Ha!*

Nein, entschuldige, bitte, ernsthaft weiter: Hetzgeschrei und Kanonendonner, diesen überlauten Versuch zur Dominanz hatten alle 1945 hinter sich. Schweigen kann in solchen Zeiten einsichtsvoll jenen Raum schaffen, der das Totalitäre mächtig falscher Vorbilder aus den Köpfen treibt. Schweigen ist antihierarchisch. Schweigen gehört zur Prozessfindung Demokratie, genauso wie das Aufbegehren. Aber: Es müssen viele sein, Mehrheiten freien Willens, die erst die Klappe halten, dabei denken und dann handeln. In dieser Reihenfolge. Das hätte mir damals gefallen. Die Flucht in die Fantasie gefiel mir früher sehr.

■ **Gibt es für dich einen Unterschied zwischen Schweigen und Verschweigen? Kannst du dazu auch etwas sagen?**

Ja. Ich kann den Unterschied sogar wieder an einer Episode mit meinem Vater verdeutlichen. Über meine Erfahrungen des Schweigens aus Ohnmacht habe ich berichtet. Und auch zu erklären versucht, warum das auch eine Chance für wirklich Neues sein kann. Es gibt aber ein Schweigen aus Berechnung: das absichtsvolle Verschweigen. Der Verschweiger will ganz gezielt nicht, dass etwas ans Tageslicht kommt. Verschweigen ist dann ganz leicht, man kneift einfach die Lippen zusammen. Um aufzuklären, braucht es dann oft Jahre. Die anderen sind am Zug. Auch hier lernte ich von meinem Vater. Und mein Bild von ihm kippte aufs Neue ins Gegenteil.

Dieses wichtige Verschweige-Erlebnis, wenn ich so sagen darf, hatte ich, wieder betraf es meine Vater-Sohn-Beziehung, als 21-Jähriger. Ein Jahr vorher hatte man mich zur Bundeswehr gemustert. Mit Abschluss der Lehre hätte ich eingezogen werden müssen. Ein Vertrag mit Rotterdam als Chemigraf, Farb-Ätzer auf Kupfer, kam der Einberufung zuvor. Wehrdienstverweigerung war damals ein ziemlich problematisches Unterfangen. Die Argumentation, ich Soldat in Westdeutschland, meine Cousins in der sogenannten Ostzone, fand kein Gehör. Ich glaube, Strauß war damals Verteidigungsminister. 1959/1960 war in den Niederlanden die Erinnerung an den Überfall der Deutschen sehr lebendig. 1940: der erste Bombenteppich überhaupt auf Rotterdam.

Göring als Befehlshaber der Luftwaffe. Ich hatte einen Arbeitskollegen, dessen Vater war im Krieg im Kampf um die Brücken Rotterdams gefallen. Er saß neben mir. Ich war der „Rott Muff", Rotzmuffe, ein Begriff aus dem Ersten Weltkrieg, den verrotzten, deutschen Soldaten zuerkannt, die in den eiskalt nordwindigen niederländischen Wintern anscheinend wärmende Muffe trugen. Ich war, gelinde gesagt, Ende der 50er nicht besonders willkommen. In den zwei Jahren Rotterdam versuchte ich mich mit dem, was die Deutschen dort im Zweiten Weltkrieg angerichtet hatten, auseinanderzusetzen. Selbstaufklärung: Zweiter Weltkrieg. In dieser Zeit habe ich einige Briefe nach Hause geschrieben. Diese Briefe sind noch heute in meinem Besitz, Mutter hat sie aufgehoben. Hier ein Ausschnitt daraus. Wörtlich: „Die letzten Tage waren für die Holländer Festtage. Erinnerungstage der Befreiung von den Deutschen. Es ist dann besser, man fällt nicht so auf. überall auf den Straßen, wo die Deutschen Menschen erschossen haben, liegen Blumen. Es ist ein komisches Gefühl, wenn man die Menschen bei ihren Trauerfeiern beobachtet. Ich bin doch sehr froh, dass ich statt beim Barras hier eine Saison Arbeit nehme." Keine Antwort.

Da war es dann vorbei mit meinem Harmoniebedürfnis. Vater konnte noch nicht einmal seinem eigenen Sohn gegenüber aussprechen, dass er meinen „anderen", eigenen Weg der Neuorientierung gut findet. Im ersten Moment war für mich seine Reaktion schockierend lieblos. Mir schien, er hatte all die Jahre nach dem Krieg nichts gelernt. Er hatte sein selbstverordnetes Schweigen und die in sich gehende Stille, die daraus erwachsen kann, nicht genutzt. Er erkannte den Wert des Fragens immer noch nicht. „Hilf mir, indem du mir Antworten gibst." Er hätte mich auf die richtige Lebensbahn lotsen können. „Hilfe geben bedeutet doch Liebe gestalten. Vater. Oder etwa nicht?" Das war meine erste Reaktion. „Er findet den Frieden für sich nicht", waren meine Gedanken, „und diesmal hat er es selbst zu verantworten." Sein Schweigen bedeutete für mich nonverbale Ablehnung meines Tuns und meiner Gesinnung. Wenn auch nur als Miniausgabe: Das treu-deutsche Faschistische war für ihn irgendwie vorbei und eben doch nicht. Er war zu einem Kalten Krieger im Kalten Krieg geworden. Es gab keinen dritten Weg. John Foster Dulles und Stalin freuten sich beide: Sie hatten ihn im Für und Wider doppelt im Griff. Er verschwieg seine wahre Gesinnung, davon war ich überzeugt. Wieder-gut-Machung war sein Dauerthema. Eigentlich seit 1917. Er muss den Verlust „seines" Vaters in „seiner" Kindheit nie überwunden haben. Für ihn gab es nur die Entweder-oder-Gesellschaft. Bis zum Schluss. So dachte ich voll Zorn. Während ich auf dem Weg zu einer Sowohl-als-auch-Gesinnung war. Er hatte auch die ruhigeren Jahre nicht genutzt. Eigentlich lebte er wie vergangen, obwohl noch körperlich stark präsent. Aber er hatte seine Geschichte verschwiegen. Die Fähigkeit, die Dinge von Generation zu Generation weiterzugeben, war in unserer Familie verloren gegangen. Die alte Ordnung hatte sich in Schweigen gehüllt. Die beiden Kriege, der Erste und der Zweite Weltkrieg, waren in unserer Familie derartige Ungeheuerlichkeiten, dass wenigstens der Nachwuchs gerettet werden sollte. So scheint sich heute sein Verhalten zu rechtfertigen. Die Verordnung lautete: „Belaste die Jungen nicht. Halte sie aus meinem Leben raus. Gute Ratschläge kann man mit der Nazizeit im Rücken nicht geben, lass sie ihren Weg gehen."

In dieser, seiner selbstbestimmten Tradition sollte er alt werden, während meine Zukunft und die meines Bruders gerade erst richtig anliefen. Ein Neuanfang musste her. Und es traf mich wie ein Lichtblitz: „Mein Neuanfang. Mein radikaler Neuanfang.

Ohne Vergangenheit." Jetzt konnte er mir nichts mehr sagen. Er wollte ja auch nicht. Er hatte den Zeitpunkt verpasst. Wollte er ihn verpassen? Heute sage ich: „Ja, mir, uns zuliebe." Hatte er mich auf diese, seine Art des verordneten Schweigens freigegeben? Wollte er von Anfang an, dass dieser radikale Schritt geschieht? Das waren in dieser Zeit meine Gedanken. In diesem Moment von damals begann mein eigenes Leben. Sein Schweigen hatte mir von Anfang an jenen Raum gegeben, den es zu nutzen galt. Schweigen bricht Traditionen, das weiß ich heute. Wenn sie derart beschissen ist, sollte man ihr besser auch nicht folgen. Da gibt es nichts zu erben, außer einer nichtmateriellen Erbschaft. Vater hatte Größe! Wie schmerzlich mussten für ihn die 20er-, 30er-, 40er-, 50er-Jahre gewesen sein. Im ersten Moment war seine Reaktion schockierend lieblos, am Schluss hatte ich begriffen. Der aggressive Ton zwischen uns änderte sich. Mutters Satz, alle halbe Jahre ausgesprochen: „Ich werde dem Jungen nicht mehr Herr", die Ohrfeigen, die er dann servierte, kümmerten mich nicht mehr. „Erst erklärten sie nichts und schwiegen mich an, dann wunderten sie sich, dass ich mir nichts mehr sagen ließ … na, hoppla!" Es war vorbei. Der enge Bezug war weg. Sein Leben war kein Vorbild für mich. Und er wusste es. Er wollte es so?

Es gibt dieses Schweigekarussell der Geschichte, das sich, erst stillstehend, dann unter raffinierter Inszenierung des Machtgerangels, immer wieder, erst langsam, fast unmerklich, zu drehen beginnt. Bis es so manchen rausschleudert. Vaters innigster Wunsch war in seinem letzten Lebensabschnitt die Wiedervereinigung. Ein Dochnoch-Sieg? Gen Osten? Er wurde ihm nicht erfüllt. Krankheit, Krebs. Wenige Tage vor dem Mauerfall 1989 fiel er ins Koma. 80-jährig. In der Folgezeit öffneten sich nach und nach die Archive und Dokumententresore, und die Ergebnisse warfen Licht ins Schattendunkel der Historie. Mir blieb die Erinnerung der Schweigezeit nach dem Krieg.

Meine Geschichte ist aus der meines Vaters herausgewachsen, wie auch seine aus der seines Vaters. Das deutsche 19., 20. Jahrhundert spiegelt sich darin, und das verordnete Schweigen im Dulden hat darin eine schicksalhafte Rolle gespielt. Es ist die Mini-Saga meiner Familie väterlicherseits, nicht gerade rühmlich, aber für mich eine sehr menschlichknittrige Allerwelts-gar-nicht-so-selten-Geschichte. Und natürlich auch deutschtypisch, finde ich. Dazu fällt mir eine Episode aus meiner Schulzeit an den August-Hermann-Francke-Stiftungen in Halle/Saale ein. Mein Deutschlehrer, Germanist älteren Jahrgangs, erklärte mir den Namen Frost: „Frost kommt nicht von Frost. Und auch nicht von Forst. Er kommt von Frondienst. Deine Altvorderen waren leibeigene Frondienstler … Fronstler … Frostler." Na also! Schon immer – schweigende Masse. Verordnung von oben! Meine Familie! Meine Tradition! Die Frostens! Zuletzt brauchte es noch fast ein Jahrhundert: Großvater … Vater … Sohn, um den Untertanengeist zu entlarven. Jene musterhafte, sendungsbewusste Gesinnung, die sich im gehorsamvollen Untertanenstolz unter eine Obrigkeit in Kleinstaaterei selbst unter-tat. Nicht selten natürlich auch, weil nichts anderes übrig blieb. Aber: Unterdrückt werden oder Untertan sein ist nicht dasselbe. Vater lehrte mich durch sein Schweigen, mit der falsch-vorbildhaften Tradition zu brechen. War das bewusstes Tun? Unbewusstes? Fest steht: Da gab es keine Anknüpfungspunkte mehr für mich. „Lass dir nicht ein Hü für ein Hott vormachen, Junge. Mach nicht die gleichen Fehler." Er hat mich ohne erzieherische Volksreden gelehrt, in meinen damals neu entdeckten, stillen Räumen des Besinnens – und das sind viele an vielen Orten der Welt – selbstbewusste Antworten zu liefern. Ich habe das zumindest so verstanden. Diese Erbschaft bewahre ich mir bis heute: Sie ist ein Schatz. Es sind sensible Rückzüge, in denen die blitzblanke Wachsamkeit geschärft werden kann und intuitives Ahnen den Weg der nächsten Schritte weist.

Dies war der erste Paradigmenwechsel meines Lebens. Ich wusste nicht genau, was ich wollte, aber so wie die … nein und nie. Diese Art Protest bestimmte mich viele Jahre. Mein selbstbestimmtes Leben begann. Ich war nun für mich verantwortlich. Und sonst niemand. Dessen war ich mir bewusst. So möchte ich das ausdrücken.

■ **Kennengelernt habe ich dich 1986. Da hast du deine Werbeagenturen in den drei deutschsprachigen Ländern geleitet. Du warst 48 Jahre alt. Mit der Ausgangslage, die du geschildert hast, wie bist du in die Werber-Kommunikation gerutscht? Besonders im Zusammenhang mit unserem Gesprächsthema verordnetes Schweigen? Wird im Markt uns Konsumenten manches verschwiegen durch manipuliertes Wissen? Kannst du dazu etwas sagen? Du bist doch ein Schweigekenner?**

Selbst wenn ich dir Unrecht tue, gleich zu Beginn hier mein Quer als Antwort. Nimm es als Statement: Es gibt Wettbewerb. Er gehört zu unserem Wirtschaftssystem. Und es gibt unlauteren Wettbewerb. Jene Versuche von Verzerrungen zu einseitigen Vorteilen. Oft schwierig erkennbar Grenzwertiges. Immer wieder diese skandalösen Aufreger: in Politik, Gesellschaft, Kultur, Sport usw. Keine Frage, das ist so. Aber auch die aufklärerische Gegenseite ist präsent. Die Stichworte dazu sind: freiwillige Selbstkontrollen. Den Beauftragten für Konsumentenschutz. Schutzlabels des Natur- und Umweltschutzes. Kaufverträge mit Garantieklauseln und Rechtsansprüchen. Verordnungsauflagen für Wahrhaftigkeit von Deklarationen, auch im Kleingedruckten. Sanktionen. Reklamationsrechte, Rücktrittsrechte. Kulanzversprechen. Es gibt den Preisüberwacher. Und – nicht zuletzt den für seinen Kauf selbst Verantwortung tragenden Konsumenten. Er kann auch Kaufverweigerer sein! Eine starke Waffe: „Das ja. Das nein." Ohne Kauf kein Verkauf. Ohne Verkauf kein Umsatz. Ohne Umsatz keine Rendite. Aber klar doch: wenn da im Schweinsgalopp mit Einkaufswagen durch die Verkaufsregale gegurkt wird.

Die Offenlegung steht immer hinten an. Vieles bleibt während der Zeit im Dunkeln. Eben, wie ich sage: Nichts Genaues weiß man nicht. Die Beweislast zu erbringen ist immer ein schwieriges Unterfangen. Unlauterkeit, ja bewusste Manipulationen mit Schadensfolge, bedeutet extreme Arbeit an der Rechtsfindung. Und Strafen bei Wirtschaftskriminalität liegen oft im Bagatellbereich. Übertretungen kann man sich manchmal leisten, erwischt werden nimmt man in Kauf. Hier sind meine wie deine Meinungsbildungen auf sauber recherchierte Nachrichten aus der Medienlandschaft angewiesen. Jeder hat das Recht, Protest einzulegen. In der Regel ist dieser – wenn wir etwas in der Presse lesen – bereits geschehen. Zu den Verschwörungstheoretikern will ich nicht gehören.

Ich glaube aber zu wissen, worauf du hinauswillst, wenn du als Konsument einen sogenannten Werbespezialisten – furchtbar – fragst, wie es mit dem Verschweigen in der Werbung steht. Es ist das allgemeine Gefühl vieler: eine latent vorhandene Katastrophensammlung des Unwohlseins. Lies mal den Klub of Rome. Ich kann dir hier auch keine andere Antwort geben als: Letztlich hat jeder, der für sein süß oder sauer verdientes Geld etwas erwirbt, ein hohes Maß an Selbstverantwortung für das, was er da tut. Angebot und Nachfrage sind Partner, was nicht ausschließt, dass sie manchmal im Clinch liegen. Das hat mit der Werbung direkt nichts zu tun. Wir haben keinen Kaufzwang. Der Markt bietet eine große Vielfalt in Produkten und Dienstleistungen aller Lebensbereiche: Wer sich nicht informiert, bis er überzeugt ist, das Richtige für sich zu tun, ist an der wundersamen Vermehrung des Negativen beteiligt. Ich sage: „Kein Mensch kauft Mist, selbst wenn es der größte Mist ist." Das sagen aber immer die anderen. Der Käufer ist überzeugt von sich. Und ich weiß natürlich: Übermäßiges Einkaufen, quasi in sein und seiner Lieben Leben zu investieren, ist gesellschaftskonform.

Die beste Zigarrenraucherwerbung ist ein Zigarrenraucher im Rauchsalon. Es ist das vorlebende Vorbilddenken, das den Mainstream weckt. Der gekaufte Raum Werbung, den die Werber für ihre Kundschaft belegen und ausgestalten, ist Interessen-Vertretungsraum. Seinem Wesen nach manipulativ. „Da zahlt einer." Werbung kann gar nicht wertfrei sein. Werbung ist das hohe Lied des Selbstlobes. Das jede und jeder kennt. „Die Menschen lesen keine Werbung, sie lesen, was sie interessiert, und das ist manchmal eben Werbung." Und jeder Verführer braucht letztlich einen Verführbaren! Die Spielregeln in unserem freien Markt sind nicht perfekt, aber für mich die bis heute beste gültige Lösung. Aber eine üble Gefahr für Mitläufertum ohne selbstverordnete Verantwortung gibt es. Und es ist klar: Es braucht dann Hilfe.

Ich weiß natürlich um die Spitze des Eisberges dieses Konsumerismus: um die rund 350.000 Menschen allein in der Schweiz, die schoppingsüchtig sind. Tendenz steigend. Meine Antwort auf deine Fragen wird wohl kaum befriedigend sein, das ist mir klar. Was ich tun kann, ist ein Schlaglicht in die komplexe Welt der Werbung zu werfen, wie das so funktioniert. Natürlich nur, sofern du das willst. Vielleicht wird dadurch das Gesellschaftssystem, in dem wir alle eingebunden sind, deutlich. Und damit dann auch mein zweiter Paradigmenwechsel von der lauten Wildheit zur einsichtsvollen Stille nachvollziehbar.

- **„Schweigen ist die nonverbale Seite der Kommunikation", sagtest du ganz zu Beginn unseres Gesprächs. Du bist kein Schweiger geworden! Du warst für mich plötzlich als Agentur-Mensch auf der lauten Seite der Gesellschaft. Ein Reklametyp. Ein professioneller Propagandaspezialist, wenn du erlaubst, dass ich mich so ausdrücke. Kommerziell orientiert**

Ich möchte zurückgehen in das Jahr 1953, als ich allein mit einem Karton notwendigster Klamotten plus Bücher in den Westen ging und mich, ein paar Tage später, Vater in München bei der Bahnhofsmission abholte. Eine erste kleine, fast leere Wohnung. Der Versuch der Integration in die Oberrealschule misslang gründlich. Nachholbedarf: Latein und Englisch ab null Wissensstand. Ein Jahr Frist. Schularbeiten: Geschichte z. B. wurde entweder mit eins oder sechs bewertet. Bauernkriege – eins. Wittelsbacher – sechs. Ergebnis: ich total von der Rolle. Abschlusszeugnis Mittlere Reife mit Auslassungsbenotung: „Am besten, der macht eine Lehre." Die einzige Bestnote: Kunsterziehung. Mein Fluchtziel war die Kunstakademie, dahin wollte ich. Vaters Kommentar: „Kommt nicht infrage, lern du was Anständiges." „Vater, was heißt bei dir was Anständiges?" „Schluss! Ich bring dich in der Reproduktion unter!" Also: Ausbildung als Chemiegraf, schwarz-weiß, dann Farbdruckvorlagen für Meisterkataloge, „verordnete" Kunst der anerkannten Eliten. Oh, Vater! „Freie Kunst für mich ..." Vom Wechsel der Schulsysteme Ost–West total überfordert, mehr oder weniger aus der Schule abgeschoben, startete mein beruflicher Werdegang als Reproduktionstechniker: Klischeeätzer für Buchdruck, erst Strich schwarz-weiß, dann Farbätzer, in Holland auf Kupfer für die USA, dann Lithograf für Offset in St. Gallen. Diverse Umschulungen waren meine berufliche Umsteigenormalität. Man muss wissen, dass in den 50er-/60er-Jahren z. B. Tageszeitungen nur schwarz-weiß gedruckt wurden. Farbeinlagen waren dann journalistische Knaller, Farbprospekte animierten, Farbfernsehen lag nahe. Es war der Übergang zur Farbwelt und damit die Durchsetzung ganz neuer Techniken. Alle meine Lehr- und Wanderjahre waren für die Katz, was die Zukunftsperspektive anbelangte. Der ursprünglich angesehenen Branche, dem Stolz meines laienhaft-naiven Vaters, dem Sohnemann, diesem Querschläger – so sein Denken im Hinterkopf – doch noch etwas Ordentliches beigebracht zu haben, wurde schnell der Garaus gemacht. Die sensorischen Farbanteilmessgeräte kamen auf und mit ihnen das Zeitalter der Automatisierung der Repro- und Druckbranche. Wo vorher hochkarätiges Fachwissen gebraucht wurde, erledigten jetzt zunehmend Automaten die Arbeit. Götterdämmerung der Roboter!

Ich roch früh den Braten, wohin die Reise ging. Vater schwieg wieder mal dazu und von Ferne. „Nichts Genaues weiß man nicht", meine alternative Option. Also los: Umdenken. Die St. Galler Kollegen lachten noch … Krisen haben es in sich. Anfangs leicht heilbar, sind sie nur schwer auszumachen. Später ist die Krise für jeden offensichtlich, dann aber meist nur noch schwer zu gesunden. Ich hatte die Erinnerung Weihnachten 43 verinnerlicht – mag der Vergleich noch so makaber sein – und an das damalige „nie!". Und an jenes bald folgende Schweigen in Verkennung der Realitäten. Damals hatte ich schlaflose Nächte, die Kollegen später. Und nicht wenige waren beim niedergeschlagenen Schweigen gelandet! So war ich rechtzeitig unter großen finanziellen Einbußen aus der Reproduktion raus in der Kreation gelandet. Zwei Jahre 150, 200 DM pro Monat. Als ehemaliger Reproduktionsfachmann stand ich vor der Wahl: Entweder ich lernte die Automaten zu bedienen oder ich werde Schuhverkäufer. Welche Optionen! Mein Hirn schlug einen Salto mortale. Hier ist sie wieder: die Intuition, jenes Ahnungsvolle, das aus dem verordneten Schweigen erwachsen kann. Ich schulte also um, begann ein allumfassendes Volontariat in Gebrauchsgrafik: Werbegrafik, Verpackungsdesign. Abendschule und Fernkurse als Werbetexter. Artdirector in diversen Agenturen. Konzeptionist. Kontakter auf Beratungskorso: Mobilität pur, hochkarätige Flexibilität. Mit 32 selbstständig, schnell mal drei kleine Agenturen in der Schweiz, in Deutschland und in Österreich, total in bester Zeit ein Team mit 24 Leuten. Weiterbildung in Marketing. Später Unternehmensberater, mit ganzheitlichem Ansatz, Spezialgebiet Social Design. Mit Mittelstandskundschaft im In- und Ausland. Vorträge, Gastreferent Fachhochschule, und und … Das war im besten Sinne des Wortes eine verrückte Zeit.

Vater: Danke. Dein verordnetes Schweigen als indirekte Aufforderung, ganz genau hinzuschauen und die schweigsamen Aussagen zwischen den Zeilen auch zu lesen, hat mir geholfen. Ich bin nicht ganz sicher, ob es tatsächlich so gemeint war, aber Fragen geht nun nicht mehr. Egal: Ich danke dir. Ich wollte nicht werden wie du. Also musste ich selbst Verantwortung lernen. Mit der aber wuchs auch die Lust, mit der eigenen Freiheit zu spielen. Gehörte das zu deiner Verordnung? Dank deinem anfänglich von mir so gehassten Verhalten hast du mich wachgemacht. Hinterfragungsfreudig. Nicht Mitläufer, nicht angepasst. Unkonventionell. Progressiv. Ein Nonkonformist. Unruhe ist die erste Bürgerpflicht! Ich war anders. Ein Autodidakt meiner Gedankenwelt. Bravbieder sein, zu spuren nach dem, was dir andere sagen, führt in die Abhängigkeit von anderen. Ganz einfach. In der Werbebranche öffneten sich diesen Typen die Türen. Ich war ein anders denkender Gernkommunizierer und Vielredner. Ich tat das Gegenteil von Schweigen. „Ich war dabei. Voll auf Tempo!" Dass ich bei all den Purzelbäumen

Fehler machte, verschwieg ich nicht. Das ist bis heute meine Position. Ich polarisiere oft. Schon allein, um Interessenslagen auszukundschaften. Grenzen zu erkennen. Unlauterer Wettbewerb spült permanent Problemfelder an die Oberfläche. Die brauchen ihre Antworten. Laute Zeiten sind gute Zeiten. Dabei sein ist alles! Bewährung und Behauptung. Ganz ohne Schweigen!

Ich wollte von Anfang an auch ein aufklärender Mittler zwischen Angebot und Nachfrage sein. Vater gehörte zur Generation der Entweder-oder-Männer, ich mehr auf die Seite des Sowohl-als-auch. Und dieses Miteinander eines Sowohl-als-auch-Systems ist heute allgegenwärtig, und nicht alle, ob links oder rechts stehend, kommen damit klar. Ich liebte die lebendige Auseinandersetzung des Wettbewerbs. Es braucht so viel Fairness wie möglich im Miteinander der Interessenslagen. Keine Feindbilder, bitte! Gute Kommunikation hellt auf. Und Aufklärung ist – aus meiner Sicht – eine der Grundlagen für Konsumdemokratie. Verschweigen, Verschleiern, Verdunkeln mag ich nicht. Das war die Auffassung über meinen Beruf, die ich mir im disziplinharten Self-made-Verfahren erarbeitet habe; und dabei bin ich auf meinem Mittlerpfad zwischen den Fronten bis heute geblieben. Ich habe versucht, mich nie vereinnahmen zu lassen. Diese, meine Auffassung unterscheidet sich von der meines Vaters, der sich an ein vermeintliches Ideal gebunden hat. Wenn heute zehn Leute das Gleiche schreien, läuten bei mir die Glocken, und ich frage mich, wo ihre wahren Beweggründe liegen. Harmonien von Widersprüchlichkeiten im vielfältigen, fraktalisierten Miteinander zu erreichen, das ist so eine Vorstellung von mir.

Mein „Garten des Rückzugs" hilft mir, in der Stille zu ordnen. Er ist selbst ein Fraktal: eine Harmonie von Widersprüchlichkeiten verschiedenster Charakterpflanzen. Das ist eine hervorragende Ausgangslage, um Innovationen aller Art zu entwickeln. Es lässt sich gut kreativ werden im Chaos der Widersprüchlichkeiten. Und plötzlich liegen die Dominatoren quer. Wie so manches Kraut in meinem Garten.

Schweigen war damals beim Start in meine Berufswelt und auch Jahre später kein Thema. Ich hing mittendrin in den dynamischen, fortschrittlichen Knuddelbuddeljahren des Aufschwungs der Nachkriegszeit, später genannt: das Wirtschaftswunder West. Das dauerte bis zur Wendezeit der Wiedervereinigung. Neugierig wie ich war, faszinierten mich die propagandistischen Strategien jeglicher Coleur. Und die Werbung ist das Paradepferd für einflusssuchende Verführung. „Die großen Verführer" hieß damals ein Bestseller. Ich war mittendrin: ein Zeitgenosse des Jetzt! Hier! Sofort! Total! Auf Kurs nach oben? Fühlte mich nicht gebunden. So unabhängig wie möglich. Ein Freischaffender, der den Gegenwind liebte. Ich hatte Glück. Ich erwischte trotz extrem beschränkten Startkapitals, derart mental ausgestattet, eine gute Zeit für den Existenzaufbau. „Die Märkte liegen im Hirn", darüber referierte ich in meinen Vorträgen. Akquisition war angesagt. Konsumgüter, Dienstleistungen, Investitionsgüter zu gewinnen waren Zielvorgabe.

■ **Kannst du ein Beispiel geben, was du damit meinst?**

Mit quer lag ich oft richtig. Ich erinnere mich an den Flug München–Berlin, Berlin–München, gleicher Tag zurück. Meine Münchner Agentur Frost-Berner und Partner GmbH hatte in Konkurrenz zu vier weiteren Werbeagenturen die Einladung zu einer schlecht bezahlten Präsentation unserer Vorstellungen eines erfolgreichen Marktauftritts für eine eben neu gegründete Einkaufsgesellschaft der Optikerbranche erhalten.

Ich kann den Grund nicht mehr benennen, aber unsere Agentur saß total unvorbereitet im Flieger. Bis auf ein Short, ein Exposé von einer Seite, hatten wir nichts in der Hand. Und doch, wir wollten den Etat, nein, wir hätten ihn dringlich gebraucht. Um 11 Uhr der karussellartige Auftritt im Tagungsraum eines Berliner Grand Hotels. Einer der Mitwettbewerber verließ gestresst mit dicker Präsentationsmappe seiner Vorlagen die Sitzung. Anberaumte Zeit für die Überzeugungsarbeit am potenziellen Kunden: für uns eine Stunde.

Und da standen wir dann: ich, der Artdirector, lässig, locker, lächelnd. Wer vom Gegenüber konnte schon die Emotionalität eines Outfits von Marken-Sakko mit ausgewaschener Jeans in Kombi richtig einstufen? Schlö, einer unserer Texter, 190 hoch und 110 Kilo schwer, mit wilden Haaren, roter Cordhose und Breitbandledergürtel mit riesiger Gürtelschnalle im Durchmesser von 20 Zentimetern, ein Kunstobjekt von Horrorkünstler H. R. Giger (Zürich), ein Totenkopf mit erigiertem Penis in Edelstahl. Unser Jungkontakter der FBP München, perfekt gestylt in Maßkonfektionsanzug und Edelkrawatte. Uns gegenüber ca. 25, 30, meist Herren, wenige Damen. Die meisten in würdevoller Sitzhaltung, bewusst solider Ausstrahlung von Brillenschräubchendrehern. Repräsentanten einer ausgesuchten Gilde bekannter regionaler Optikerfachgeschäfte mit Filialen. Meist Familienbetriebe. In Summe eine starke, flächendeckende Distribution eines Netzes bundesdeutscher Optiker. Ich wusste es längst über meine Kontakte: Sie waren sich uneins über die Bewertung der Situation: Der Strukturwandel im Optikermarkt hatte für ihre Betriebe Konsequenzen. Aber welche? Sie mussten Abstand nehmen vom konstruierten Weißkittel-Image, vom Überbau, sich wie Augenärzte aufzuführen, wenn es um die Sehkraft der Augen ging und um den Kauf einer Brille. Sie hatten echt Sorge, die guten Margen zu verlieren. Die Discounter, die den Preis der Brillen, speziell der Fassungen, in den Mittelpunkt stellten und ihn aggressiv bewarben, setzten die Traditionalisten unter Druck. Das Konsumgut Brille war geboren und nicht mehr aus der Welt zu schaffen. Sehhilfe ade! Und die Rolle der Kassen samt Zuzahlungen verstärkte die Thematik. Sie hatten auf Nummer Sicher-nicht-mit-uns gesetzt und geschwiegen. Sich uneins in der gemeinsamen Reaktion auf den Druck des Marktes, ließen sie ein paar Werbeagenturen antanzen, um sich schlau zu machen. Das aber verschwiegen sie selbstverständlich erst mal. Mal schauen, etwas kommt immer rüber.

Mittendrin in dieser Runde der junge Geschäftsführer der neu gegründeten Einkaufsgesellschaft, die die Grundlage für eine Öffnung für die neue Preispolitik liefern sollte, für Brillenfassungen und Serviceprodukte. Er: smart, sehr smart. In simpler Durchschaubarkeit seiner Geschäftsauffassung: so günstig wie möglich einkaufen, also Ausland, Asien. So gewinnbringend wie möglich kalkulieren. Verkaufen mit Blick auf eine gesunde Marge, die das Kostenrisiko reduziert, am besten vom Start weg. Natürlich mit so kleinem Werbeetat wie nur möglich. Sein Geschäftsführergehalt stand auf einem anderen Blatt.

Und jetzt die da! Dieser Aufmarsch! In den Augenoptikeraugen stand das blanke Entsetzen. Nahe an der explosiven Vorverurteilung: diese Typen, niemals – nie! Wir hatten die Aufmerksamkeit total. Schweigen. Kurze Begrüßung, Schweigen, kurze Vorstellung unserer FBP-Kundenliste, darunter zwei Optiker, ein Schweizer Platzhirsch und eine kleinere, deutsche Filialkette. Schweigen.

Laut und deutlich stellte ich den ersten Satz in den Raum: „Dies ist eine Präsentation einer Ablehnung." „Ich gebe Ihnen das schriftlich." Damit verteilte unser maßgeschneiderter Jungkontakter jeweils ein Mini-Mini-Exposé, sodass man wenigstens Name und Adresse der Agentur in Erinnerung behalten konnte. Man hätte eine Mücke pupsen hören können. Verbrauchte Zeit: fünf Minuten. „Die FBP ist hier in Berlin nur angetreten, weil sie uns ein Spesenhonorar für Konzeption und Strategie zur Verfügung gestellt haben, das es uns möglich macht, die Flugkosten und Reisespesen aufwandgerecht zu finanzieren. So können wir Ihnen heute Optiker-like Aug in Aug gegenüber stehen." Blickaustausch. „Sie sind Deutschlands bestens positionierte Optiker in ihren jeweiligen Städten und Regionen. Sie sind Familienbetriebe, oft seit Generationen. Ihre Geschäfte stellen ein qualitativ hohes Niveau des Marketings in Gesamtheit und Ausgewogenheit aller Unternehmensäußerungen dar. Sie wären nicht die, die sie heute sind. Es ist uns klar, dass in ihrer Branche ein Strukturwandel ansteht. Ausgelöst durch eine Discountpolitik von Billiganbietern. Auch Optiker! Sie wollen darauf reagieren. Um jeden Preis? Denken Sie an ihre Kundschaft, die zu Ihnen kommt, weil Sie anscheinend mehr bieten als die Billigkeit, oder? Diese Kunden zu gewinnen hat es Jahre gebraucht. Um sie zu verlieren, braucht es nur Minuten. Lassen Sie sich auf keine Experimente ein! Trennen Sie Ihre Strategie zwischen Kunden, potenziellen Zielgruppen, Nichtkunden. Ihr Briefing mit Präsentationsauftrag an uns war, gelinde gesagt, schwach. Im Grunde wissen Sie nicht, was Sie als Kooperative wirklich wollen. Weder in der Positionierung noch in der Distribution. Sind Sie bereit, Ihre erfolgreiche Dienstleistungspräsenz in Ihren Regionalmärkten bei dieser Ausgangslage zu gefährden? Machen Sie keine strategischen Fehler, die Sie heute aus Angst, etwas zu verpassen, später zu bereuen haben … Gehen Sie sorgfältig vor! Lösen Sie das Problem vor dem neuen Marktauftritt Ihrer neuen kooperativen Markenbildung. Passen Sie die entwickelte Lösung in Ihr jeweils eigenes, starkes Dienstleistungsgefüge ein. Ein bisschen Werbeverführung, und – Hokuspokus – die Verkaufszahlen steigen: Diese unternehmerische Initiative ist in Ihrem Fall hinausgeschmissenes Geld. Meine Damen und Herren, Sie haben Ihre Hausaufgaben nicht gemacht! Ich wiederhole mich: Dies ist eine Präsentation der Ablehnung. Wir als Agentur wollen verantwortlich-seriös handeln. Mögen andere mit ihren schönen Bildchen und Sprüchen Sie zu überzeugen suchen. Was Sie brauchen, ist eine Unternehmensplattform, eine Matrix für Ihren gemeinsamen Auftritt. Dabei wollen wir Ihnen gerne helfen." Verbrauchte Zeit: sieben Minuten.

Diese Gesichter! Urplötzlich waren wir die Braven! Schlö erhob sich und hielt einen Kurzvortrag über Image. „Image ist das, was Ihr Kunde von Ihnen hält. Eine gute Werbung – die Sie mit Recht verlangen – für eine schlechte Dienstleistung fördert deren Untergang, weil viele sich angesprochen fühlen, dann aber infolge der Produktenttäuschung sich meist unwiederbringbar abwenden. Umorientierung ist das Recht der Konsumenten. Das ist dann die Stunde der Konkurrenz! Produktenttäuschung ist die Mutter des Ruins." Schlö setzte sich. Verbrauchte Zeit: drei Minuten.

Mein Schlusswort: „Wenn Sie der Überzeugung sind, Sie könnten mit einer Strategie des Mit-der-Stange-im-Nebel-Herumfahrens dem anstehenden Strukturwandel der Optikerbranche erfolgreich begegnen, dann bitte ohne uns." Schluss der Vorstellung. Abgang. Gesamtdauer: gute 15 Minuten.

14 Tage später kam der Auftrag schriftlich per Post ins Haus geflattert. Ein Marketing- und Werbevertragsangebot und – das hat mich am allermeisten gefreut – ein

Beraterauftrag für mich separat. In jenen Zeiten, da die Klausel der Provisionierung der Werbebudgets durch ständige Zusatzforderungen mit Inklusivleistungen belastet wurde, und damit unsere Agentur trotz straffer Kalkulationen an die Grenze der Rentabilität brachte, eine besondere Freude für mich. Das gute Verhältnis während der Zusammenarbeit FBP und Optiker-Kooperation wurde eines, das von Offenheit und Fairness bestimmt war. Wir arbeiteten hart. Kundenproblemorientierte Lösungen. Umsatzorientiert, gewinnorientiert. Es brauchte neue Investitionen, um den wachsenden Ansprüchen der Kunden zu entsprechen. Die mussten verdient werden. Der familiär geführte Mittelstand hatte es nötig.

Hier kann ich dir ein weiteres Beispiel, in dem das Schweigen eine Rolle spielt, geben. Frost-Berner und Partner hatte jahrelang, über die drei Agenturen verteilt, einen jährlichen 10-Millionen-Budgetvertrag. Für uns ein Großkunde. Obwohl vertragsgebunden, wollte dieser Kunde aus dem Nichts heraus eine Konkurrenzpräsentation zwischendurch. Erfolgreich im Markt operierend, bündelten wir die länderübergreifende Konzeption. Das gesamte Erscheinungsbild, inklusive aller verkaufsfördernden Maßnahmen, wurde, um Innovationen ergänzt, aufgegleist. Eine Heidenarbeit. Da wir Etathalter waren, aus unserer Sicht eine Art Vorinvestition, später finanziell als Vorleistung auszugleichen. In der Regel fand eine Präsentation vor Geschäftsleitungsmitgliedern und Ressortchefs, fünf Personen, plus Big Boss statt. Plötzlich schauten mir fünf weitere Gesichter, vielleicht sollte ich sagen: Pokerfaces, aufmerksam entgegen. Meinerseits: Staunen. Am nächsten Morgen Telefon. Frost: Termin beim Big Boss. Kurzer Monolog: „Fünf waren für dich, fünf gegen dich. Du bist Etathalter, die andere Agentur neu im Geschäft: Da bleibt mir nichts anderes übrig, als dir den Etat wegzunehmen." „Vereinbarung hin oder her!" Auf meine Frage betreffs Vertragsdauer – „Versuch es." Fünf Minuten und zehn Millionen Brutto-Brutto-Umsatz futsch. Es war wie nach dem Krieg, nur diesmal lernte ich das mundtote Schweigen.

Drei Wochen später bekam ich das Angebot, dass sie unsere gesamte Präsentation kaufen wollten, inklusive der Freigabe für Drittnutzung. „Rechtslage hin oder her!" Als Obolus noch ein paar gesplittete Spezialetats unrentabler Art. So geht das manchmal. Was ich damit sagen will? Das Schweigen der fünf Herren während der Präsentation hätte mich stutzig machen müssen. Hinter der Kulisse war der Deal längst gemacht: Er hatte nichts mit der eigentlichen Leistung zu tun. Big Political Business.

Dieses Ereignis, das meine Agenturen fast in den Ruin getrieben hatte, ist ein gutes Beispiel für die unglaubliche Menge an manipulierter Verschwiegenheit, aus welchen Interessengründen auch immer. Nun, das ist Jahrzehnte her. Und hier wird auch nur Internes abgefragt. Aber so viel zu deinem Interesse an meiner Karriere in Mittlerfunktion auf dem „lebendigen" Markt der Kommunikation. Und das verordnete Schweigen schwingt im Kleinen und Großen immer mit.

Sicher ist, wenn ich zu einer Sache stehen konnte, brauchte ich das Schweigen, geschweige denn das Verschweigen gar nicht erst zu praktizieren. „Tue Gutes und rede darüber" ist Werber-Latein. Um auf den Umsteigeprozess zu Beginn meines beruflichen Werdegangs, meiner wilden „Besten Jahre" zu kommen: Es fing sehr gut an. Obwohl Außenseiter und Autodidakt ging meine schon geschilderte Reproduktionsausbildung nahtlos in Werbung, Marketing, Unternehmensberatung über. Bis ins Alter. Und die Kunst der Reflexion an Rückzugsorten, wo immer sich Gelegenheit bot, übte ich in Autogenen-Trainings-Minuten. Es waren Orte wie Maria Laach, das Benediktinerkloster mit den damals 80 Patern und Brüdern, die ich „gastronomisch" über Jahre zu beraten hatte. Oder Menschen, die mir Stille gaben, wie meine Frau Silvia.

- **Die Entwicklung zum für dich „Bedenklichen", hat das etwas mit Stille zu tun?**

Das kannst du wohl annehmen. Das bereits abgehandelte Quer, das seit meiner Jugend ein Teil von mir ist, hat mir auch hier geholfen. Besinnung ist ein gutes Wort und die Stille ihr Hort. Und ich erzähle dir, wenn du erlaubst, gleich zu Beginn eine Geschichte, die ich in meinem Garten „meditativ" erleben durfte. Wieder ein persönlicher Paradigmenwechsel: Garten des Rückzugs. Es war in den 90er-Jahren. Von einer Auslandsreise mit diversen Terminen zurückgekehrt – pro Jahr gurkte ich 50–60.000 Kilometer über die Autobahnen, im Kofferraum das Systemgepäck der Werbung –, setzte ich mich auf einen weichen, gepolsterten Gartenstuhl, warf die Schuhe von den Füßen und die Socken im hohen Bogen weg und streckte die Beine ins kühle Grün des Rasens. Es musste vorher geregnet haben: Das Gras war tropfenfeucht. Ruhe umgab mich. Mein Hirn aber blieb auf Touren. So schnell geht das nicht mit dem Runterfahren. Mein Auto hatte es da einfacher, weg vom Gas, Schlüssel raus, fertig. Was soll die Sehnsucht der schönen Heilsversprechen? Hat sie nicht nur zum Ziel, dass die Leute sich auf die Socken machen, um Socken zu kaufen, um auf diesen, nun umso begeisterter, immer weiterzurennen und zu kaufen und zu kaufen? Und die vielleicht in Zugzwang kommen, das Geld dafür zu beschaffen? Und ich sah das bildhaft vor mir! Fragen über Fragen. Warum? Warum ist die Banane krumm? Wieder war ich der Frager, aber diesmal musste ich auch der Antwortgeber sein, um mich zu retten. Ich merkte plötzlich, dass sich die Fragen an mich selbst richteten und ich von mir selbst eine Antwort erwartete. Gib den Leuten Arbeit, verführe sie, zu kaufen, und ziehe ihnen dabei das Wohlverdiente gleich wieder aus der Tasche? Das kann doch nicht sein? Sein toppt Haben. Das war der zweite Paradigmenwechsel meines Lebens. Seitdem nahm ich mir Zeit, in stiller Besinnung Momente des Rückzugs für mich in Anspruch zu nehmen. Ich lernte schweigen. Und nebenbei schon erwähnt: Ich begann mit Autogenem Training und hörte mit der nervösen Raucherei von Glimmstängeln auf, bevor es zu spät war. Ich praktizierte als Nonkonformist das Quer, das ich nach dem Krieg dank Vater gelernt hatte.

- **Es hat bewirkt, dass du dein Tun im Werbegeschehen mit Abstand hast betrachten können. Und was hast du nun herausgefunden?**

Marketing und Werbung haben sich über Jahrzehnte von der argumentativen Informationsbetonung der Unternehmensauftritte hin zur Inszenierung ganzheitlich emotionaler Bilderwelten in den Köpfen der Konsumenten entwickelt. Sie wurden und werden zu Lebensanlagen einer Art Haben-Kultur. „Hast du was, bist du wer." Vorwärts! Stillstand ist Rückschritt! Wachstum ist die alleinige Alternative. Mein Garten ist schlauer. Der hält eine Kraftsammelpause ein. Vermassung einerseits – allen alles: Mehr! Mehr! Und andererseits – die Individualisierung, die aktive Ausgestaltung des Selbst des einzelnen durch Konsum. Das sind zwei gegenläufige Fluchtpunkte. Niemand will Bremser sein. Alle wollen ran an den Speck. Manipulationen sind an der Tagesordnung. Logisch, Vorteilsfindung ist angesagt. Schweigen wird zur Taktik. Verschweigen gehört zum Verschwindenlassen. Durchaus gängige Strategie und Geschäftspraxis. Nicht in jedem Fall, nicht an jedem Ort, aber: Nichts Genaues weiß man nicht. Eben!

- **Doch es gibt Mahner. Rom, 1.1.2018, Neujahrsansprache des Papstes. Ich zitiere: Wer sich jeden Tag einen Moment Zeit nehme, um mit Gott zu schweigen, bewahrt seine Freiheit vor den „zersetzenden Banalitäten des Konsums", der „Betäubung durch Werbung" und vor „dummem Geschwätz".**

Auch ich habe dem Papst zugehört. Bei ihm kommt das Schweigen zum Tragen. Verordnetes Schweigen ist aus meiner Erfahrung ein guter Rat, wie du in der Zwischenzeit aus meiner Geschichte gehört hast. Hoffen wir, dass die mächtigen Projektentwickler dieser Welt ihn gehört haben, den Papst. Nicht mich.

Die Werber waren die Botschafter der Messages: der guten Nachrichten. Es gab Fälle, da koppelte man von der wahren Wahrheit schönfärbend etwas ab: Übertreibung schafft das noch bessere Profil. Anders gesagt: Man lernte, die Schwächen nicht gerade an die große Glocke zu hängen. Die unverwechselbare Verkaufsposition verschwieg nicht selten das als unbedeutend für den überzeugenden Marktauftritt Erklärte. Zu viele Aussagen hätten die Botschaft geschwächt. Genau genommen ist das Manipulation. Oder doch nur Normalität? „Die Bäume im Garten wachsen doch dem Licht entgegen, und niemand sitzt gern im Schatten, oder?" Der Verbraucher erfuhr nicht das Vollumfängliche, und auch er gewöhnte sich an die kurzen, schlagenden Beweise der Botschaften. Dabei stiegen die Aggressionen der Argumentationen in Wort und Bild sanft an, nur für Insider erkennbar. Die Werbung konnte nicht mehr das ersetzen, was das Produkt nicht hatte. Das gesamte Umfeld, die Produktaura wurde ganz entscheidend.

Wieder ein Bild: Die Produktionslager der Industrie waren voll, die Großhandelslager, die Zwischenhandelslager, die Verkaufsregale des Handels, der Fachhandel hatte zu klagen, und nicht zuletzt die Haushaltslager, inklusive Tiefkühlbox, waren voll. Der zweite Parkplatz für das zweite Auto musste her. „Wer einen neuen Anzug in den Schrank hängen wollte, musste einen alten rausschmeißen. Oder recycelnd zum Second-hand-Laden bringen!" Der Markt litt an Verstopfung. Alle hatten Anusschluss-Symptome, nichts ging mehr, übertrieben gesagt. Die große Zeit der Verkaufsseminare stand an. Schulungen. Mitarbeiterausbildungen. Manchmal wurde Recycling zum Thema. Die meisten Unternehmen ergriffen die Flucht nach vorn: Innovation. Das Zauberwort: geplante und kontrollierbare Neuerung des Unternehmenssystems zwecks Steigerung der Leistungsfähigkeit. Kein Stillstand, bitte! Stille … was ist das?

Dazu kam die prozentuale Zunahme der Langeweile in breiten Kreisen der Gesellschaft, der generelle Konsumkick kam abhanden. Eine Analyse schockierte mich: Über 60 % der Bevölkerung langweilten sich und wussten nichts mit ihrer Freizeit anzufangen. Also: Die Kommunikation entdeckte die Show. „It's showtime, folks!" Emotion pur. Sachargumente Fehlanzeige. Der Konsum splittete. Einerseits: Das Reißerische kam ins Spiel. Discount. Die Billiganbieter warben aggressiv mit Preisen. Und nicht immer war dabei das Preis-Leistungs-Verhältnis korrekt. Darüber schwieg man. Grauzone der Manipulationen! Die nicht mithalten konnten, versuchten es mit Aktionen. Ausverkauf! Totalräumung! Andererseits propagierten die normal- oder hochpreisigen Konsumgüter Gefühl. Emotion und Erlebnis. Meine Agentur hatte die Wirkungskraft der Emotionalität früh erkannt. „Heute bleibt die Küche kalt" war einer unserer Slogans. Es ging nicht um Food-&-Beverage-Bestellung in einem Restaurant, es ging darum, dass die Frauen in den jungen Haushalten die ewige Mutterrolle am Kochtopf satt hatten und sich gerne auch einmal bedienen lassen wollten. Das war legitim, denn dahinter stand ein nachvollziehbarer gesellschaftlicher Wandel.

Später warben wir für ein Hotel in totaler Abseitslage, nur durch Nebenstrecken erreichbarer Anreiseregion, Nähe der tschechischen Grenze mit dem Slogan: „Das Gefühl frei zu sein". Es war die totale Umkehrung des Wertes des Standortes „am Arsch der Welt", ohne die es niemals auch nur den Hauch einer rentablen Chance für Kongresse, Tagungen und Seminare gegeben hätte. Echte Werte wurden mit konstruierten Gefühlen getoppt. Freiheit als Seinsbegriff wirkte immer. Die Jungen als Konsumenten wurden entdeckt. Behauptungen aufgestellt, ohne Kontrollmöglichkeit. Ungesundes wird schnell mal gesundgeschwindelt. Durchschnittsqualitäten hochgelobt. Toppgefühle wurden an Marken gekoppelt. Eine Schachtel „Mon chéri" an Muttertag hatte die liebevolle Umarmung zu ersetzen. Wie Verführung funktioniert, weiß jeder: schönfärben, bunt färben, das Blaue vom Himmel holen. Und gleich noch einen draufgesetzt: gut, besser, anders; das war's: unvergleichbar anders. Das schaffte die Freiheit der Konkurrenzlosigkeit. Das Anderssein machte die werbliche Argumentation, inklusive des Nichtgesagten, zur kreativen Ideenschlacht. „Anders lässt alles zu." „Nichts ist unmöglich!" Das kann man auslegen, wie man will. Immer steht die ganz andere Einzigartigkeit der Einzigartigkeiten im Zenit. Selbst das Verschweigen wird zur Marke: das Geheimnis Appenzeller Käse! Nicht informiert zu sein, animiert zum Kauf. Kopfstand der Konsumwelten. Meine aus dem verordneten Schweigen heraus entwickelte kritische Wachsamkeit hat mir geholfen, manipulativ-definitiv! Heute bin ich raus. So ist das. Jeder kann Propagandist seines Selbst werden. Oder sich vor irgendeinen Karren spannen lassen. Der Werber alten Typs, der aufklärende Mittler zwischen Wert und Geld und Geld und Wert ist ein Auslaufmodell.

Schluss mit mir als Mitgestalter einer exzellent inszenierten Gaukelei der Fun-Gesellschaft und vorbei der Traum der guten Werbung als wichtiges Regulativ zwischen Produzenten und Konsumenten innerhalb der Wirtschaftsordnung. Wir alle haben davon profitiert und bedenklich viel dabei verschlissen. Ich bitte um Entschuldigung. Das verordnete Schweigen hat bei mir mal seine Wirkung getan. Seitdem bedeutet mir die Stille viel.

Ein Werber, der nun auch schweigen gelernt hat, ist der beste Werber aller Zeiten. Quergedacht natürlich! In schweigsamer Stille des Nachdenkens an einem Ort der Ruhe mit den Sternen am Nachthimmel können wir zu neuen Einsichten gelangen. Die Stille regiert dann die Welt und gibt uns jene Sprache zurück, die aus ihr kommt. Schweigen blockiert. Stille aber lehrt dem Hirn wieder das Denken.

» Der Garten des Rückzugs
   ist der ahnungsvolle, stille Garten der Wahrnehmung.
   In den ich nur gelangen konnte,
   weil ich damals
   über die Mauer des Schweigens geklettert bin.
   Sonst wäre aus dem begabten Jungen
   ein missratener Alter geworden.
   Wusste das mein Vater?

■ **Damit sind wir am Ende unseres Gesprächs. Willst du noch etwas Zusammenfassendes loswerden?**

Auf das kam es mir an: Es sind nicht die immer wieder stattfindenden Übertretungen der Wirtschaftsordnung. Die Rechtswidrigkeiten. In Gesellschaft, Politik, Wirtschaft, Kultur,

Sport usw. Die nicht selten reißerisch aufgemachten, großen und kleinen Skandale, auf die dann viele schweigend-ablenkend mit den Fingern zeigen: „Die anderen, die …" Ich bin ab sofort für mehr Werbung für die Werte der Menschheit, die man nicht kaufen kann. Bauen wir dem Denk-Mal ein Denkmal. Ab wann könnten wir Schaden nehmen und jene werden, die vor ihren Kindern wieder aus Scham schweigen müssen? Wie anno dazumal? Fehlt uns denn nicht die Stille, die wir uns selbst wegnehmen? Das Gespräch ist lang geworden. So ist das mit dem verordneten Schweigen; wenn es die Zwänge abgelegt hat, ist es nicht zu bremsen. Mein Schlusswort soll Schlö haben, der aus der Geschichte Optiker in Berlin. Er hat bei seinem Weggang aus der Werbung in den 1980er-Jahren seine Kündigung in Form eines langen Gedichts geschrieben und sich mit diesen letzten Zeilen verabschiedet:

» Es predigte ein Priester die
ganze Wüste leer –
er kam zurück als Wüster …
und predigt heut nicht mehr

# Redselige Ignoranz

**Literatur – 105**

Was ist der evolutionäre Vorteil der redseligen Ignoranz als Verhaltensweise, inklusive Lüge (das Verschweigen der Wahrheit) und Hinterlist? Ist die Lüge der Bruder oder die Schwester des Verschweigens? Wozu benutzen wir Lügen? Um uns eventuell schadlos zu halten? Da Dummheit lernbar ist, oft zusammen mit dem ideologisch gesteuerten Willen zur Unkenntnis einhergeht (was ich nicht weiß, macht mich nicht heiß), verkennen wir die Wirklichkeit und Wahrheit. Diese Machenschaften auszusprechen, real sicht- und hörbar zu machen, ist für viele Menschen schockierend sowie beängstigend. Hier berührt die Sprache der Identität das innere, oft verschüttete Verlangen des wahren Selbst. Wir entblößen uns, wir scheuen uns nicht mehr, unsere Dummheit aufzugeben, zugunsten der Aufdeckung dessen, was passiert.

Als ich im August 2017 mit dem Soziologen Isacco Turina, Professor der Sozialwissenschaften in Bologna, über dessen Studien (2005) zu den neuen Stadteremiten eine kurze Korrespondenz hatte, schrieb er mir von einer lustigen Episode, passend zu meinem Buchthema. Vor Jahren hatte er das lateinische Motto *Sine sole sileo* (Ohne Sonne schweige ich) als Werbung auf einer Sonnenbrille gelesen. Der sommerliche Charme des modernen weltlichen Lebens wird wonnig beworben. Vor über 2600 Jahren meinte Lao-tse: Wer weiß, spricht nicht. Ist, wer wie ich schreibend spricht, also unwissend? Geht es hier zu und her wie bei der Behauptung, dass es keine Wahrheit gibt, außer in den Lügen? Und wozu überhaupt unsere menschliche Fähigkeit zu lügen schlecht machen, wenn diese evolutionspsychologisch überlebensmäßig häufig vorteilhaft ist? Verschweigen ist noch nicht Lügen, sondern manchmal eine Strategie, jemanden hinters Licht zu führen.

### ▪▪ Viel reden, nichts sagen

Schweigen hilft mir momentan nicht, da ich über diese Angelegenheit der redseligen Ignoranz nachdenke, um meine Ansichten danach aufschreiben zu können. Dass sie oder er viel redet, sagt aber nichts. Das ist ein weitverbreiteter Kommentar, aus dem sogenannten Volksmund, vor allem über Politiker. Wie können wir über schwer Aussprechbares sprechen, da es geheim ist und an seelischen Narben klebt? Die Wahrheit, die wie vieles im Leben mindestens, so sagt man, zwei Seiten hat, wird jedoch primär subjektiv erlebt. Im Aussprechen und Mitteilen dessen, was ich, als Teil einer Gemeinschaft, als Wahrheit darüber empfinde, was passiert und getan wird, bringe ich meinen Anteil ins Gespräch. Wenn, wie in einem Paar, die andere Person nun auch ihre Wahrheit mitteilt, die sie oder er empfindet und wahrnimmt, kommen die zwei Seiten eines Ganzen zusammen (in diesem Beispiel das Paar). Das bisher nicht Ausgesprochene wird sagbar, wenn es die nachdenkliche, schützende Schweigezone in seiner innengeleiteten Gewissheit verlässt.

Der deutsche Philosoph Hermann Schweppenhäuser (1928–2015) notierte in seinem Aphorismen-Buch „Verbotene Frucht" scharfsinnige Weisheiten über die höhere Dummheiten fabulierenden Theorien seiner meist männlichen Zunftzeitgenossen. Nicht nur die Unschuld und der Zufall unserer Geburt prägen das eigene Reden, Denken, Schweigeverhalten, Bewusstsein und Klassenzugehörigkeit (oder Kaste) – zusätzlich wird unser gelerntes Redeverhalten durch die werbestrategische Manipulation der momentanen Macht beeinflusst. Schweppenhäuser (1966, S. 108) schrieb: „Durch nichts macht man die Leute von sich abhängiger als durch die Unabhängigkeit, die man ihnen einredet." So einen Satz muss ich mindestens zweimal lesen, damit die darin enthaltene aufklärerische Aussage, als Kritik der Definitionsmacht und ermunterndes emanzipatives Handeln, begriffen werden kann.

## ▪▪ Zum Schweigen bringen

Jeglicher Terror – Gewaltherrschaft mit Einschüchterungsziel – versucht das Miteinander im Gespräch und in Entscheidungen der politischen Strategie (was wie wozu warum und in wessen Namen gemacht wird) zum Schweigen zu bringen. Mit der individuellen oder kollektiven Diktatur der Lebensart werden Menschen unterjocht und durch dumme politische und ignorante, oft religiös kodierte Ideologien eingeengt.

Die mutige türkische Journalistin und Schriftstellerin Asli Erdogan, deren Essay-Sammlung den Titel „Nicht einmal das Schweigen gehört noch uns" trägt, gewann den Erich-Maria-Remarque-Friedenspreis 2017. Erst mithilfe des Börsenvereins des Deutschen Buchhandels und von Mitgliedern der Preisjury bekam sie ihren Reisepass zurück und konnte so den Preis doch persönlich in Osnabrück entgegennehmen. Wegen Terrorverdachts wurde sie von den willigen Dienern der Willkürherrschaft des türkischen Präsidenten nach dem gescheiterten Militärputsch am 15. Juli 2016 im August desselben Jahres zusammen mit 22 anderen Journalisten der kurdischen Zeitung „Özgür Gündem" verhaftet. Fünf Monate später wurde sie aus dem Istanbuler Frauengefängnis freigelassen, ihre Ausreisesperre gerichtlich aufgehoben, aber ihr Reisepass wurde vorerst einbehalten. Mit ihrer Sprache, mit ihren Möglichkeiten, die Wirklichkeit, die sie erlebt, zu erkennen und zu benennen, will sie der Willkür der Macht, die zur Unterdrückung eines großen Teils der Bevölkerung führte, unmissverständlich Paroli bieten. „Ein Wort, das niemals schweigt." (Erdogan 2016, S. 69) Es ist das Wort Freiheit.

Zu Beginn von „Erster Text, erstes Schweigen" zitiert sie Franz Kafka mit den Worten: „Jenseits eines bestimmten Punktes gibt es kein Zurück mehr. Das ist der Punkt, den es zu erreichen gilt." (ebd., S. 175) Was ist bei ihr dieses „es"? Ist dieses „es" der zuvor genannte Punkt, hinter dem es kein Zurück mehr gibt? Ist dieser von ihr angedeutete Punkt – die Einsicht in die Tatsachen der politischen Wirklichkeit einer Diktatur – schon eine Gefahr, bei der es nur noch die Möglichkeit des mutigen Eintretens für die freie Rede gibt, auf die Gefahr hin, aus der eigenen Lebensgemeinschaft und der sie umgebenden geschlossenen Gesellschaft durch eine Verhaftung herausgenommen zu werden? Unerschütterlich schreibt Asil Erdogan (ebd., S. 177):

» Das Exil, das den Menschen aus seiner eigenen Geschichte, die nicht einmal von der Realität in Schutz genommen wird, hinauswirft. Als ich sagte, dass es die größte Grausamkeit ist, wenn ein Mensch dem anderen sogar seine Traumata stiehlt, sprach ich aus persönlicher Erfahrung.

Zuhören wollte sie denen, die ihre Geschichten aus der großen Geschichte kommend erzählen. Da hilft, das Niederschreien, das massive Beleidigen derer, welche die Botschaft der politischen Unterdrückung oder gar Vernichtung überbringen (in diesem Fall die Kurden), nicht unter der Kontrolle der Macht um Ruhe und Ordnung wiederherzustellen. Wie so oft wurde historisch ein entscheidender Fehler gemacht. Vor fast 100 Jahren wurde der Vertrag von Sèvres von den Siegermächten des Ersten Weltkrieges aufgehoben. Dieser Vertrag sah vor, dass die Nation der Kurdinnen und Kurden einen eigenen Staat bekommen sollten. Seither erleben wir einen andauernden Bürgerkrieg zwischen Kurden in ihrem Heimatland und den Fremden (Türken, Iraker, Syrer, Iraner), die ihnen ihren versprochenen Staat streitig machen.

Unter dem Hoheitszeichen der Meinungsfreiheit zerschlagen die Mächtigen dieser Erde die Worte zu Trümmern. Diese werden zu neuer, verschönter Wahrheit zusammengesetzt. Wer „fake news", fabrizierte Nachrichten, die der umfänglichen Korrespondenz mit der Wirklichkeit entbehren, in die Welt setzt, prangert kühn als „fake news" an, was sich um jene umfängliche Korrespondenz mit der Wirklichkeit bemüht. Keinerlei Diktatur mit ihrem Sprechzwang – „toujours en parler, jamais y penser" – kann Menschen wie Asli Erdogan je ganz erfolgreich totschweigen. Dieser von außen, ethisch und moralisch betrachtet, offensichtliche Machtmissbrauch einzelner tyrannisch veranlagter Männer und ihrer Clique ist immer eine absichtlich einschüchternde kriegerische Wirklichkeit, die nicht scheut, bis zum Letzten zu gehen. Viele moderne Tyrannen sind erst durch demokratische Wahlen an die Macht gekommen. Als diese dann, mit ihrer Partei-Clique den Staatsapparat übernehmen konnten, wurde die demokratische Vorgehensweise, die sie erst als Regierende legitimiert hat, abgeschabt. Diktatoren bekommen nach und nach die sie beschleichende, vorerst unausgesprochene Tyrannenangst. Es könnte ihnen passieren, dass sie selbst eines frühen Morgens so behandelt werden, wie sie viele Personen, die ihnen nicht mehr in den Kram passten, haben verhaften und meist umbringen lassen. Die Geschichte von Diktatoren kennt viele Beispiele, von Cäsar bis Ceauşescu, deren Lebensende jäh eintrat.

#### ▪▪ Halt den Mund

Gärten gewähren der Stille Unterschlupf. George Prochnik schildert in seinem Buch „In Pursuit of Silence" (2010) die Welt der Stille im Zen-Buddhismus. Diese setzt sich andauernd gegen das Übertönen des Leidens und Elends in dieser Welt ein. Schweigen und Stille lösen bei vielen gleichzeitig Unbehagen und Angst aus. Ablenkungen sind allgegenwärtig. Ja niemals schweigen oder Stille eintreten lassen. Es könnte gefährlich werden. Ich könnte eventuell über das eigene Leben nachdenken.

Was bleibt, ist die Unruhe der Welt, die sich in der seelischen Verunsicherung zeigt. In der Verweigerung des Schweigens, im Aussprechen der eigenen erlebten Wahrheiten quillt die Selbstberuhigung über. Es ist eine starrsinnige Einstellung notwendig, damit einem der Mund nicht verboten wird. Das erinnert mich an folgende Geschichte:

In der Mönchsgemeinde, die der irische Mönch Columba im 6. Jahrhundert auf der Insel Iona vor der Westküste Schottlands gründete, lebte Odhran (irischer Name für „der Stille"). Columba bemerkte, dass Dämonen den Ort heimsuchten, den er für den Bau einer Kapelle gewählt hatte. Nur durch das Begraben eines seiner Mönchsbrüder, so fand er heraus, konnten die Dämonen ein für alle Mal vertrieben werden. Odhran meldete sich freiwillig für diese Opferung. Drei Tage später entschied Columba, Odhran wieder auszugraben, um Nachrichten vom Himmel zu bekommen. Odhran, wieder freigelegt, sagte (anstatt feine und schlaue Nachrichten von sich zu geben): „Es gibt keine Wunder im Tod, und die Hölle ist nicht so, wie uns berichtet wurde." Darauf schrie Columba wütend: „Erde, Erde auf Odhrans Mund, damit er nichts mehr ausplaudern kann!" So wurde er wieder begraben. Die Kapelle heißt immer noch Saint Odhran's.

Diese Geschichte findet sich in der Studie „Zehntausend Heilige" von Herbert Butler (1972). Francis Huxley gab sie einige Mal zum Besten, weil er seinen Kollegen, den aus Schottland stammenden Psychiater und Psychoanalytiker R. D. Laing, als den modernen Odhran der Psychiatrie ansah, der aufgezeigt hatte, wie wunderlos die Psychiatrie wirke und dass die sogenannte Schizophrenie (seelische Zerrissenheit des Herzens) nicht so ist wie wissenschaftlich vorgegaukelt. Als Laing einmal bei Huxleys dramatischer Wiedergabe dabei war, lächelte er verschmitzt (Huxley 2005).

Reden jedoch ist ein Menschenrecht. Die verbale Krise führt gerne in ein Gestotter und ins peinliche Schweigen hinein, ansonsten verlieren wir unseren Kopf. Wenn ein Angeklagter von seinem Recht Gebrauch macht, im Gerichtssaal Aussagen zu verweigern, also Verschwiegenheit zu üben, ist die Stille harmonisch mit einem Geheimnis. Die gute Gesellschaft berief sich lange auf die Regel, Schweigen sei Gold, weil sie über ihre sexuellen Eskapaden, das Ur-Geheimnis, weder reden konnte noch wollte, hätte sie es gekonnt. Sublimierung führt somit zu Gold. Dies ermöglichte, dass sich die Welt der höheren Schichten weiterhin karussellartig drehen konnte. „Shutting up", jemand abdrosseln, zum Schweigen zu bringen. Sagen wir, was wir meinen, und meinen wir, was wir sagen? Handelt es sich dabei um Gleiches oder doch um Unterschiedliches – oder um beides zugleich?

Geistiges Blendwerk ist ebenfalls ein Verschweigen der Wahrheit, damit diese locker ins Gegenteil, die Lüge, gebogen werden kann. Wissen um diese hinterlistigen Machenschaften bedeutet, darüber reden können. Packen wir die Worte aus, die niemals schweigen. Manchmal sind die durchschauten, erkannten Ungeheuerlichkeiten so heftig, dass es einem gänzlich die Rede verschlägt. Was dann?

## ▪▪ Totschweigender Psychoanalytiker

Einer, der sich gerne in leises Schweigen hüllte und seine Biografie schönte, war der von seinen Anhängern gefeierte französische Psychoanalytiker Jacques Lacan (1901–1981). Er dient mir hier als Beispiel – wofür, wird sich im Lauf meines Erzählens zeigen. Die Psychoanalyse ist eine Aktivität und eine humanwissenschaftliche Unternehmung, die der Ergründung des seelischen Lebens und seinem Leiden dient. Sie dient als Seelenheilkunst kurativ und als Seelenkunde emanzipativ. Das heißt: Wenn ich mich durch eine Psychoanalyse, die eine klassische Sprechbehandlung ist, als der erkenne, der ich im Ganzen geworden bin – im Kontext und Prozess meines Lebens, das neben den somatischen und kulturellen Vererbungen sozialpsychologisch transgenerational mitbestimmt ist –, bin ich nicht nur heil, sondern befreit von den bisher unerkannten, oft verdrängten Bestimmungsgründe. Die Psychoanalyse ist eine Berufung, in der es um die Wahrheit, Wahrhaftigkeit und die eigene Aufrichtigkeit geht. Kein leichtes Unterfangen. Darum braucht diese Tätigkeit viel Selbsterfahrung und begleitete Praxis. Obschon einige diese Aktivität und Technik virtuos beherrschen, leben sie dennoch im Schattenreich ihrer Triebe und dem Willen zur Macht über andere.

Lacan trennt sich im Jahr 1941 nach sieben Ehejahren von seiner ersten Gattin Marie-Louise Blondin und den drei gemeinsamen Kindern Caroline (geb. 1937), Thibaut (geb. 1939) und Sibylle (geb. 1940). Schon zuvor lebte er mit seiner neuen Geliebten Sylvia Bataille, die zur gleichen Zeit wie Blondin schwanger war (mit Sibylle). Den drei Kindern wurde strikt verschwiegen, dass sie eine Halbschwester, Judith (geb. 1941), hatten. Das private und intime Leben des berühmten Vaters wurde von ihm und seinen Frauen für die Kinder bestens getarnt. Die drei Blondin-Kinder spürten intuitiv, wie ihnen im Alltag etwas vorgemacht wurde. Die Erwachsenen spielten heile Familie.

1949 erlebten Thibaut und Sybille einen erhellenden Schock. Als sie von einem Ausflug in den Zoo nach Hause gingen, stoppte ein Auto am Fußgängerstreifen. Beide erkannten augenblicklich ihren Vater am Steuer, daneben eine Frau und auf dem Rücksitz ein kleines Mädchen. Der 10-jährige Thibaut und seine um ein Jahr jüngere Schwester Sybille rannten direkt aufs angehaltene Gefährt zu und riefen: „Papa! Papa!" Lacan blickte überrascht seine Kinder an, schaute dann aber weg und tat so, als ob er sie nicht gesehen hätte, setzte sein Auto in Gang und verschwand im dichten Verkehr (Roudinesco 1996). Zu Hause erzählten sie ihrer Mutter, dass sie beide das erste Mal ihren Papa mit einer anderen Frau mit Kind gesehen hatten. Ihre Mutter tröstete die geschockten Kinder nicht, wie diese hofften. Sie nahm Lacans Verhalten in Schutz. Er werde sie wohl nicht gesehen haben, kommentierte sie. Damit verneinte die verlassene Gattin die gemeinsame Wirklichkeit, weil sie ihr eigenes Idealbild vom Ex-Mann aufrechterhalten wollte. Anders gesagt, die Mutter überschwieg die Erfahrung ihrer beiden Kinder (Kapitelman 2018). Dieses Verschleiern der Tatsachen war eine Verschweigerei der entsetzlichen Art und hatte im Leben der beiden Kinder massive Konsequenzen. Beide bekamen in der Adoleszenz große Schwierigkeiten, sich in ihrer Identität, der Entwicklung zur psychosozialen Persönlichkeit und später im sozialen Leben als Erwachsene zurechtzufinden.

Sybille schrieb ihre Erinnerungen in der Kurzbiografie „Ein Vater" auf. „Mein Leben war eine Hölle", schreibt sie. Als 23-Jährige hatte sie das innige Bedürfnis, nur noch zu schlafen. Deshalb bat sie ihren Vater, ihr eine Schlafkur zu verschreiben. In ihrer Vorstellung wollte sie so lange im Traumland sein, bis sie gesund erwachen würde. Einem Dornröschenschlaf gleich. Papa riet ab. Solche Kuren könnten, wie vieles in unserem Leben, zu einer Gewöhnung führen. Er empfahl ihr eine psychoanalytische Redekur bei Madame A. Als sich für Sybille psychoanalytisch nichts tat, wählte Lacan Madame P. für sie aus, was die sehnsüchtige Tochter als wohlwollend und sympathisch empfand.

Gleichzeitig lernte sie ihren ersten wirklichen Liebhaber kennen. Liebe heilt. Er war der erste Mensch, der ihr wirklich zuhörte, sie ernst nahm und Glauben in sie hatte. Ein neuer Schock lauerte auf sie. „Das Ärgerliche ist, dass sich im Laufe der Jahre die Indizien mehrten, dass Madame P. die Geliebte meines Vaters war." (Lacan 2001, S. 33) Als sie den Beweis hatte, beendete sie auf der Stelle diese Therapie. Madame P. plauderte entgegen ihrer gesetzlichen Schweigepflicht ihrem Geliebten und der ganzen damaligen Pariser psychoanalytischen Szene gegenüber Sybilles Liebesgeschichte weiter. Empörend für mich als Psychoanalytiker. Was für ein Verrat an einer Seele in Not. Eine absolut verwerfliche Dummheit. Die dadurch erneut produzierte Leere, eine retraumatisierte Schmerzenszeit, begleitete Sybille bis Mitte ihrer 30er-Jahre. Kleines Detail: Im „Who's Who" von 1971 ist Jacques Lacan als Vater von nur einer Tochter, Judith, aufgeführt. Die anderen Kinder verschwieg er aberwitzigerweise. Dieser Psychoanalytiker und Psychiater erlag, laut seiner Biografin, der Heuchelei und der Habsucht. Meine eigene Diagnose lautet: ein versteckter Minderwertigkeitskomplex, ausagiert im Größenwahn (Itten 2016).

Anlässlich eines Gesprächs über die Philosophie und Nazi-Vergangenheit Heideggers schwieg Lacan zu diesem Vorwurf. Später schickte er diesem ein gewidmetes Exemplar seiner „Écrits". Der Freiburger las das Buch des Parisers nicht, sondern schrieb an seinen Freund, den Daseinsanalytiker Medard Boss: „Mir scheint, der Psychiater bedarf des Psychiaters" (Roudinesco 1996, S. 231). Diese Aussage, von der Lacan keine

Ahnung hatte, zeigt, wie sehr sich Lacan im Philosophen, als Denker und Menschen, getäuscht hatte. Ein Nullpunktmoment des Schicksals höheren Blödsinns. Über Skandale, zu denen es in der Praxis von Lacan kam, schweigen zu müssen, war überdies eine Erfahrung, die etliche Studentinnen und Studenten des Meisters machten, als er die analytischen Lehrstunden auf wenige Minuten reduzierte.

Catherine Millot war 30 Jahre alt, als sie sich, 1974, mit dem sie umwerbenden 70-jährigen Lacan einließ. Als sie das Alter ihrer damaligen großen Liebe erreichte, schrieb sie ihr Erinnerungsbuch über einen Teil ihrer Beziehung. Sie erlebte Lacan als einen, der einen Ausweg suchte, „aus dem, was ihn in der Psychoanalyse quälte, aufseiten dieses Realen, das die Knoten zu verkörpern begannen. Doch gibt es einen Ausweg aufseiten des Realen? Das heißt des Unmöglichen, wie er selber sagte." (Millot 2017, S. 102) Das Echo in ihrer Erinnerung ist, dass eine Askese des Schweigens Lacan und sie öfters verband. Ihre Ideale zerschellten an den Eitelkeiten des Meinens. Die Suche nach dem Schweigsamen verschweigt das mögliche närrische Verhalten des Glücklichen.

> » Ich erinnere mich nur, dass ich gemerkt hatte, dass Lacan, ich weiß nicht mehr, bei welcher Gelegenheit, seine Gesprächspartner belogen hatte, und ich fragte ihn nach dem Grund dafür. Er leugnete es nicht und begnügte sich mit einem spaßigen Lächeln. Ich verstand die Botschaft: Er sei kein Mann, der sich der Wahrheit unterwirft. (ebd., S. 61)

Sie erlebte Lacan in ganz verschiedenen Situationen. Wenn er in einem Gespräch seine Fragen zu Themen, die ihn brennend interessierten, nicht unterbringen konnte, dann schwieg er. Dieses Schweigen brach er dann plötzlich, wenn ihn ein Geistesblitz traf. Dann sprach er neugierig in die Runde hinein, was für die anderen verstörend wirkte.

## ■ ■ Wortgewaltiger Verführer

„Lacan war ein Verführer und kein Diktator; er regierte durch das Wort und gemäß der Kunst der freiwilligen Knechtschaft" (Roudinesco 1996, S. 570). Er analysierte Frauen, mit denen er „fleischliche Beziehungen" hatte, und versuchte, Patientinnen zu verführen. Darüber wurde lange geschwiegen. Es war sein Leben, und er konnte tun und lassen, was er wollte. Wenn er aber die wirksame Abstinenzgrenze der Psychoanalyse überschritt, verabschiedete er sich als Psychoanalytiker und folgte seinen Trieben. Das ist seine Verantwortung. Als Psychoanalytiker ist er damit am Ende angelangt. Was immer er dann machte, es war keine Seelenheilkunst mehr. Lacan war geldgierig, empfing daher öfters PatientInnen noch im Morgenmantel in einem der zwei besetzten Sprechzimmer. Es galt, keine Zeit (Geld) zu verlieren. Als er langsam sein Gehör verlor, Absenzen hatte und seine Wutausbrüche mit Fausthieben verdeutlichte, begannen die Phasen des Schweigens.

Roudinesco (1996, S. 581) gibt die Aussage einer Patientin wieder, der zufolge sie von Lacan an den Haaren gezogen wurde, als sie schon auf der Couch lag, sich schweigend sammelte und, weil er ihre Stille nicht ertrug, von ihm angefahren wurde: „‚Sie werden jetzt sprechen!' rief er. Ich war geschockt und musste mich gegen diesen Übergriff verteidigen." Diese Patientin beschrieb das Klima als das eines allgemein gewordenen Wahnsinns, wo die Projektionen auf Lacan zurückgenommen werden mussten, da er nicht mehr derjenige war, der er einmal zu sein vorgegeben hatte. Die selbstverschuldete Verklärung seiner Schülerinnen wurde abrupt beendet. Mit 77 Jahren wurden seine Müdigkeit und seine Schweigephasen in den Seminaren spürbarer. Es ist eine spannende Synchronizität, dass Lacan das Thema „Die Topologie und die Zeit" behandelte, als er „in Gegenwart seiner Zuhörer, die ebenso schweigend und verdutzt verharrten wie er selbst, die Sprache" verlor (ebd., S. 588).

Weder er noch seine Anhänger wollten akzeptieren, dass dieser alte Mann krank sein könnte und daher seine Stimme verwelkte. Fantasiert wurde, der Meister schweige absichtlich, damit er feiner hinhören könne, er schärfe und läutere so seine Sinne. Lacan wurde vollkommen still und schweigsam. Seine Legende war so stark aufgeblasen, dass einige behaupteten, sie könnten ihn in seiner und durch seine Stille sprechen hören. Und was geschah? Seine Gegenwart wurde dunkler als die verklärte Vergangenheit, die verschwiegen wurde, um der Verwirrung willen.

Wie kann einer, als Psychoanalytiker und Psychiater, andere Menschen so in den Wahnsinn treiben? Gardez le silence. In seinem bereits erwähnten autobiografischen Roman „Il Male Oscuro" (1964) schrieb sich Guiseppe Berto (1914–1978) von den Wurzeln seines zehn Jahre dauernden seelischen Leidens her frei. Er folgte der psychoanalytischen Aufforderung Freuds, im Strom des Bewusstseins zu schwimmen und alles auszusprechen, was sich da zeigt. Die inneren und innigsten Geheimnisse werden verraten. Schuldgefühle umschleiern so anfangs diese Sprechkur. Dank der Äußerung der inneren Welt wird im Horchen in den Seelenraum der Stille eine stabilisierende Balance erlebbar, zwischen Äußern und Schweigen. Frei erzählen können, auf der Couch liegend, im Beichtstuhl kniend, oder auf dem weißen Blatt Papier beim Schreiben (Muschg 1981) und, heute seltener als früher, beim Plaudern am Lagerfeuer. Schweigend in die Flammen schauen. Die neue Sagbarkeit als Selbstbefähigung, die Wurzel allen erlebten Übels zu benennen. Fangen wir an.

**Lou:** Was gerade passiert, ist nicht passiert.

**Sam:** He?

**Lou:** (schweigt)

**Sam:** Typisch, du schweigst dich übers Verschweigen aus.

### ▪▪ Schweigen-Sammler

„Dr. Murkes gesammeltes Schweigen" ist einer der großen Witze der deutschen Literatur nach dem beinahe alles vernichtenden Zweiten Weltkrieg. Er stammt von Heinrich Böll (1917–1985). Dr. Murke, Angestellter eines Rundfunksenders, bearbeitet Tonbandaufnahmen. Unter anderem ist er damit betraut, aus Bändern dort Stücke herauszuschneiden, wo in Vorträgen oder Gesprächen nichts gesagt wurde. Diese Schnipsel fügte er zu einem eigenen Stillschweigeband zusammen. Das hörte er gerne zu Hause ab, ehrfürchtig und die Stille verehrend. Dieses Tonband muss nicht gelöscht werden, damit Ruhe einkehrt.

> ❯❯ Ich sammle Schweigen. Wenn ich Bänder zu schneiden habe, wo die Sprechenden manchmal eine Pause gemacht haben – auch Seufzer, Atemzüge, absolutes Schweigen –, das werfe ich nicht in den Abfallkorb, sondern sammle ich. (Böll 1968, S. 29)

Es gibt Bänder, bemerkt er seinem Kollegen Humkoke gegenüber, die geben nicht einmal „eine Sekunde Schweigen her". Von seinem liebsten Mädchen, Rina, wünscht er sich ein fünfminütiges Beschweigen, das er lustvoll aufzeichnet, um dann, wenn sie nicht in seiner Gegenwart weilt, ihr Schweigen, sein liebstes, abhören zu können. Für Rina ist es dann eine frische Wonne, nach der Mühe des Schweigens wieder sprechen zu dürfen. „Komm", sagt Dr. Murke zu ihr, „wir können ins Kino gehen." (ebd., S. 32) Der Techniker im Radio war glücklich, wenn er Dr. Murke eine Minute Schweigen schenken konnte.

Und wer jetzt über Dr. Murkes Spleen lacht, dem sei gesagt, dass z. B. die BBC in London spezielle Aufnahmen von vielen verschiedenen Schweige- und Stillemomenten gemacht und im Archiv gelagert hat. Nachtstille, Morgenstille, Schweigen in der Stube, Stille in der Garage oder im Bunker usw. Im Tonarchiv warten diese Aufnahmen darauf, für Radiohörspiele und andere Features hervorgeholt zu werden (Maitland 2009, S. 176).

#### ■ ■ Verschleierter Schostakowitsch

Julian Barnes kann als Autor nicht schweigen und beschreibt in seinem biografisch konzertierten Roman „Der Lärm der Zeit" über den russischen Komponisten Dmitri Dmitrijewitsch Schostakowitsch (1906–1975), dessen Ironie und seelenmusikalische Aufrichtigkeit. Diese wusste er zu nutzen. In bestimmten Momenten des Zusammenseins mit anderen Komponisten während der lebensbedrohlichen Stalin-Tyrannei wurden nicht Worte, sondern Töne gewechselt. Das war weniger gefährlich. Die gelebte Alltagswelt des unliebsamen Schweigens eines Künstlers, wo Risikobereitschaft in leichten Andeutungen benutzt werden mussten, damit die stalinistische Macht einem nicht auf die Schliche kam.

Wie wir Heutigen wissen, nahm sich die Macht nach den Worten der Dichter und Dichterinnen auch die Musik zur Reinigung und Umschulung vor. Stalin und seine Gang bestimmten, dass die russische Musik dem Volk gehört, genauer: dem proletarischen reinen Volk, gereinigt durch die Speerspitze der Revolution. Die menschliche Seele sollte neu, ingenieurhaft verdinglicht, bearbeitet und umstrukturiert werden. In dieser großen marxistisch-kommunistischen Revolution wussten einige Führer, wie Lenin, Trotzki und Stalin, genau, was richtig und falsch war. Sie meinten, ihre Sicht der Dinge sei der wirklich lange Marsch zum neuen Menschen. Nur, wie Barnes' Erzähler nüchtern bemerkt (Barnes 2017, S. 59): „Wer bearbeitet eigentlich die Ingenieure?" Die Hymnen der sogenannten Freiheit waren im wirklichen Leben erzwungene diktatorische Vorgaben einer trübseligen mechanisierten Vorstellung von Leben, in deren Schatten sich die nackte Existenzangst versteckte.

Im Roman wird an die Geschichte des Besuchs des gefürchteten Tyrannen im Moskauer Bolschoi-Theater erinnert. Stalin kam, um Schostakowitschs 1934 uraufgeführtes und bis zum Januar 1936 erfolgreiches Musikdrama „Lady Macbeth aus Mzensk" zu hören und zu bewerten. Dass Stalin diese Oper missfiel – er verließ mit seiner Clique in der Pause die Oper –, führte sofort zur künstlerischen und menschlichen Verbannung des Komponisten. So eine öffentliche Missfallenskundgebung des Diktators bedeutete in einigen Fällen das sichere Todesurteil. Dies befürchtete der nun öffentlich zu ächtende Schostakowitsch. Seine Oper verschwand von allen Spielplänen der Musikhäuser der Sowjetunion. Seine Musik wurde öffentlich geschmäht. Schostakowitsch jedoch komponierte weiter in der Tonart des ironischen Schweigens. Immer wieder und wieder die absichtliche Beunruhigung eines Musikers durch die Machthaber, um ihn nicht zur Ruhe kommen zu lassen. Schostakowitsch musste lernen, seine Musik listig und ironisch zu beschützen.

**»** Lass der Macht die Worte, denn Worte können Musik nicht beflecken. Musik entflieht den Worten: Das ist der Zweck, und darin liegt ihre Erhabenheit. (Barnes 2017, S. 80)

Der politische Lärm, die Marsch- und Kriegsmusik, machte nicht nur Musiker wie Schostakowitsch wütend. Die dumme Grobheit der Macht und deren Falschheit der Worte lassen bei vielen Menschen eine Stummheit aufkommen. Der Sarkasmus, als lästige Begleiterscheinung dieser Falschheit, ist ein schädlicher Lärm dieser Zeit. Für die sogenannte kommunistische Avantgarde der Parteiführung in dieser brutalen Zeit hatte die proletarische Reinheit den gleichen Stellenwert wie die arische für die Nazis.

» Als es unmöglich wurde, die Wahrheit auszusprechen – weil es den umgehenden Tod zur Folge hatte –, musste sie verschleiert werden. In der jüdischen Volksmusik verkleidet sich die Verzweiflung als Tanz. Also war Ironie die Verkleidung der Wahrheit. Weil das Tyrannenohr selten darauf eingestellt ist, sie zu hören. (ebd., S. 116)

Schostakowitsch wollte mit seiner Musik, seinen Liebsten und Nächsten einfach in Ruhe gelassen werden von den Parteioberen, die sich als Alleswisser ausgaben. Lenins Behauptung, die Kunst gehöre nur dem Volk und nicht den Künstlern, die sie hervorbringen, stahl vielen ihr Leben. Diese Machthaber und gleichzeitig Moralapostel des „Nichts-außer-ihnen" sind, vom Mond aus gesehen (und nicht nur von dort), dumm und ignorant. In jedem Land der Tyrannen ist es unmöglich, die Wahrheit zu sagen und nicht die Freiheit oder gar das Leben zu verlieren. So bringt jegliche einschüchternde Macht, welche über Leben und Tod entscheiden kann, die Masse der Menschen in ihrem Einflussgebiet zum Schweigen. Die absoluten Herrscher herrschen absolut und können jede und jeden totschweigen. Solcherart Machtgehabe geht manchmal lang, aber gewiss und zum Glück nie ewiglich. So dehnt sich Schweigen aus, weitet sich in den Horizont des Herzens. Einklang, Zweiklang, Mehrklang, in einen Klang bringen, ohne die Welt der Gefühle taub zu machen. Sich in Ruhe lassen mit dem, was kommt im Flüstern der Zeit. Musik, wie die von Schostakowitsch, wehrt sich gegen die absichtliche Zerstörung der Seele. Tote Machtseelen töten am liebsten Seelen, die strahlen und leuchten. Weil sie diese, neidisch und gierig, wie sie sind, nicht ertragen können. Tyrannen sind satanische Höllenproduzenten. Unter solchen Lebens- und Produktionsbedingungen nicht den Machtanforderungen zu entsprechen ist die richtige Antwort. Die Töne sind frei.

Arnold Schönberg schrieb in einem Vorwort zu Anton Weberns „Sechs Bagatellen für Streichquartett": „Möge ihnen diese Stille klingen!" (Berg 2013, S. 76) Der Klang der Stille, die Stille im Klang, Ausklang und Nachhall – was für eine neue kompositorische Anstiftung zum Hören. Wo das Noch-Hörbare in die Stille hinausklingt, hinübergeht in die uns berührende Ruhe musikalischer Erfülltheit. Dieses Ereignis der Klänge in der Stille, schweigende Passagen also, die sich im Echo wie von selbst auslösen. Wer dies schon erlebte, weiß, dass das kein geläufiges Schweigeritual ist. Das ist befriedigende, geräuschlose, segensreiche Erfüllung, Mysterium tremendum. Sich in diese Stille fallen lassen, bis die aufhorchende Wirklichkeit uns lächeln lässt.

#### ▪▪ Alles muss raus

Günter Grass (1927–2015) hat sich spät in seinem Leben über seine soldatischen Aktivitäten geäußert. Als 17-Jähriger zog er, wie viele seiner Generation, in den totalen Krieg. Er hatte in der Folge seine Geschichte etwas anders erfunden als die Tatsachen der verlorenen Kindheit dieser Kriegsgeneration ergaben. In einem Interview mit der „Frankfurter Allgemeinen Zeitung" gab Günter Grass zu, dass er Mitglied der

Waffen-SS gewesen war. Somit brach er sein öffentliches Verschweigen. Bislang hieß es in den Biografien des Schriftstellers und Literatur-Nobelpreisträgers, er sei 1944 als Flakhelfer eingezogen worden und habe dann als Soldat gedient. 61 Jahre nach Kriegsende sagte Grass: „Das musste raus, endlich." Er meint damit das Verschweigen seiner Mitgliedschaft in der Waffen-SS.

Wer, wie Grass, solch ein langes, für ihn schützendes Schweigen bricht, kann sich auf heftige Medienreaktionen in den Feuilletons gefasst machen. Da gehen dann die Besserwisser und Rechthaber der Nation auf einen alten Mann los, der mit sich endlich Frieden machen wollte.

Der Kriminalroman „Wer das Schweigen bricht" (2011) von Mechthild Borrmann beschäftigt sich mit den inneren und äußeren Wirren von sechs jungen Menschen, die sich 1939 das Versprechen gaben, in der schrecklichen Nazi-Zeit immer füreinander dazusein. Ein Verrat dieses Freundschaftsversprechens wird mit dem Tod bestraft. 60 Jahre nach diesen Schwüren zur Verschwiegenheit entdeckt ein Nachkomme den SS-Ausweis eines Unbekannten im Nachlass seines Vaters. Auf seiner Suche der Wahrheit dieses Unbekannten begegnet er einer Journalistin, die sich dieser Geschichtsnachforschung annimmt. Das Schweigen in der Vergangenheit, das vergehende Schweigen wird aufgebrochen. Was ans Tageslicht und zu Gehör kommt, ist dunkler als dunkel. Das denkbar Schlimmste, dargestellt in diesem Krimi, ist, dass die Erinnerung, die Vorstellung dessen, was anscheinend einmal gewesen ist, nicht mit der Wirklichkeit übereinstimmt. Was einmal in die Welt gebracht worden ist, kann zwar verschwiegen, aber nie mehr ungeschehen gemacht werden.

Spurensicherungen mit Echolot. Nicht mehr miteinander zu reden macht das Ungesagte in der hörbaren Wahrheit zu einer Lüge. Ab wann verlieren wir uns im Gestrüpp der verlogenen Worte? Die Antwort ist: Schweigen. Ein stilles Nicken ist ein Zeichen fürs Zugeben dessen, was nicht ausgesprochen werden kann oder darf.

Schweigen will gelernt sein, damit im Sprechen etwas gesagt werden kann. Es wird so viel gelabert, geschwätzt, geplaudert – ohne jeglichen Inhalt. Diese gewisse Leere ist wie ein erlöschendes Feuer. Selbstverständlich gehört, so weit sind wir schon im Nachdenken über Silentium gekommen, doch das Unvermögen, das Unaussprechliche auszusprechen, in den genehmen Wirkbereich des Verschweigens. Trotzdem ist in jeder und jedem der große Wunsch, die eigene Stimme, die wir in uns finden können, voll zur Geltung zu bringen. Es gibt sie, die innere lebendige Kraft, welche einigen von uns Menschen ermöglicht, das kreative Selbst mit den dafür notwendigen Übungen wort- und sprachgewandt werden zu lassen. In der eigenen Freiheit, im Vertrauen auf das eigene innere Gespür, von der Sprache so eingenommen zu werden, damit die eigenen Stoffe fürs Schriftstellern sich im eindeutigen, eigenen Stil lesbar machen können. Dies ist eine Wirklichkeitsmachung der eigenen Anschauung der Welt. Die meisten erfolgreichen Schriftsteller und Schriftstellerinnen, wie Alice Munro, V. S. Naipaul, Doris Lessing und J. M. Coetzee, vertrauen darauf und getrauen sich, diesen Weg des Entdeckens in der ihnen jeweils zur Verfügung stehenden Sprache zu gehen (Sampson 2016, S. 146).

#### ▪▪ Schweigende Sonne

Aus der Welt der Künstler, in der das Verschweigen von Erlebnissen, wozu auch immer, Tradition hat, schildert Marina Picasso, deren Großmutter Olag Kokhlova (1891–1955) im Jahr 1918 Pablo Picasso (1881–1973) heiratete und mit ihm bis 1935 zusammenlebte, folgende illustre Begebenheiten. Ihr Vater Paulo (1921–1975) war der erste Sohn des Meisters. Ihr Buch „Und trotzdem eine Picasso" ist eine Erzählung aus ihrem Leben als Kind, Jugendliche und Erwachsene im Schatten der bis dahin verschwiegenen traumatischen Dunkelheit ihres Aufwachsens als eine Picasso. Ihr Vater war ein von Großvaters Gnaden abhängig gemachter Berufssohn. Ihr Bruder nahm sich zwei Tage nach dem Tod des Großvaters das Leben. In einem Interview mit einem „Spiegel"-Redakteur (1. Oktober Lacan 2001, S. 240) sprach sie endlich aus, was sie jahrzehntelang verschweigen musste. Sie sagte:

» Picasso duldete keine starken Charaktere in seiner Umgebung. Er wollte, dass alle anderen schwächer waren als er. Deshalb hat er alle um sich herum ausgequetscht – wie seine Farbtuben. Mein Bruder und ich wurden regelrecht benutzt. Wir sollten verfügbar und in der Nähe sein, aber nur, um dann regelmäßig abgewiesen zu werden. Er war gierig nach dieser Art von Macht.

Alle Personen um Picasso herum waren ihm in dieser an Größenwahn grenzenden Macht der Erniedrigung ausgeliefert – ob Gattinnen, Geliebte, Kinder oder Enkel. Diese Macht auszuüben brachte ihm den Genuss, nach dem er süchtig war. Sie beschreibt, wie ihre Eltern nur schwache Figuren in seinem Machtspiel waren.

Der kleinwüchsige Pablo Ruiz aus Málaga war ein Großmeister im Malen und Stellen von Beziehungsfallen. Sein Sohn, Marinas Vater, wurde regelrecht zu einem Taugenichts herangezüchtet. Seine Höflinge nannten den Alten „Sonne", die nicht gestört werden wollte. Der Junge wurde ein Klumpen eines Meteoriten, draußen vor dem Tor. Gefangen im Nicht-weggehen-Dürfen, leeren Blickes, verzweifelnd daran, dass er die väterliche Liebe, die er immer noch suchte, nicht bekam. Dann wurde er selbst seinen Kindern ein unverlässlicher, absenter Vater. „Du kannst nicht einmal richtig erziehen, sie brauchen einen verantwortungsbewussten Vater", wurde Marinas Vater von seinem Vater vor den Kindern abgekanzelt (Picasso 2015, S. 79). Wehe! Keine Widerrede, sonst reagiert der Maler gekränkt, verärgert und öffnet seinen Geldbeutel nicht. So wurde das Schweigen des Sohnes reflexartig eingeübt. Es folgte das stille Schluchzen der kleinen Marina und ihres Bruders Pablito. Die Kinder fühlten sich, wie Abertausende andere, in solchen sozialen Situationen schuldig, überhaupt dazusein. Ihre betrunkene Mutter war dann keine tröstende Hilfe, sondern klagte, Maestro Pablo versuche ihr Schweigen mit dem Geld zu kaufen, das er dem Vater der Kinder, von dem sie nach drei Ehejahren geschieden worden war, zusteckte, wenn dieser einen Bettelgang unternahm. Jede Woche das gleiche Ritual der Erniedrigung.

Marina Picasso beschreibt, wie sie sich 14 Jahre lang einer Psychoanalyse unterzog. Auf der Couch durchlebte sie nochmals ihre Kindheitserinnerungen mit all den vielseitigen Gefühlen, die wie bei uns allen das junge Leben prägten und formten. Auf der Couch liegend, in dieser genialen Redekur, besuchen wir, die das mitmachen, intern die Orte der Ohnmacht, des Leidens, des Verschweigens. Von dort her kommen wir ins treibende Sprechen aus dem Innersten der Seele heraus. Das kleine Kind, das sie war, muss nicht mehr auf Anpassung achten, damit die Eltern und der Großvater vergessen, dass die zwei Kinder eine Belastung für sie sind. Einzig Großmama Olga war in ihrer Art eine pure Glücksbringerin. Speziell finde ich, dass Marina und Pablito, im Unterschied zu den späteren Enkeln des Meisters (Kinder von Maya, Claude und Paloma), nie von ihm porträtiert wurden. Malerisches Schweigen.

Manchmal schaffte es Marina sogar auf der Couch und im geschützten Sprechzimmer nicht, auch nur ein einziges Wort hervorzubringen.

» Schweigen: ein Schweigen, das ausgefüllt ist mit Schreien, die nicht mehr herauskommen wollen, mit Tränen, die mich ersticken … und von weit her die Stimme des Therapeuten: „Das war es für heute, Madam." Das Gespräch hat zwanzig Minuten gedauert. Ein stummes Gespräch. Ich fange laut an zu schluchzen. (Picasso 2015, S. 59)

Das Klingeln der Seele kann nicht abgehört werden. Sie schweigt und würgt die Gefühle des Bedauerns, der verpassten Liebe, der Sehnsucht danach, gesehen und wahrgenommen zu werden, hinunter. In ihr verdichtet sich dies alles in einem explosiven Klüngel von Hass und Rache. Das schmerzt. Schweigen aus ihrer Lebensmüdigkeit heraus. Schweigsamer werden, bis die letzten Worte vertropfen und Sprechen in der Einsamkeit der Stille sinnlos wird. In diesem Wachen über und auf das, was noch innerlich gehört werden könnte, bricht eine alles überwältigende Ruhe aus. Totenstille.

In diesem Beziehungsgeflecht wird so viel Verschwiegenes verknotet, zusammen mit dem patriarchalen Befehl, darüber striktes Stillschweigen zu bewahren. Es werden von Picasso Regeln dafür aufgestellt, die wie Schutzwände des Schweigens gegen das Erkennen dieser Regeln dienen. Das werden dann, innerhalb einer Familie oder Sippe, die kollektiven Strukturen des Verschweigens. In seinem Buch „Knoten" beschrieb der Psychoanalytiker R. D. Laing solche operative Strategien wie folgt:

» Sie spielen ein Spiel. Sie spielen damit, kein Spiel zu spielen. Zeige ich ihnen, dass ich sie spielen sehe, dann breche ich die Regeln, und sie werden mich bestrafen. Ich muss ihr Spiel, nicht zu sehen, dass ich das Spiel sehe, spielen. (Laing 1972, S. 7)

Als Marinas Bruder nach sechs Wochen voller Qualen als Folge eines Selbsttötungsversuchs im Sterben liegt, meldet sich endlich sein absenter Vater. Marina ist gerade bei Pablito. Sie flüstert ihm ins Ohr: „Vater ist da. Er möchte Dich sehen." Sprechen erschöpfte Pablito. „Er lächelt mit traurigem Blick und flüstert mir zu: ‚Sag ihm, es ist zu spät. Ich habe ihm nichts zu sagen.'" (Picasso 2015, S. 153) Lange dachte Marina, dass ihr Großvater an allem Elend in ihrer Familie schuld sei. Jedoch: „Eingesponnen in sein Werk hatte er jeden Kontakt zur Wirklichkeit verloren und sich in eine innere Welt zurückgezogen, zu der es keinen Zugang gab." (ebd., S. 177) Großvater war selbst in einer für andere unzugänglichen Stierkampfarena gefangen.

Picasso wollte über alle verschiedenen Stil- und Ausdrucksrichtungen, die er beherrschte, zusätzlich seine eigene, alle anderen überragende Stilrichtung hervorbringen. Sein Egoismus war sein Antrieb und sein Verhängnis. Er konnte sich niemandem unter seinen damaligen Pariser Freunden anvertrauen. Er musste schweigen, bis er seine Pinsel in die Hand nahm. Das Malen beunruhigte ihn und verdeutlichte für ihn manche seiner Beziehungsverzweiflungen. Was von ihm in anderen Menschen, wie in Dora Maar, bewundert und geschätzt wurde, musste er, wie unter Zwang, erniedrigen und/ oder zerstören. „Er quälte sie, war aber gleichzeitig stolz auf ihre Intelligenz, ihre Talente und ihre Stärke." (Stassinopopoulos Huffington 1989, S. 250)

Marie Françoise Gilot, die erfolgreiche französische Malerin, Grafikerin und Buchautorin, lernte mit 21 Jahren den damals 40 Jahre älteren Picasso kennen. Dieser war zu dem Zeitpunkt noch mit Dora Maar zusammen. Sechs Jahre später zog sie bei ihm im südfranzösischen Vallauris ein. Vielen von uns ist das Strandfoto, in dem der Maestro die glücklich lachende, vor ihm schreitende Gilot, mit einem Sonnenschirm beschattet, bekannt. Sie gebar ihrem Liebsten zwei Kinder, Claude und Paloma. Als sie eines schönen Tages Picasso mit seinen neuen Frauengeschichten konfrontierte, stritt er alles ab. Sie sah das so:

> » Er leugnete, dass es eine dritte Person gebe, und wie immer sie die Frage stellte, bestritt er immer wieder. Das war der Fehler. In einer Beziehung machen beide Seiten Fehler, aber das war ein untragbarer Fehler. „Ich hatte seine lange und ereignisreiche Vergangenheit akzeptiert; ich hatte hingenommen, dass sie immer wieder in unser Leben eindrang, und ich hätte sogar die Gegenwart akzeptiert, wenn er aufrichtig gewesen wäre. Dass er sich aber weigerte zuzugeben, wovon alle sprachen, und mich wie einen Idioten behandelte, konnte nur bedeuten, dass er mir den Rest meines Selbstbewusstseins rauben wollte, der mir noch geblieben war." (Stassinopopoulos Huffington 1989, S. 387)

Nach zehn Jahren ihrer Beziehung tat sie etwas, das bisher keine Frau getan hatte. Sie verließ Picasso und zog nach Paris zurück.

Nicht nur Frauen wehrten sich gelegentlich, sondern auch Männer. Alberto Giacometti (1901–1966) lehnte es ab, von seinem sogenannten Freund manipuliert zu werden. Der 70-jährige Picasso war wütend:

> » „Ich kann Leute nicht ausstehen, die nein zu mir sagen", rief er. „Und ich habe kein Interesse, mit dir befreundet zu sein, wenn ich nicht ja oder nein sagen kann, wie es mir gefällt", erwiderte Giacometti. „Ich bin in meinem Leben an einem Punkt angelangt", fuhr Picasso fort, „an dem ich mich von niemandem kritisieren lasse!" Giacometti behielt das letzte Wort: „Dann ist das der Punkt, an dem ich gehe und nicht mehr zurückkomme!" Das war das Ende der Freundschaft. (ebd., S. 392)

Als Gilot ihr „Leben mit Picasso" (Gilot und Lake 1965) veröffentlichte, zuerst als Fortsetzungen in Paris-Match, versuchte Picasso, dies gerichtlich zu stoppen. Er verlor den Prozess am 22. März. Drei Tage später klagte er den Verleger an; er konnte und wollte keine Ruhe geben, bis er diese Lebenserzählung seiner ehemaligen Geliebten und der Mutter zweier seiner Kinder zum Schweigen gebracht hatte. Das Gericht ließ ihn Mitte April 1965 abblitzen. Er ging in Berufung. Er wollte dieses Buch seiner ehemaligen Lebensgefährtin beschlagnahmen und vernichten lassen. Über 40 Personen aus Kultur und Akademie, ansonsten Vertreter der Redefreiheit, unterzeichneten ein Manifest zugunsten Picassos, dieses „Schwindelwerk", wie sie es nannten, zu verbieten. Der Staatsanwalt vor dem Berufungsgericht wird folgendermaßen zitiert: „Picasso hatte Françoise auf seinen Bildern so dargestellt, wie er sie sah; und sie ihn in ihrem Buch so geschildert, wie sie ihn sah." (Stassinopopoulos Huffington 1989, S. 463)

Am Tag, nachdem Gilot in diesem Berufungsfall gewonnen hatte, klingelte bei ihr das Telefon. Picasso war dran. Es war das erste Mal seit zehn Jahren, dass sie seine Stimme vernahm. Er gratulierte ihr zum Sieg, da er eigentlich nur Siegerinnen möge. Er hatte es nicht geschafft, Gilots glaubwürdige Stimme zum Schweigen und Verstummen zu bringen. Seine und ihre vergangene Wirklichkeit wurde nicht zerstört.

Was sagt uns das alles über Picasso und Menschen, die sich ähnlich verhalten? Sie spielen ein Spiel, kein Spiel zu spielen. Picasso gab selbst zu, dass er, wenn er

Françoise anschreie, ihr unangenehme, sie erniedrigende Dinge sage, dies nur tue, um sie emotional abzuhärten. Gleichzeitig, so gab er zu, wollte er damit erreichen, sie wütend zu machen. Er wollte von ihr angeschrien werden. Sie aber, hielt sich zurück. Françoise schwieg ihn in solchen provozierenden Situationen jeweils an. Sie verlor ihre Contenace nicht.

Nun spielen Sam und Lou eine Szene von Pablo und Françoise kurz nach:

**Sam:** Du schuldest mir alles, was du geworden bist.

**Lou:** Diese Aussage ist ungeheuerlich dumm.

**Sam:** Du bist ein undankbares Geschöpf.

**Lou:** Deine Gegenwart ist nicht mehr die meinige.

**Sam:** Hau ab.

**Lou:** Gut, ich geh und seh dich nie wieder.

**Sam:** Niemand verlässt mich. Ich bin der, der verlässt.

**Lou:** (steht schweigend auf und geht aus dem Restaurant hinaus)

**Sam:** Du machst mich krank, du tötest mich.

**Lou:** (ist schweigend gegangen, dreht sich nicht mehr um)

## ▪▪ Sprechen oder schweigen?

Andere Länder andere Sitten, sagen wir. Das gilt auch für anderes situatives Schweigen und kulturbedingtes Reden. Schweigen ist ein Handlungsmuster, das, wenn uns ein kultur- oder klassenfremdes Schweigeverhalten begegnet, richtig und/oder falsch gedeutet werden kann. Keith H. Basso beschreibt in seiner Anthropologie des Stammes der Apachen, deren Kommunikationsverhalten er untersuchte, sechs Arten von Situationen, in denen kulturell bestimmtes Nichtreden vorgeschrieben ist. Diese Schweigeverhaltensregeln sind wie Tipps, damit die Person sich in der sprachlichen Mehrdeutigkeit, Deutungsunsicherheit und der Unvoraussagbarkeit der sozial gegebenen Beziehungen (kinship) zurechtfindet (Basso 1972). Schweigen kann in diesen Momenten dann sowohl Ausdruck der inneren Würde als auch Schutz vor einer Blamage sein.

Verschwiegenheit, so erkennen wir, ist universell. Alle Gesellschaften haben kulturelle Normen, welche in den rituellen, religiösen, wirtschaftlichen, sozialen und politischen Anschauungen zum Tragen kommen. Rituale und Tabus kennen wir alle. Wir kennen die kultischen Geheimnisse, wir lernen als Aufwachsende, welche Themen unserer Sippe, unseres Stammes oder unserer Gesellschaft nicht besprochen werden dürfen.

Astrid Stedje nennt das in ihrer umfassenden Auflistung von kulturellem Verhalten das „rollenbedingte Schweigen" (Stedje 1983, S. 16). Das gilt vor allem zwischen den Geschlechtern. Wir kennen das alle aus eigener Erfahrung. Sie wagte nicht den Mund aufzutun. Er hing an ihrem Mund, und ihre Worte machten ihn stumm. Als Zeichen der Klugheit und Weisheit gehen wir – gelernt ist gelernt – sparsam mit unseren Worten um. Schweigen will geübt sein. Manchmal können wir trotzdem nicht schweigen, das ist gut so. In manchen Auseinandersetzungen, in Paaren und in Freundschaften, geschäftlichen Beziehungen und unter Kollegen und Kolleginnen, ist es ratsam, jeweils abzuwägen, wann ich mich in Schweigen hülle und wann ich kein Blatt vor den Mund nehme.

Schweigen ist ein Sich-ohne-Worte-Mitteilen. Wo Worte versagen, übernehmen die Klänge. Es können Tränen sein, die unsere Stimme ersticken. Wir kennen das Stummwerden vor Schmerz. Ergriffen schweigen nach einer Todesmeldung eines geliebten Menschen. Einigen von uns verschlägt der von solchen Nachrichten ausgelöste Schock die Stimme. Dann sitzt eine da, ist in sich gekehrt, schweigend versunken, stumm. Vielleicht hört sie den summenden hohen Tinnitus. Gleichzeitig kennen wir, was die Picasso-Geschichten verdeutlicht, wie verächtliches, erniedrigendes, kühles und hochmütiges Schweigen geht. Die Seinigen haben so Unsagbares mitgemacht, worüber sie erst viel später reden und schreiben konnten. In dieser zwischenmenschlichen Situation konnten sie meist nichts Weiteres tun, als den Maestro stumm anzusehen. Falls er ihnen in die sprechenden Augen geschaut hat, sah er dort die verschwiegene Enge, in der er sie durch seine schweigende Ablehnung zu seinem Machtgenuss stumm gefangen hielt.

Der Filmemacher Thomas Mitscherlich, ein Sohn des einst berühmten Psychoanalytikers Alexander Mitscherlich (1908–1982), machte sich Gedanken über seine Beziehung zu seinem Vater und dessen Beziehung zu ihm. „Es fiel uns nicht leicht, über einander zu reden, es bestand die Gefahr, einander zu kränken oder gar etwas wegzulassen, was wir bei anderen nicht leiden konnten." (Mitscherlich 1988, S. 151) Sein Vater hatte in seinen Memoiren „Ein Leben für die Psychoanalyse" (1980) seine sieben Kinder mit keinem Wort gewürdigt. Der große Redner, der viele missliche Situationen seiner Zeit schamlos ansprach, etwa die Unmöglichkeit vieler Deutschen, nach dem verlorenen Krieg zu trauern, schwieg sie aus seinem Leben heraus. Thomas und seine Geschwister waren erstaunt darüber. Dieser Stachel saß. Der Junior drehte danach den Film „Vater und Sohn". Er fragte sich, warum ein Nicht-erwähnt-Werden in der Lebensbeschreibung seines Vaters für ihn so kränkend ist. Thomas empfand das, „ als sei man vom eigenen Vater nicht gezeugt". Und: „Erst setzt er einen in die Welt, und dann ist man ihm nicht wichtig." (ebd., S. 152) Das Verschwiegene, nicht Hingeschriebene ist für einen Sohn kränkend, umso mehr, als sein Vater ihn und seine Mutter, als er elf Jahre alt war, für eine andere verließ.

Ein weiterer Mann, der sich mit Schweigen zwischen Sohn und Vater beschäftigte, ist der Schriftsteller Lars Brandt. Er durchlebte sieben Jahre lang einen Kontaktabbruch mit seinem Vater. Diese, seine Lebensepisode interessierte mich brennend, da ich selbst eine unfreiwillige, seelisch schmerzhafte und tief irritierende fünfjährige Schweigephase (1955–1961) zwischen mir und meinem Vater erleben musste, als er mit meiner Mutter in China weilte. In seinem Buch „Andenken" beschrieb Brandt einfühlsam, wie es ihm, seiner Schwester und seinen beiden Brüdern in der Familie erging. Die Vorherrschaft des öffentlichen Lebens des Politikers und ehemaligen sozialdemokratischen Bundeskanzlers Willy Brandt (1913–1992), ihres Vaters, wurde kaum gebrochen.

> **»**  Die Brücke zwischen uns stand, und sie blieb passierbar – bis zu einem
> Loyalitätsbruch, den ich ihm lange nicht verzeihen konnte. (Brandt 2006, S. 136)

In einem Interview zum Erscheinen seines Nachdenkens über den Vater, sich selbst und ihre Beziehung zueinander wurde Lars Brandt gefragt, wie es kam, dass er nach sieben Jahren des Schweigens wieder mit seinem Vater redete, als dieser mit Darmkrebs sterbenskrank wurde. Brandt antwortet: „Wenn man ehrlich ist, lässt sich nicht jede seelische Situation zwischen Menschen auflösen, und dann ist das Fragezeichen am Ende eines Satzes oft besser als das Ausrufungszeichen." Gefragt wurde er außerdem, warum er so lange den Kontakt zu Willy Brandt abgebrochen hatte. Lars Brandt sagte, sein Vater und er mussten immer Einiges für das gegenseitige Verständnis tun.

> Ich war nie in einer Partei. Ich habe immer eine private Existenz geführt. Und er war immer ein Mensch, der in der Öffentlichkeit stand und Ämter übernommen hat. Das ging alles gut, solange wir uns bewusst waren, dass es uns etwas abverlangt. Und dieses Interview, das er mir auch noch selber zuschickte, brachte für mich klar zum Ausdruck, dass er sich dessen nicht mehr bewusst war. Er war sich nicht mehr im Klaren, was das uns beiden abverlangte. Ich war entsetzt über diesen Loyalitätsbruch und habe nichts mehr von ihm wissen wollen. (Steinleitner und Brandt 2014)

Beide haben nie über diesen Vorfall, der ein sieben Jahre währendes Schweigen auslöste, geredet. Wir wissen daher, leider, nichts über den Inhalt dieser Loyalität, die vom Vater gebrochen wurde. Brandt (2006, S. 136) schreibt:

> Absurditäten drückten seinem Leben ihren Stempel auf, der auf alle abfärbte, die damit zu tun hatten, weil über nichts gesprochen wurde.

Seinen wenige Kilometer entfernt lebenden Vater sah Brandt jahrelang nur im Fernsehen. Kein Kontakt mehr im langen Schweigen. Der Draht war zerschnitten. Die tödliche Krankheit ermöglichte das Legen einer neuen Mitteilungsverbindung.

Schon der sogenannte Jesus-Gottvater hat seinen Gottessohn geopfert. Diese Symbolik hängt weiterhin in vielen Kirchen herum. Im Bergkirchlein Fex Crasta, oberhalb Sils Maria, sah ich inmitten des mit vielen Fresken versehenen Chores ein Bild, in dem Gottvater das Kreuz des gequälten Gottsohnes in seinen beiden Armen aufrechthält. Oberhalb des Kopfes des Leichnams ist der heilige Geist bzw. die heilige Geistin am Schweben. Schweigen. Starr der Gottesblick, der diesem Bildnis gegeben wurde.

**Sam:** Warum reden wir nicht über das Verschwiegene in unserer Familie?

**Lou:** Bitte frage nicht, du möchtest die Antwort gar nicht wissen.

**Sam:** Ich bitte dich.

**Lou:** Wir reden in unserer Familie nicht über diese Dinge.

**Sam:** Dieses Verschweigen verneint die Scham, welche sich über uns legt wie ein Nebel.

### ■■ „MeToo"

Die feierliche und würdevolle Stille ist in unserer Gesellschaft seit längerem am Verschwinden. Schweigen, Stille und Pause. Der Sprachwissenschaftler Klaus Zimmermann beschäftigte sich mit dem intentionalen und nichtintentionalen Schweigen innerhalb seiner Überlegungen zur Theorie des kommunikativen Handelns, zu dem er das Schweigen zählt: „Nicht jedes Nicht-Reden ist Schweigen." (Zimmermann 1983, S. 38) Es kann eine behutsame Vorbereitung darauf sein, die Wahrheit des Erlebten auszudrücken. Sein Kollege Eviatar Zerubavel (2006), Professor für kognitive Soziologie an der Rutgers University, hat in seiner dichten Studie zum Schweigen und kollektiven Verschweigen auf das oft mutige Ansprechen dessen, was in Wahrheit wirklich wahrgenommen wird, hingewiesen. Das Märchen von „Des Kaisers neuem Kleid" wirkt hier wie eine Hintergrundmusik. Es ist ein Kind, das die ganze Wahrheit aussprach, der die Erwachsenen um es herum auszuweichen versuchten. „Der Mann ist ja nackt."

Im Hebräischen haben die Wörter „still sein" und „gelähmt sein" die gleiche Wurzel. Wir reden nicht über das, was wir nicht bereden können. Wir reden nicht darüber, dass wir über das, was wir nicht bereden, verschweigen. Dass es trotzdem möglich ist, solch ein doppeltes Schweigen zu durchbrechen, zeigt die folgende, aktuelle Geschichte.

Seit Mitte Oktober 2017 werden die machtmissbrauchenden, sexistischen und übergriffigen Akteure in der Filmbranche öffentlich beim Namen genannt. So geschah es im Fall Harvey Weinstein. Es ist immer noch heikel, wie viele ihrer Opfer erfahren müssen, diese verbrecherischen Verhaltensweisen anzusprechen und Täter zu benennen. In den ersten drei Tagen, nachdem „#metoo" eingerichtet wurde, meldeten sich 1,2 Millionen Tweets darauf. Viele Mitwisser hatten geschwiegen und weggeschaut. Nun wurden das System der Männermacht und das Ausgeliefertsein der jungen Frauen in der Welt von Theater und Film einmal klar und deutlich bloßgestellt. Den Mund aufmachen, sich nicht verführen lassen von mächtigen, größenwahnsinnigen und dennoch sich innerlich minderwertig fühlenden Männern, komplizenschaftes Verschweigen. Ahr et al. (2017, S. 13) fragten sich, warum so viele Zeugen dieser Vorfälle „so lange geschwiegen, statt sein [Weinsteins] wahres Ich offenzulegen", nachdem offenkundig geworden war, wie viele Jahre diese Missetaten schon in den inneren Kreisen Hollywoods und New Yorks (wo Weinstein lebte) bekannt waren. Neben den betroffenen Frauen, die individuelle Schutzgründe gehabt haben, „es" als Opfer nicht öffentlich bekannt zu machen, sind mittlerweile viele berühmte und einflussreiche Regisseure und Schauspieler darüber verwirrt, dass sie selbst so lange zu diesem verbrecherischen Machtspiel Weinsteins geschwiegen haben. Ahr et al. (2017) listen in ihrem Artikel u. a. Quentin Tarantino, Jeff Vespa, Brad Pitt und Scott Rosenberg auf. Diese Männer fühlten sich alle abhängig von Weinsteins Aufträgen. Sie schwiegen aus Scham, Feigheit und Verdrängung, nicht sofort die Öffentlichkeit informiert zu haben, als sie diese Missbräuche von Macht bemerkten. Das Machtmuster, welches Weinstein benutzte, war: Ich helfe dir, mache dich groß, berühmt und reich – und du schweigst als Gegenleistung über das, was du weißt. Hollywoods mafiöses Gebot der Omertà. All diese Männer, die mit Weinstein mehr als kollegial verbandelt waren, sind mindestens zehn Jahre jünger als er.

Die Wochenzeitung „Die Zeit" berichtete von einem Zwischenfall bei einer Pressekonferenz, als sich ein Journalist für eine Journalistin einsetzte, die Weinstein eine kritische Frage zu einem Filmprojekt gestellt hatte. Das passierte dem Produzenten selten. Seine beleidigende Antwort war ein abwertendes sexuelles Schimpfwort. Der im üblichen größenwahnsinnigen Modus agierende Weinstein flippte aus. Er stieß den Journalisten die Treppe des Hotels hinunter, verprügelte ihn vor der versammelten Truppe von Journalisten und Fotografen. Nie ist ein Bild oder ein Bericht über diesen Vorfall in den Zeitungen erschienen. Warum wohl? Druck, Machtsystem, Einfluss. Wenn es sein musste, konnte der unangenehme Weinstein direkt in die Redaktion gehen und dem Chefredakteur sagen, was Sache sei. Mit Aufträgen für Bücher und Ähnliches ließen sich diese Männer ködern. Somit funktionierte das Schweigesystem mit „Drohen, Bestechen, Erpressen, Belügen, Einschüchtern" (Ahr et al. 2017, S. 14).

Die sexuell belästigten Frauen waren Opfer von grenzüberschreitendem Verhalten und schwiegen aus Angst, Scham, Unsicherheit, Selbstzensur (mit inneren Selbstvorwürfen), und weil sie meist allein gelassen wurden, mit Rationalisierungen. Aber die erste mutig erhobene Stimme, die der Schauspielerin Ashley Judd, deren Aussagen am 5. Oktober 2017 in der „New York Times" publiziert wurden, reichte – weil durch andere Frauen dutzendweise bestätigt –, um das Machtsystem der Demütigungen dieses monströsen, größenwahnsinnigen Mannes, dessen Deckung das mit Geld und Erfolg gekaufte Schweigen seiner Freunde und Kollegen war, zum Einsturz zu bringen.

Die Autorin und Journalistin Alev Scott berichtete in ihrem Essay über den Typus Weinstein im Verlagswesen, wie sie als 27-Jährige von einem berühmten Autor für ihr erstes Buch gelobt wurde (Scott 2017). Er lud sie zum Mittagessen ein, dann zu einem weiteren, mit anschließendem Antrag. Sie konnte sich loswinden und so taktvoll wie möglich einen sicheren Abgang machen. Zu ihrem Glück. Er sagte ihr, er möge sie wiedersehen, aber nur wenn sich die „Dinge" zwischen ihnen entwickelten. Seit damals ist Scott auf den Mann wütend. Sie wurde wie ein Ding behandelt. Das war, wie sie schreibt, ihr Weinstein-Moment. Sie fühlte sich lange schuldig, weil ihr Schweigen es ihm ermöglichte, sich anderen jungen Frauen gegenüber ebenso abwertend und übergriffig zu verhalten. Heute würde sie sofort zur Presse gehen, um diese ekelerregende Angelegenheit zu beenden. Das empfiehlt sie uns allen. Weinstein konnte mehr als 50 Frauen in dieser Art belästigen, nötigen und sexualverbrecherisch behandeln, weil das Schweigen im Schmerz stärker war als der erste Impuls, loszuschreien.

Die Scham, die das Opfer empfindet, dass ihm so ein grenzen überschreitendes Verhalten geschah. Flüchten oder standhalten und sich vom leiblichen Impuls der Wut mitnehmen lassen und sich mit dieser eigenen Kraft wehren können. Die eigene Hand oder den Fuss aufs heftigste ausrutschen lassen. Das ist der seelischen Gesundheit zuträglich. Hier ist darüber zu reden Gold wert. Das stärkt die eigene Selbstsicherheit und das Selbstvertrauen. Die unangenehmen Wahrheiten dieser rücksichtslosen und belästigenden Verhaltensweisen, die die Weinsteins nicht nur in Hollywood an den Tag (oder in die Nacht) legen, für alle hörbar ansprechen.

Der 29-jährige Ronan Farrow hat im „New Yorker" nach zehn Monaten akribischer Recherche diese Lawine der Offenlegung der schwerwiegenden jahrelangen Missbräuche Weinsteins losgetreten. Als Sohn von Mia Farrow und Frank Sinatra. Früher, als er noch dachte, Woody Allen, der nach ihrer Ehe mit Sinatra Mia Farrow als Gatte beglückte, sei sein Vater, sprach er über dessen Missbrauch seiner Schwester Dylan. Als Allen eine andere seiner Schwestern heiratete, schäumte Ronan vor Empörung. Seine Schwester Dylan erläuterte in einem offenen Brief an die „New York Times" im Jahr 2014, wie das System der Schweigemacht „die Opfer sexuellen Missbrauchs im Stich lasse" (Misteli 2017), derweil Täter wie ihr Vater die Öffentlichkeit mit lauten Abwehrworten, geliefert von PR-Organisationen, beherrschen und kritische Journalisten durch Androhungen rechtlicher Schritte zum Schweigen bringen können.

Baumgärtner et al. (2017) berichten, wie das Brechen des Schweigens – zumeist von Frauen, aber auch einigen Männern, die über ihre erfahrenen sexuellen Belästigungen im Alltag berichten – eine Informationswucht erzeugen. Die Academy of Motion Picture Arts and Sciences hat, wie auch das von ihm geleitete Filmproduktionsunternehmen, Weinstein ausgeschlossen. In der Unterhaltungsindustrie war es ja normal, junge Frauen sexuell zu belästigen und auszunützen.

» Die Täter leben vom Schweigen der breiten Masse. Das Schweigen ist vorerst beendet. (ebd., S. 17)

Viele Frauen, und das weltweit, erleben heute, wie gesund es ist, den Mut zu haben, über das, was vorher verschwiegen wurde, zu reden. Das Viergestirn von Status, Macht, Geld und Sex in der Welt der Männer, welche in dieser Symbolik der Erfolgreichen leben, verführt diese zur Annahme, dass sie etwas Größeres und Wichtigeres wären, wovon die normale Allgemeinheit ausgeschlossen wäre und zu schweigen hätte. Die Analyse dieser kulturellen und soziologisch spannenden patriarchalen Struktur und ihrer Auswirkung wird nun in den meisten Medien geleistet.

Die Wochenzeitschrift „Die Zeit" veröffentlichte mit ihrem dreiseitigen Artikel „Der Schattenmann" (Simon et al. 2018) eine bedeutungsvoll klare Analyse der schikanierenden Macht im deutschen Filmgeschäft. Der Regisseur Dieter Wedel versucht, sich aus all den Vorfällen der vergangenen 38 Jahre, die er selbst machtgierig entfesselt und verübt hat, herauszulügen. Doch die Journalistinnen sprachen mit vielen Opfern seiner Missetaten, die von Schikanen, Erniedrigungen vor versammelter Crew, Körperverletzungen und sexuellen Attacken bis hin zur Vergewaltigung reichten. Die damaligen Opfer, meist junge und zärtliche Schauspielerinnen, wurden Zeuginnen einer der schlimmsten tyrannischen Machenschaften, die eine nachfolgende jahrelange allseitige Verschwiegenheit beinhaltete. Obschon viele immer wieder Zeugen und Zeuginnen von Wedels Macht- und Zermürbungsgehabe in Hotels, am Set oder auf Partys wurden, habe keiner mit ihm darüber gesprochen, geschweige denn, ihn, den jähzornigen und sadistischen Quäler, zurechtgewiesen oder bei der Polizei angezeigt.

Für unser Thema ist die Nachdenklichkeit der betroffenen Frauen heute wichtig. Alle, mit denen die Reporterinnen während ihrer Recherche sprachen, sagten nun, 30 oder 40 Jahre älter, sie würden heute sofort zur Polizei gehen und Anzeige erstatten. Damals hatten sie Angst gehabt und haben deshalb so lange geschwiegen. Sie versuchten eine Schweigemauer um sich und ihre geschundene Seele und ihren verletzten Körper zu errichten. Diese sollte dem Verdrängen des Erlebten behilflich sein. Dazu kam die Angst vor dem Verlust der Arbeitsmöglichkeit als Schauspielerin, da Wedel, der Manipulator der Macht am Set, der jeweils misshandelten Frau drohte, sie, das Opfer, in der Öffentlichkeit als Täterin, Lügnerin und Schuldige fertigzumachen. Er hat diese Strategie oft und bis heute umgesetzt. Die Konsequenz der Angstreaktionen: „Das alles war jahrzehntelang in meiner Seele verschüttet." (vgl. Simon et al. 2018, S. 15)

Nun atmen diese Frauen wieder frei auf, erleben eine große solidarische Unterstützung in ihren Familien, den Freundeskreisen und durch „MeToo"-Wahrhaftigkeit. Die Schweigemauern werden abgerissen, und die Sonne scheint neu auf diese Erinnerungen, die nun offen ertragen werden können. Das war ich einmal. Das ist mir einmal passiert. Ich bin nicht schlecht, ich habe nichts falsch gemacht. Nun kann ich, als Heutige/Heutiger, von dieser Tragik so weit abweichen, dass sie mich nicht mehr bestimmt wie in der Phase der Verdrängung, Geheimhaltung und lebenskraftraubenden Verschwiegenheit. Die große Narbe ertragen als Teil dessen, was mir angetan wurde und nun meine befreite Politik der Erfahrung bestimmt.

**Sam:** Ich höre den Lärm meiner eigenen Stimme durch des Meeres Wellen.

**Lou:** Sag, wie es ist und war, dieses Wüten und Toben.

**Sam:** Hoffnungsloses, verzweifelndes Stottern.

**Lou:** Schöpfung und Verdrängung schlagen aneinander an wie Glocken.

**Sam:** Intimes … Ausgeklungenes …

**Lou:** Torheit spektakulären Lebens.

Mit einer überlieferten Aussage, die gerne dem Pastor Martin Luther King jr. (1929–1968) zugeschrieben wird, gehen wir hinüber ins verordnete Schweigen, das nun ausgebreitet wird: „Letztendlich werden wir nicht die Worte unserer Feinde erinnern, sondern das Schweigen unserer Freunde."

## Literatur


Ahr N, Buchter H, Coen A et al (2017) Die Macht des Dinosauriers. Die Zeit 44:13–15

Barnes J (2017) Der Lärm der Zeit. Kiepenheuer & Witsch, Köln

Basso KH (1972) To give up words – silence in Western Apache culture. In: Gglioli PP (Hrsg) Language and social context. Penguin Books, Harmondsworth, S 67–86

Baumgärtner M, Beier L-O, Clauß A et al (2017) Macht ist wie Alkohol. Der Spiegel 43:14–17

Berg S (2013) Silentium. Das Schweigen in der Musik. In: von Sass H (Hrsg) Stille Tropen – Zur Rhetorik und Grammatik des Schweigens. Verlag Karl Albers, München, S 65–103

Berto G (1964) Il Male Oscuro – Romanzo. Rizzoli, Milano

Borrmann M (2011) Wer das Schweigen bricht. Pendragon, Bielefeld

Böll H (1968) Dr. Murkes gesammeltes Schweigen. Ex Libris, Zürich

Brandt L (2006) Andenken. Hanser, München

Butler HM (1972) Ten Thousand Saints: a study in Irish and European origins. Wellbrook Press, Dublin

Erdogan A (2016) Nicht einmal das Schweigen gehört uns. Knaus, München

Gilot F, Lake C (1965) Leben mit Picasso. Kindler Verlag, München

Huxley F (2005) Shamanism, Healilng and R. D. Laing. In: Raschid S (Hrsg) R. D. Laing – contemporary perspectives. Free Association Books, London, S 185–203

Itten T (2016) Größenwahn. Die Psychologie der Selbstüberschätzung. orell füssli, Zürich

Kapitelman D (2018) Das Lächeln meines unsichtbaren Vaters. dtv, München

Lacan S (2001) Ein Vater – Puzzle. Suhrkamp, Frankfurt am Main

Laing RD (1972) Knoten. Rowohlt, Reinbek bei Hamburg

Maitland S (2009) A book of silence – a journey in search of the pleasures and powers of silence. Granta Publication, London

Millot C (2017) Ein Leben mit Lacan. Passagen, Wien

Misteli S (2017) Der Rächer von Hollywood. NZZ (20. Oktober), Wochenendbeilage: 50

Mitscherlich T (1988) Vergangene Zeiten – Variationen von Erinnerungen. In: Feigel S, Pablé E (Hrsg) Väter unser. Edition S, Wien, S 147–156

Muschg A (1981) Literatur als Therapie? Ein Exkurs über das Heilsame und das Unheilbare. Suhrkamp, Frankfurt am Main

Picasso M (2015) Und trotzdem eine Picasso. Leben im Schatten meines Großvaters. List, Berlin

Prochnik G (2010) In Pursuit of Silence, listening for meaning in a wolrd of noise. Anchor Books, New York

Roudinesco E (1996) Jacques Lacan – Bericht über ein Leben: Geschichte eines Denksystems. Kiepenheuer & Witsch, Köln

Schweppenhäuser H (1966) Verbotene Frucht – Aphorismen und Fragmente. Suhrkamp, Frankfurt am Main

Stedje A (1983) Brechen wir dieses rätselhafte Schweigen – Über kulturbedingtes, kommunikatives und strategisches Schweigen. In: Rosengren I (Hrsg) Sprache und Pragmatik. Lunder Symposium 1982. Alqvist & Wiskell International, Stockholm, S 7–35

Sampson D (2016) The found voice – writers' beginnings. Oxford University Press, Oxford

Scott A (2017) Weinstein in publishing. The Times Literary Supplement 5978:21

Simon J, Wahab A, Fuchs C, Pham K, Ahr N (2018) Der Schattenmann. Die Zeit 5:13–15

Stassinopopoulos Huffington A (1989) Picasso – Genie und Gewalt. Ein Leben. Droemer Knaur, München

Turina I (2005) Catholic eremitism in contemporary Italy. In: Joszefciakova ZS (Hrsg) Moderné Nabozenstvo – Modern Religion. Vydal Ustav, Bratislava, S 336–344

Zerubavel E (2006) The elephant in the room. Silence and denial in everyday life. Oxford University Press, New York
Zimmermann K (1983) Überlegungen zu einer Theorie des Schweigens. In: Rosengren I (Hrsg) Sprache und Pragmatik. Lunder Symposium, Bd 1982. Alqvist & Wiskell International, Stockholm, S 37–45

**Internetadressen**

http://www.faz.net/aktuell/feuilleton/buecher/guenter-grass-im-interview-warum-ich-nach-sechzig-jahren-mein-schweigen-breche-1357691.html
Steinleitner J, Brandt L (2014) Interview. https://buchszene.de/interview-lars-brandt-buch-andenken/. Zugegriffen am 28 April 2014

**5**

# Offene Geheimnisse

**Literatur – 125**

© Springer-Verlag GmbH Deutschland, ein Teil von Springer Nature 2018
T. Itten, *Schweigen*, https://doi.org/10.1007/978-3-662-56768-5_6

**Im Herzen des Verständigen ruht die Weisheit still, aber was im Bereich des Toren ist, wird kundbar. (Spr 14,33)**

Das spirituelle und das rituelle Ruhigsein im Klartext der zugrunde liegenden religiösen Schriften werden in diesem Kapitel übereinstimmend bedacht. Die heiligen Räume der Stille, wie sie seit Menschengedenken besungen und lyrisch bezeugt werden, ermöglichen in Ritualen eine innere Versenkung zur reinen Leere. Der Vorstellung eines essenziellen Seelenraums im „interio intimo meo" wird nachgegangen. Beispiele aus der Psychotherapie und der religiösen Praxis (ökumenische Zugangsweise) führen zu Einsichten und Handlungstipps. Die Forderung nach Entschleunigung, nach dem Ruhigerwerden der Gesellschaft, das Private im Öffentlichen, das Öffentliche im Privaten, wird betrachtet.

Das Stilllegen der Zunge im religiösen Ruheraum, wo das verborgene Geheimnis im Wort sich still ausbreiten kann, ist vielseitig geprägt. Die äußere Unruhe der Zeit, verstummt in der Einkehr, im Innehalten. Die innere Welt des Menschen, das können wir alle erleben, ist weit und unergründlich. Ab und zu mal stumm werden und bleiben ist gesund. Als der jesuitische Padre und Kardinal Jorge Mario Bergoglio zum Papst Franziskus I. erkoren worden war, trat dieser erste Pontifex aus Lateinamerika am Abend des 14. März 2013 auf die Benediktionsloggia hinaus. Er trug nur das schlichte weiße Gewand, ohne den roten päpstlichen Schulterüberwurf. Er schaute schüchtern, in sich weilend, mit suchenden Augen in die große Menschenmenge auf dem Petersplatz unter ihm. Hörte sich, mit allen zusammen, die Vatikanische Hymne zu seiner Begrüßung an. Dann sprach er seine ersten Worte: „Brüder und Schwestern, guten Abend." Die vielen Menschen jubeln, pfeifen und klatschen ihm zu. „Ihr wisst, dass die Enklave entschieden hat, Rom einen neuen Bischof zu geben. Und es scheint, dass meine Brüder Kardinäle bis ans Ende der Welt gegangen sind, um ihn zu holen. (Tosender Applaus) Ich danke euch für diesen Empfang, der Komitat von Rom und den Bischöfen." Danach spricht er mit allen das Gebet „Vater Unser" für den emeritierten Papst Benedikt XVI., damit dieser von Maria beschützt werden möge und der Ewige ihn segne. Danach, ganz der Gegenwart zugewandt, spricht er: „Und nun beginnen wir diesen Weg, der Bischof mit dem Volk, den Weg der Kirche von Rom. Ein Weg der Liebe und der Brüderlich- und Schwesterlichkeit unter uns. Bitten wir immer füreinander, die einen für die anderen. Beten wir für die ganze Welt, damit es eine große Geschwisterlichkeit geben möge." (Heftiger Applaus) „Nun möchte ich euch den Segen spenden. Doch davor möchte ich euch um einen Gefallen bitten. Bevor der Bischof das Volk segnet, bitte ich euch, dass ihr den Herrn bittet, dass er mich segnen möchte." (Viele glückliche Rufe und Applaus) Jetzt kommt der Moment, weswegen ich diese kurze Episode, wie religiöse Ritualmacht anders gelebt werden kann, uns hier ins Gedächtnis zurückrufe: „Machen wir das in der Stille, ein Gebet von euch allen für mich." Er beugt sich vor, seinen Kopf gesenkt. Tausende werden ruhig und schweigen. Nach 25 Sekunden erhebt er sich, zu stürmischem Applaus und Jubel, als er sich die rote Stola überziehen lässt. Erst jetzt ist er Franziskus I., der allen seinen Segen spendet. Meine Augen werden feucht. Solcherart gemeinsames Stillwerden ist tief berührend.

#### ▪▪ Lügen müssen

Ich erinnerte mich an die religionskritische Geschichte des schweigenden, wiedergekommenen Messias, der neben dem Großinquisitor herging, sich dessen hastige, logisch durchkomponierte Entschuldigungsrede anhören musste, wozu sie, die Mächtigen der christlichen Religion, die Menschen, die an Ihn, den Gottessohn, glauben, zu Gehorsam und Unterwürfigkeit erzogen haben. Fjodor Dostojewskij (1821–1881) lässt den Sprechenden folgende Worte sagen:

> **»** Sie werden uns bewundern und uns für Götter halten, weil wir bereit sind, sie zu führen, die Freiheit zu ertragen und über sie zu herrschen – ein solches Grauen wird für sie schließlich die Freiheit bedeuten! Wir aber werden sagen, dass wir Dir nachfolgen und in Deinem Namen herrschen. (Dostojewskij 2006, S. 409)

Jetzt folgt eine, für mich jedenfalls, der einsichtigsten, dämonischen Aussagen jeglicher systemischer Macht:

> **»** Wir werden sie abermals betrügen, denn Dich werden wir nicht mehr zu uns hereinlassen. Und in eben diesem Betrug wird unser Leiden bestehen, denn wir werden lügen müssen. (ebd.)

Hier ist die Deklaration des geheimnisvollen und meist verschwiegenen Geheimnisses der tyrannischen Macht. Sie zeigt sich hier in ihrer zerstörerischen Manipulation dessen, was die menschliche Sehnsucht nach Geborgenheit und Sinnhaftigkeit sucht. Das ist eine der wunderbarsten Bloßstellungen des Geheimnisses der Macht, der europäischen Moderne in ihrer verschweigenden Autorität, die ich kenne. Wie das heutige politisch-abgekartete Spiel funktioniert, hat u. a. die Soziologin und Linguistin Elisabeth Wehling verständlich dargelegt. Den Gebrauch von leicht verschobenen Metaphern, wie es seit Jahrtausenden die Priesterkasten und Prophetenschreiber praktizieren, führen die politischen Manipulierer gekonnt weiter, um ihren erfundenen Deutungsrahmen den von ihnen geführten Volksmassen aufzudrücken, als gesunden Menschenverstand (Wehling 2016, S. 191). Wie mit einer so zurechtgefertigten, unmoralischen Verschwiegenheit subtiler Machtmissbrauch kaschiert wird und durch die leidenschaftliche Fähigkeit, schweigen zu können, aufgelöst werden kann, schildert die folgende wundersame Geschichte.

#### ■ ■ Verborgene Worte

Das Grimm'sche Märchen von den sechs Schwänen gehört nicht zu den meistgelesenen. Es hat in seinem Kern die Geschichte der großen Schweigeleistung einer jungen Frau, die damit die Verzauberung ihrer sechs Brüder nichtig machen konnte.

Ein junger verheirateter König, dessen Frau, die Königin, ihm schon ein Mädchen und sechs Buben geboren hatte, verirrte sich im Wald. Die Rettung nahte in der Form einer Hexe, die ihm gerne aus dem Dickicht helfen wollte, mit einer einzigen Bedingung. Er muss ihre einzige Tochter zur Gemahlin nehmen. Der König willigte ein. Die Tochter, schon bei sich auf dem Pferde aufgesessen, führte in alter Weise die beiden aus dem Wald. In der Folge wurden die sechs Königssöhne von der neuen Königin, die von ihrer Mutter Einiges an Zauberkunst abgeschaut hatte, in Schwäne verzaubert. Das Geheimnis der ganzen Geschichte kann gerne nachgelesen werden (Grimm 1997, S. 275 ff.).

Was uns hier bewegt, ist die große Schweigeleistung der Schwester. Um ihre verzauberten Brüder zu erlösen, durfte sie sechs Jahre lang nicht sprechen und nicht lachen. Sie musste in dieser Zeit sechs Hemdchen für die sechs aus Sternblumen zusammennähen.

Ihr Entschluss war schnell gefasst. Komme, was wolle – sie will ihre Brüder erlösen. Trotz aller Anfeindungen und Verleumdungen in der Öffentlichkeit, die im Laufe der Zeit von ihr, als Mutter und Königin, auszuhalten waren, blieb sie „stumm wie ein Fisch". Kurz bevor sie als Kindermörderin verbrannt werden sollte – die böse Schwiegermutter hat jeweils ihre Neugeborenen entführt, und die Königin schwieg im Verhör zu allen Vorwürfen –, waren die sechs Jahre vorüber. Die sechs Schwäne flogen auf den Scheiterhaufen zu. Die Königin konnte die sechs Hemden auf deren Federn legen. Schwuppdiwupp, standen sechs frische und schöne Männer vor ihr da. Sie durfte wieder reden, sich offenbaren und erklärte sich ihrem König. Der Scheiterhaufen wurde trotzdem angezündet. Nur wurde jetzt die böse Schwiegermutter verbrannt.

Die Macht der Rituale ist hier angenehm einleuchtend erzählt. Das verborgene Wort braucht seine Zeit, bis sich seine kraftvolle, aufklärerische Wirkung, entfalten kann.

**6**

**Lou:** Ich sehne mich nach einem Gespräch mit dir.

**Sam:** (schweigt überzeugend)

**Lou:** Selig sind die Schweigenden, die Erotischen in ihrer Lebenskraft.

**Sam:** Das ein und das Selbige, wie du weißt.

**Lou:** Nicht reden, tun.

## ▪▪ Sinngebung

Das religiöse Muster der meisten religiösen und spirituellen Glaubensformen kann wie folgt erläutert werden: Zuerst erlebten die ersten Menschen ein Unheil. Eine aus der Gruppe erklärte sich zur Seherin der für die anderen Beteiligten verborgenen Ursache des Unheils. Was nun erfunden werden musste, war ein entsprechendes Heilsverfahren. Durch diese drei Schritte, wurde ein tröstender Sinnkontext hergestellt. Dieser wurde durch das Erzählen der gleichen Geschichte (auch Schöpfungsgeschichte genannt) jeweils wiederholt. Das ewiggleiche Ritual des Heilsverfahrens, das die Seherin (oder der Seher) leitete, die, legitimiert durch ihren Kontakt, mit den sogenannten höheren, unsichtbaren Mächten, welche nur ihnen zeigten, erzeugte kollektive Geborgenheit. Die Menschen in der Sippe oder dem Stamm konnten so ein fiktives Orakel erleben, das von der Seherin oder vom Priester erzeugt wurde. Eine indirekte Kommunikation mit numinoser Erfahrung des unsichtbar Himmlischen wurde dadurch ermöglicht. Die Mittlerin und später der Mittler – auch Propheten genannt – erreichten mit dieser „Communio des Lebendigen" (Religion) eine Steuerung der individuellen Angst, Panik und existenziellen Verlorenheit hin zur frischen, individuellen und kollektiven Lebensstabilität. Die uralte Form des Gottesdienstes vereinigt all diese Elemente in sich (Itten 2011).

Warum schweigen? Oft, damit das erlebte Unheil, das Unerklärliche, das uns machtlos Machende, ohne große Worte machen zu müssen, überwunden, verdrängt und zwischenzeitlich vergessen werden kann. Walter Burkert (1931–2015), langjähriger Professor für klassische Philologie an der Universität Zürich sowie Gelehrter der antiken Religionen, Mysterienkulte und Katastrophenbewältigungssysteme, ging von der Annahme aus, dass die Grundformen religiösen Verhaltens in all ihren Variationen der Weltreligionen sich beim Menschen aus einem biologisch Vorgegebenen entfaltet haben könnten (Burkert 1998). Der Schrei des Schreckens, erstickt im stummen Handeln sehnsüchtigen Immunisierens des seelischen Schmerzens, nicht wirklich wissen zu können, was um uns herum, in diesem Universum, abgeht. Eine wichtige Aufgabe aller Religionen ist, das Alltägliche erträglich machen.

> Religion ist demnach (1) ein System von Symbolen, die (2) mächtige, überzeugende, dauerhafte Einstellungen und Motivationen bei Menschen bewirken, in dem sie (3) Begriffe einer allgemeinen Kategorie von Existenz formulieren und (4) diese Begriffe mit einer Aura von Tatsächlichkeit umkleiden, sodass (5) die Einstellungen und Motivationen einen einzigartigen Realitätscharakter annehmen. (Burkert 1998, S. 17)

Im So-tun-als-ob wird eine angenommene Fantasie zu etwas Konkretem gemacht, das in der logischen Folgerung als „übermenschlich" definiert wird. Religion wird so zu einem konkret nichtnachweisbaren, undeutlichen und dennoch kulturell geprägten Ultimativen gemacht. In den Geistes- und Sozialwissenschaften nennen wir dieses Vorgehen mit höchster sozialer Bedeutungskraft eine falsche, erfundene Konkretisierung.

Diese geniale Täuschung wird nicht verschwiegen. Die sprachliche und ikonografische Erfindung dieser Trickserei, die in ihrer systematischen Form in Tempeln, Kirchen, Moscheen und heiligen Hainen ausgeübt wird, dient der angestrebten Komplexitätsreduktion. Die menschliche Furcht vor der Katastrophe ist eine somatoforme Erfahrung. Somit ist das, was der Beruhigung dieser Erregung dient, innerhalb der biologischen Sphäre auffindbar. Dazu kommen die verschiedensten Verheißungen der Religionen. Eine sehr stark wirkende ist das Versprechen des ewigen Lebens. Der Anthropologe und Biologe Gregory Bateson (1904–1980) wurde ein paar Jahre vor seinem Lebensende, als er mit Krebs erkrankte, gefragt, ob er an die Wiedergeburt glaube. „Nein danke", antwortete er, „einmal reicht." Diese entzückende Aussage hat im vollen Londoner Auditorium ein großes vergnügliches Lachen erzeugte.

Religion ist ein System, in dem eine seelisch erkennende Kartografie des Natürlichen und des Sozialen hergestellt wird, die uns Menschen hilft, sich mit dem Unerklärlichen des Sterbens und Tod-Seins zu arrangieren. Die Menschen im späten Steinzeitalter, vor 50.000 Jahren, waren die ersten, die archäologisch nachweislich den Toten Gaben beigegeben haben. Sie glaubten an übernatürliche Wesen und ein Leben nach dem Tod (Mithen 1998). Dieser Glaube an höhere Wesen, die nicht verkörpert bei uns sind, wird von Anthropologen als der Beginn religiöser Praxis gesehen. Wie nach dem Erlernen der Sprache können wir dies stillschweigend hinnehmen, allenfalls darüber nachdenken und reden, falls wie so wollen und dürfen.

■■ **Wachsam sein**

Maria schweigt und lauscht. Sie sitzt, in dieser Geschichte, zu Füßen eines Wanderrabbi, der bei ihr und ihrer Schwester Martha eingekehrt ist. Ihr Bruder Lazarus hütet gegenwärtig die Schafe. Später wird er sterben, um vom Wunderrabbi wieder zurück ins Leben gerufen zu werden. Das hat Lazarus, laut verschiedenen, Erzählungen, mächtig genervt, weil er dadurch aus dem ewigen Schweigen wieder in den trüben Alltag zurückkehren musste. Martha bietet Jesus und seinen Jüngern in ihrem Hause in Bethanian Quartier an. Die nehmen dankend an. Martha ist eine Dienerin des Ewigen. Sie bereitet dessen Kündern gerne ein Süppchen mit frischer Matze an. Sie hofft jedoch, im stillen schwesterlichen Einvernehmen, auf Marias Unterstützung. Die jedoch sitzt zu Füßen Jeschus und hört seine Lehre. Martha kommt von der Küche in die Stube und spricht, mit einem leicht klagenden Ton, den Rabbi an: „Herr, findest

Du es nicht merkwürdig, dass meine Schwester die ganze Versorgung der Gäste mir überlässt? Sag Du ihr doch, dass sie mit anfassen soll." Jeschu, laut Autor Lukas, soll Folgendes gesagt haben, selbstverständlich auf Aramäisch: „Martha, ich will gerne anerkennen, dass Du vor lauter Machen und Tun nicht weißt, wo Dir der Kopf steht. Doch wirklich nötig ist nur eins. Maria hat sich für das Bessere entschieden. Niemand wird es ihr nehmen können." (Lk 10,38–42)

Martha leitet, organisiert und arrangiert. Maria ist noch am Boden, schweigt und hört zu. Jeschu bewertet das positiv. Eins nach dem anderen für Maria, die seine Schülerin ist. Derweil Martha, als Gastgeberin, schon eine eigenständige Position errungen hat, die der Diakonin. Stilles Zuhören schließt, zeitlich begrenzt, aktive Hausarbeit aus. Aber: In der Küche kann Martha sicher über die theologischen Gespräch Jeschus nachdenken. Maria hat ja nicht eingeladen.

Die beiden Schwestern mögen einander, wie die Geschichte über den kranken Lazarus und seine beiden Schwestern, von Johannes erzählt, zeigt (Joh 11,1–44). Martha wirft Jeschu vor, sich verspätet zu haben und so Lazarus' Sterben in Kauf genommen zu haben. Sie vertraut jedoch seinen Wunderheilerfähigkeiten, und Jeschu, so die uns allen bekannte Geschichte, bringt Lazarus ins Leben zurück. Maria schweigt und staunt ob dieser Tat und dem Gottvertrauen Marthas, dass „es" schon gut wird und irgendwie weitergeht.

Kurz vor Jeschus ersehnter Passion – um das Wort zu erfüllen – kehrt er mit seiner Truppe wieder in Marthas Haus in Bethanien ein, 2,7 km östlich von Jerusalem. Wieder organisiert Martha das Essen, und Maria sitzt schweigend dabei. Diesmal hat sie Jeschus Füße in ihrem Schoss. Nachdem sie den Staub abgewaschen hat, salbt sie diese mit wertvollem Öl ein. Ihre stille Handlung kann als Zeichen ihrer Glaubenskenntnis verstanden werden, dass sie eine kommende Haltung ihres 33-jährigen Wanderrabbis einnimmt. Aus der Stille für die Stille. Die uralte Tradition des demütigen Füßewaschens ist in sich eine direkte nonverbale Mitteilung an jenseitige Welten.

Die Schriftlegung der ewigen Stille, vor über 5000 Jahren, brach in eine angenehme Mystik und gelebte Ekstase hinein. Die sogenannten Propheten wähnten sich als die Hörer der Stimme des Ewigen. Diese Vor- und Aufbereitung der Informationen schuf das einflussreiche System der dogmatischen Abhängigkeiten. Die Klasse, der Kode und das Bewusstsein der Auserwähltheit erschufen in sich strangulierende Konflikte der Deutungshoheit. Die Wirkungsmacht der drei monotheistischen Religionen ist seit jeher zugleich beunruhigend und sinngebend, realitätsbestimmend und problematisch verschwiegen. Die Stille des Jenseitigen, des sich uns umhüllenden Universums, begünstigt Stoßgebete der *intentio pura*. Oft verweilen wir Menschen in stillen Gebeten in extra für diese Übung hergerichteten Räumen der Stille, um mit dem Ewigen in Verbindung zu kommen. Die Stille des Kosmos nimmt diese menschliche Mitteilung ohne notwendiges Antworten an.

### ■ ■ Schweigen brechen

„Das war das erste Mal für mich, dass ich mir meine eigene Verletzung eingestand, während neben mir ein langes Schweigen gebrochen wurde." (Holl 1992, S. 141) Dieses Eingeständnis im September 1976 wurde ein halbes Jahr nach Adolf Holls (geb. 1930) Suspendierung als Priester geleistet. Zusammen mit seiner Lebensgefährtin Inge Santer, damals Osteuropa-Korrespondentin der Weltwoche und des Magazins Der Spiegel, war er mit dem kroatischen Schriftsteller Petar Šegedin (1909–1998), der nach 20 Jahren Mitgliedschaft aus der Kommunistischen Partei ausgeschlossen worden war, unterwegs. Holl am Lenkrad. Draußen wurde es dunkel. Šegedin erzählte über sein gesellschaftliches Ausgeschossensein und verwendete am Ende einer erzählten Erfahrung ein Rilke-Zitat: „Oh namenlose Scham." Die Bitterkeit der Jahre, „in denen er in Ungnade gefallen war, als manche Schriftstellerkollegen ihm auf der Straße auswichen, um nicht mit ihm sprechen zu müssen." (Holl 1992, S. 141)

Der Wiener Gottesmann Holl beschäftigte sich am Anfang seiner religionswissenschaftlichen Karriere zehn Jahre lang mit Augustinus, einem „spitzen Neurotiker, der seinen Schatten aufs Abendland warf" (Holl, mündl. Mitteilung). Danach ging ihm dieser schließlich auf die Nerven. Seine Dissertation und die philosophische Habilitation verfasste Holl (1960, 1961) zu Aspekten von Aurelius Augustinus (354–430) von Hippo.

Bischof Ambrosius von Mailand (337–397) war zunächst römischer Politiker. Später wurde er ein Freund von Augustinus und wichtiger Kirchenlehrer. Augustinus beschreibt eine erstaunliche und für die weitere Entwicklung seiner Stille wichtige Beobachtung seines sich durch Lesen geistig stärkenden Freundes:

» Las er aber, so glitten seine Augen über die Seiten, und sein Herz ergründete den Sinn, Stimme und Lippen aber schwiegen. Oft, wenn wir anwesend waren – es war niemandem verwehrt, einzutreten und eine Anmeldung der Besucher nicht üblich –, sahen wir zu, wie er so schweigend las, immer nur schweigend, saßen im Schweigen da – denn wer hätte dem so Vertieften lästig fallen mögen? – und entfernten uns dann wieder. Wir vermuteten, in jener kurzen Zeit, die er frei von Gedränge anderer Geschäfte der Erholung seines Geistes widmete, wollte er nicht abgelenkt werden. Auch fürchtete er vielleicht, sagten wir uns, dass ein eifriger, aufmerksamer Hörer ihn, hätte er laut gelesen, genötigt haben möchte, schwer verständliche Ausführungen des Schriftstellers zu erklären oder über verwickeltere Probleme zu disputieren. (Augustinus 2004, 6. Buch, S. 215)

Ich nutze dieses elegant geschriebene Zitat, um darauf hinzuweisen, dass, bis in die Antike hinein, sich das übliche Lesen laut vollzog, so wie es heute meist üblich ist, wenn wir in der ersten Klasse (wenn nicht vorher) buchstabieren und lesen lernen (▶ www.rhm.uni-koeln.de). Augustinus dachte, leise lesend könne sein Freund seine Stimme schonen, tiefer in den Text vordringen und die Musse des Herzens genießen. Holl sieht darin zusätzlich die das Lesen begleitende „große Ehrfurcht vor dem Text" (Holl 1960, S. 23). Eine gediegene, unabhängige Auffassung, die der junge Religionswissenschaftler Holl damals mit Augustinus geistig teilte.

Offene Fragen durften ab und zu mit und in Ruhe beantwortet werden. „All das Gesagte hat notwendigerweise fragmentarischen Charakter." (Holl 1961, S. 62) Die Kluft zwischen dem, was erfahrungswissenschaftlich gesagt werden kann, und dem, was spekulative philosophische Argumentation vermag, überbrückt die bedeutsame Stille, die Ruhe gibt. Nicht Schicksal spielen. Dem lieben Gott nicht in sein Werk hineinpfuschen.

Nach Augustinus beschäftigte sich Holl mit „Jesus in schlechter Gesellschaft" (Holl 1971). Der Kardinal König (1905–2004) entzog ihm 1973 die „Missio canonica". Somit durfte der 43-Jährige, dem ein Lehrstuhl an der Universität in Wien in Aussicht gestellt wurde, nicht mehr unterrichten. Schweigen sollte er müssen. Nachdem er sich jedoch, ausgiebig verspielt, zu Tod und Teufel geäußert hatte, reichte es den alten Herren in Schwarz (noch nicht der schwarze Block, aber denen ähnlich in ihrer Herrschsucht) endgültig. Sie suspendierten den dissidenten Priester und untersagten ihm jegliche Ausübung kirchlicher Funktionen (Nagy 2015, S. 246). Noch vor Leonardo Boff (ab 1985) und Hans Küng (ab 1979) und anderen Befreiungstheologen wurde er mit dem Schweigegebot belegt. Holls Thesen wurden nicht widerlegt, sondern so nervös abgewürgt, wie der Kardinal und sein Papst damals waren. Nicht sie geboten sich, zu schweigen und nachzudenken, wie sie Holls Thesen relativieren oder gar widerlegen konnten. Nein, im Gegenteil, Holl wurde nahegelegt, entweder seine Thesen zu relativieren, sich zu entschuldigen oder gar, absurderweise, eine neue Kirche zu gründen.

Holls Buch stellt die De-Legitimierung der Kirche dar, wenn sich diese auf Jesus beruft. Dieser wollte keine Kirche. Wozu sollte Holl, der erste Priester der diese Wahrheit wissenschaftlich akribisch dokumentierte und auch, wie Jesus erst nach seinem Tod zu einem Gott gemacht wurde, so etwas Absurdes tun? Hier geht es darum, sich von den eigenen Projektionen auf das sogenannte Göttliche zu befreien. Selbst erkennen zu können, wie die allgegenwärtigen, sich in uns eingeprägten Sprach- und Denkmuster das reale und wirkliche Leben dadurch verschleiern und wir dadurch die Wahrhaftigkeit der wirklichen Welt nicht mehr erkennen können.

» Unsere Gedanken über Jesus sind abhängig von der Sprache, die wir sprechen; sie dürfen mithin nicht als definitiv bezeichnet werden; von anderen sprachlichen Voraussetzungen her kann anders über Jesus gedacht werden, etwas worauf wir aufgrund der Grenze unserer Grammatik nicht kommen. (Holl 1971, S. 158)

Jesus sprach ja bekanntlich aramäisch, daher sein Name Jeschu, ein semitisches Idiom, das vom Deutschen so weit weg ist wie Persisch oder Chinesisch. Sprachbeschwerlich übersetzen wir daher meist Gedanken, Gefühle und Visionen. Stille heißt in Westaramäisch ܫܠܝܘܬܐ (shalyutho) und Ruhe سلام Nun denn, je älter wir alle werden, desto bewusster können wir werden, wie sich in uns die Sonntagsschulirrtümer, gespiesen aus priesterlichen Männerfantasien, am Boden des eigenen Seelenteichs festgesetzt haben. Sprachlich verheddern sich viele in den verschiedenen Systemen des Deutens, des Verklärens, des provozierten Unfriedens. Lassen sie sich nicht abwerten, das tun nur Anhängerinnen, die selbst unter der Herrschaft eines der drei Eingotts leiden, die sich immerdar despotisch gebärden. Es gibt Alternativen. „Vielgott lässt den Thronsessel für den oder das Höchste leer." (Holl 2015, S. 63) Dieser Himmel ist eher hinduistisch oder buddhistisch ausgestattet.

## ▪▪ Reden und reden lassen

Das uns bekannte Rundfunkempfangsgerät, kurz: Radio, wurde erst 1920 in Testsendungen und dann zur Weihnachtszeit 1922 nutzbar gemacht. In seinen Anfängen war es für die meisten Menschen so unerschwinglich wie heute eine Mondfahrt. Als die politische Propaganda der deutschen nationalsozialistischen Diktatur wichtiger wurde, produzierten deren Unterstützer ab 1933 einen günstigeren Volksempfänger (in heutiger Währung: 325 €), damit die Ruhe in den Stuben des Volkes mit der bissigen und hysterischen Stimme der Führers ausgefüllt werden konnte. Was für ein Geschäft mit der politischen Stimme, die schließlich für eine totale tödliche Bombenstimmung sorgte. Radio Vatikan ist nach wie vor auf Sendung, obschon in den faschistischen Diktaturen deren Eingottstimme nicht empfangen werden konnte. Dieser Gott schweigt sich aus. Wie soll's denn anders sein? Kein Sterbenswörtchen. Um zu reden, sind eine Lunge und Stimmbänder nötig. Ohne menschliche Verkörperung ist das Ewige mucksmäuschenstill. Wir, seine Gemeinde, können singen, jubilieren, reden und unsere Sünden beichten.

Ab dem 11. Jahrhundert wurde der Beichtstuhl „privatisiert" und im Barock, ab 1575, in den Kirchen ein Pflichteinrichtungsgegenstand. Früher saß der Priester vorne auf dem Beichtstuhl, der Christ oder die Christin setzte sich vor oder neben seine Füße hin und berichtete von seinen oder ihren Sünden, in der Gegenwart der versammelten Gemeinde. Ähnlich öffentlich, wie wir Heutigen es mit unseren Sünden in Facebook, Instagram, Tumblr etc. tun können.

Gott sei Dank. Innere Stille, mindestens einmal pro Jahr, an Ostersamstag, in der wir eingeladen sind, den eigenen Seelenrest zu bedenken, „dass wir alle sterben müssen" (Holl 1973, S. 80), ohne auch nur einen Schritt ins innerliche Paradies gemacht zu haben. An Ostersamstag ist es, kirchenglockenmäßig, ruhig. Der Sohn Gottes ist tot. Dieser sagte, laut Überlieferung am Kreuz: „Eloi, Eloi, lama sabachtani? Mein Gott, mein Gott, wozu hast Du mich verlassen?" (Mk 15,34)

Kann es sein, fragte sich der Religionswissenschaftler Pinchas Lapide (1922–1997), der sich für den jüdisch-christlichen Dialog einsetzt und darauf hinwies, dass es in Jeschus Muttersprache nicht „warum" heißt (Lapide 1996, S. 88), kann es also sein, dass Jesus an seinem Lebensende um eine göttliche Eingebung flehte? Psalm 22 beginnt ebenso und endet im inneren Spüren: „Du hast mich erhört" (Psalm 22,21). In der alten jüdischen Tradition sind dies Aufstiegsgebete. Der einzige Tag im Jahr, an dem Jesus in seinem Grab ruhte, rituell nicht unter uns weilt. Diese angenehme einmalige Stille. Keine Orgel, kein Halleluja, keine zuversichtschenkenden Versprechen. Nichts von alledem. Unerbittliche, besänftigende Ruhe.

Religiöses Schweigen ist im Zentrum von Shusaku Endos (1923–1996) wichtigstem Roman. Er wurde 1966 veröffentlicht und 40 Jahre später von Martin Scorsese verfilmt. „Silence" (2016) erzählt die Geschichte von Pater Sebastião Rodrigues, der sich 1638 nach Japan einschifft, um die dortige kleine christliche Kirche, welche Unterdrückung und Martyrium erdulden musste, zu besuchen. Zugleich will er seinen bekannten Lehrer Ferreira aufsuchen, der auf Druck der Behörden und als Schutz der neu getauften japanischen Christen, die laufend ermordet wurden, dem von ihnen angebeteten Jesus gleich, dem Glauben an seinen Gott abgeschworen hat. „Silence" bezieht sich auf das kontinuierliche Schweigen dieses Eingottes. Scorsese fand in diesem Dilemma der Ruhe und der Schweigens, wie er in verschiedenen Interviews zum Film erläuterte, sein emotionales Lebenselixier. Die Stimme der Erfahrung, die diesen Konflikt des christlichen Glaubens mit der sozialkulturellen Zen buddhistisch informierten Struktur Japans des 17. Jahrhunderts erzählt, ist wuchtig und beunruhigend zugleich.

Die von neochristlichen Gläubigen angerufene Göttlichkeit, diese fiktive Figur unserer menschlichen Imagination, schweigt beharrlich. Wie sollte es anders möglich sein? Das reale Leben ist kein Theater mit einer Hauptprobe. Es ist immer, in diesem Vergleich, die Aufführung. Der zenbuddhistische Nullgott schweigt genauso wie der christliche Eingott. Da sind diese sich einig.

Diese Gottes-Konzepte stammen aus Holls eigener Mystik, von denen er in seinem bisher letzten Buch („Braunau am Ganges", 2015) reichhaltig erzählte. Es ist die christliche Mystik, die sich, laut dem Handbuch der Religionen von Mircea Eliade

(Eliade und Couliano 2004, S. 235), „als eine Art kontemplativer platonischer Askese darstellt und Hand in Hand geht mit Andachts- und zuweilen auch Liturgieübungen".

» Der christliche Mystizismus in seinem historischen Reichtum umfasst sozusagen die gesamte vorstellbare mystische Phänomenologie, wobei jedoch die Ekstase stärker hervortritt als die Selbstbetrachtung. (ebd.)

Es gibt Auswege aus dem in fremden Landen gefährlichen christlichen Glaubens-Karussell. Einer wird nun en detail bedacht.

#### ▪▪ Den eigenen Mund halten

Catharina von Siena (1347–1380), eine der vielen später heilig gesprochenen magersüchtigen Frauen ihrer Zeit, soll gesagt haben, dass der ganze Weg zum Himmel schon Himmel ist. In einer seiner vielen Anmerkungen zu Augustinus' Bekenntnissen schreibt Holl (1964, S. 495) etwas Ähnliches auf. „Die zeitliche Distanz zwischen Schöpfung und Erlösung wird zu Null", wenn die große ewige Ruhe, in Gegenwart von Vergangenem und Kommendem, einkehrt. Ist es nicht wunderbar, schließlich selbst daran teilzunehmen? In diese allesverbindende (religiöse) Ruhe des Ewigen sterbend hineinzugehen?

Eine Mystikerin, ein Mystiker braucht verschiedene kultivierte Fähigkeiten. Eine davon ist Schweigen-Können. In ihren ruhigen Übungen im Entrücken, aus dem Gestern und Morgen ins Hier und Jetzt, dürfen sie nichts ausplaudern. Mystik bedeutete im altgriechischen Original: den eigenen Mund halten. Wenn sie oder er als Eingeweihte bezeichnet wurden, hieß das, dass sie etwas gelernt haben und das Gelernte verschweigen können. Das Vermögen der Versenkung ins große Schweigen hinein, die fleißige Fähigkeit, in Bewegung zu sein, sowie die leibliche Lust zu Fasten sind vorteilhaft. Dazu braucht es eine vertiefte Kenntnis der notwendigen Liturgie mit all ihren Gesängen und gemurmelten Glaubenssätzen. Eine geübte rituelle und asketische Agilität ist notwendig. Geschichtlich sind Schamanen, Shiva und Kali Priester, altägyptische Mönche usw., alte Verwandte der modernen Stadt Eremitinnen, wie Antonella Lumini (geb. 1952) eine ist. Sie schreibt:

» Ich fühle mich, wie ein leerer Kanal, wodurch das Licht aber auch die Finsternis fliessen können. Ich bin nur eine einfache Getaufte, höchstens eine Hüterin der Stille. (Lumini und Rodari 2016, S. 17)

Die Verschweigenden sind meist Oppositionelle zur jeweils gängigen religiösen institutionellen Macht, die bestimmt und definiert, was als normal und anständig gilt.

Wir Tiefenpsychologen etikettieren das Undenkbare, das Unnennbare, das Unbewusste, das Verschweigen und weitere Verhaltensweisen. Vor den Analytikern der Psyche war einer wie Rabbi Jeschu schon da. Laut eines Aufschreibers des Geredes in der frühen christlichen Gemeinde soll er in etwa gesagt haben: „Wenn ihr in euch erzeugt den, welchen ihr habt, wird er euch retten, wenn ihr ihn aber nicht in euch habt, wird er euch töten." (Thomas der Zwilling, 70) In einer Variation heißt das: Wenn du das, was in dir ist, aus dir herausbringst, herauskultivierst, wird das, was in dir ist, dich retten, heilen und gar selig machen. Wenn du das, was in dir ist, nicht aus dir herausbringst, wird das, was du nicht aus dir herausbringst, dich krank machen und schließlich umbringen. C. G. Jung nannte dies den Versuch der Individuation des Einzelnen, in der lebbaren Geborgenheit der transgenerationalen Familien-Gemeinschaft.

Dieses Sich-Zeigende, das wir Sterblichen unbedingt zu Worte bringen wollen, das sich in der Mystikerinnen Praxis erleben lässt, ist das Verborgene, das die Hindus „Brahman" nennen, das Om, unser odemhaftes „Amen".

In seinem Nachdenken über die Vedische Glaubenslehre, über die Stille, erläuterte A. K. Coomaraswamy (1877–1947) vielerlei Texte und rituelle Anleitungen. Wir werden das sehen, was wir nicht aussprechen können, weil das Wissen darüber geradezu die tiefe Stille ist. Unsere erdgebundenen Sinne können in der Ruhe, in ihrer Verbindung zur kosmischen Welt des Schweigens das Nichts wahrnehmen. Es gibt Rituale, welche schweigend verrichtet werden (Coomaraswamy 1977). Damit kann gleichzeitig die innere und äußere Welt der höchsten Identität (üblicherweise mit einem Anagramm für das Unaussprechliche etikettiert) in seiner symbolisierten Darstellung wahrgenommen werden. Entweder und Oder wird hier praktiziert. Mal werden die Stimmen erhoben, dann wieder nur stille Gesten wiederholt, denn die Ewigen sind unendlich verschwiegen, in ihrem Zeigen der Stille. Keine weiteren Fragen bedrängen die Menschen mehr, da die Inhalte des Schweigens klar verschwiegen werden. Was bleibt, ist die Betrachtung des eigenen Nachsinnens der Stille. Bei den Buddhisten gilt: Wer durch seine mythische Praxis etwas weiß, redet nicht über das, was nicht ausgedrückt werden kann. Wer aus der Stille plaudert, weiß nicht wirklich, worum es im Gewebe der Wahrheit geht. Solcherart gesprochene Worte enthüllen die Stille, um die es geht. In den Veden ist die Stille heilig, weil sie beides in einem ist. Mit und ohne Worte und Ton, innen und außen, ewig und zeitlich, leer und voll, natürlich und kosmisch und schließlich: die stille Stimme und die stimmige Stille.

## ▪▪ Glaubenssätze

Diese sind dazu da, uns eine innere und äußere Geborgenheit zu ermöglichen. Jede und jeder hat welche, die transgenerational und kulturimmanent weitergereicht werden. Manchmal ist im erwachsenen Leben ein Schritt zurück und über die Grenze hinaus nötig, damit ich das System, welches diese Glaubenssätze bedingt, als das zu erkennen, was es ist.

Einer, der es als 27-Jähriger wagte, war Hermann Hesse (1877–1962). Schon sein „Peter Camenzind" (Erstveröffentlichung 1904) entstand in der Zeit, als er seine Bewunderung und Liebe für Franz von Assisi beschrieb. Diese Jugendschrift seiner Ablösung von Glaubenssystem und Glaubenssätzen seiner pietistisch-missionarischen Eltern und missionarischen Großeltern zeichnet sprachlich und inhaltlich seine innige und abenteuerliche Suche nach neuem Lebenssinn, befreit von diesem missionarischen Mief.

Hesse ist ein gutes Beispiel, wie das Erleben der Vergangenheit in der sich aufdrängenden, nicht zu entfliehenden Gegenwart beschrieben werden kann. Gefangen, wie unsere Vorfahren in der alten Welt waren (an einigen Orten in dieser Welt gilt dies noch immer), im sogenannten soziologischen Lebensdreieck (Bauern-Jäger, Priester-Heiler, Häuptling-Könige), war es fast unmöglich, daraus auszusteigen. Die Legitimierung der königlichen Macht und priesterlichen Heiligkeit, deren Überleben und Funktion, wurde durch die harte bäuerliche Arbeit der Landbevölkerung erst ermöglicht. Daraus entstanden die wesentlichen sozialen Geborgenheitsmöglichkeiten: Erstens, die Kosmologien und großen Geschichten/Mythen. Zweitens, die Rituale und Inhaltsverbindungen zur Kosmologie. Drittens die Entrückungsfähigkeiten der Priester/Priesterinnen, welche ihrerseits die Könige legitimierten. Diese schützten dafür die Priester-Kaste. Lange, lange ging dieses Lebensspiel weiter, immer weiter. Die Kommerzialisierung und Industrialisierung des Lebensalltags beförderte die Infragestellung dieses geschlossenen gesellschaftlichen Systems. Mit der sogenannten Aufklärung (ca. 1650–1815) begann die erneute Infragestellung dieses Machtdreiecks und dieses legitimierten Erklärungssystems. Die Denk- und Glaubensstrukturen wurden nicht länger als stillschweigend gegeben hingenommen, nur „weil es immer schon so war".

Eine moderne Bewegung, die bis ins heutige 21. Jahrhundert reicht, ist die des existenzialistischen Humanismus, meist propagiert und verbunden mit ihrem Hauptsprecher Jean-Paul Sartre (1905–1980). Dieser Philosoph und eigenwilliger Schriftsteller betont die Eigenverantwortlichkeit von uns Menschen. Laut ihm ist der Existenzialismus „eine Lehre der Tat". Am Ende des Zweiten Weltkriegs veröffentlichte Sartre seinen wegweisenden Essay „L'existentialisme est un humanisme" (1946). Sartre entwarf einen Humanismus im Gewand der Moderne. Die Existenz geht der Essenz voraus. Psychologische Tatsachen sind die subjektiven Fakten, welche heute zählen. Der Mensch tritt mit seiner Geburt in die Welt ein. Danach entwirft bzw. erfindet er oder sie sich selbst. Der Mensch ist nichts anderes als das, wozu er oder sie sich in seiner oder ihrer totalen Freiheit macht. Deshalb ist sie (er mitgedacht) auch für das, was sie ist, verantwortlich. Dies verleiht ihr seine Würde. Das Leben hat a priori keinen Sinn. Der Mensch wählt sich seine Moral, sie ist seine Schöpfung und nützliche Erfindung. Mit sich selbst erschafft sich der Mensch ein Vorbild und ist nichts anderes als ihr Leben. Sie ist die Summe ihrer Handlungen, ihrer Beziehungen und Unternehmungen. Er (sie wird mitgedacht) existiert nur in dem Maße, in dem sie sich selbst verwirklicht. Es gibt kein anderes Universum als ein menschliches, das Universum der menschlichen Subjektivität. Der deutsche Philosoph Herbert Marcuse (1898–1979) nannte dies kritisch eine erneute Einengung auf den eindimensionalen Menschen (Marcuse 1967).

Die Verbindung menschengemachter Transzendenzvorstellung – nicht in dem Sinn, wie Gott transzendent ist, sondern im Sinn von Überschreitung – und erlebter Subjektivität, in dem Sinn, dass der Mensch nicht in sich selbst eingeschlossen ist, sondern immer in einem begrenzten menschlichen Universum gegenwärtig ist, das ist ein Humanismus ohne Erlösung vom Bösen. Die Hölle, so Sartre, sind immer die anderen. Wo alles zusammengebombt wurde, erscheint dieser rebellische Humanismus als eine reale Utopie, wie Phönix aus der Asche.

Die Entfremdung vom eigenen menschlichen Wesen ist die größte seelische Krankheit des modernen Menschen. Mit Sartre und anderen Existenzialisten werden wir erneut zum Götzendiener unseres Selbst. Das Werk aus unseren eigenen Händen wird das Angebetete. Wie die Ware als Götze des allerlösenden Konsums. Sie ist das, was wir angehalten werden anzubeten.

In der großen Verschwiegenheit derjenigen, die den „freien" Markt manipulieren, arbeiten die meisten von uns, um mit dem Lohn diese Götzengüter zu konsumieren. Mit diesen gelernten Glaubenssätzen, müssen wir, um zu überleben, dauernd wieder Ware wegschmeißen, damit wenig bis kein Warenstau entstehen kann. Diese gelernte kapitalistische Vergnügungssucht des flüchtigen Besitzes verdrängt die Liebe, die Lebensfreude und Freundschaften im Dasein, was nicht nur oberflächlich und vergänglich ist.

Der Humanismus war nach der größten Menschheitskatastrophe des 20. Jahrhunderts einem zwischenzeitlichen Leuchtturm gleich, im Sturm des Wahnsinns der Normalität. Die innere Kathedrale der Stille, unser Unbewusstes, befähigt den schweigenden Kontakt zum ganzen lebenserhaltenden Bewandtniszusammenhang. Sartre kam ganz gut, nicht nur theoretisch, ohne das Unbewusste aus. Dies ist, glücklicherweise, nicht das Ende der Geschichte.

### ▪ ▪ Geiselschwingen

Wenn wir noch nicht schweigen wollen, dann ist die eine Predigt des Meisters und Mystikers Eckhart (1260–1328) zur Tempelreinigung (Mt 21,12) gerade angebracht: „Wir lesen im heiligen Evangelium, dass unser Herr in den Tempel ging und hinauswarf, die da kauften und verkauften, und zu den anderen, die da Tauben und dergleichen Dinge feilhielten, sprach: Tut dies fort, schafft dies hinweg!" (Joh 2,16)

Warum warf Jesus jene hinaus, die da kauften und verkauften, und hieß die, die Tauben feilhielten, wegräumen? Er meinte damit nichts anderes, als dass er den Tempel leer haben wollte, als ob er hätte sagen wollen: Ich habe das Recht auf diesen Tempel und will allein darin die Herrschaft haben. Was will das besagen? Dieser Tempel, in dem Gott gewaltig herrschen will nach seinem Willen, das ist des Menschen Seele, die er so recht als ihm selbst gleich gebildet und geschaffen hat, wie wir lesen, dass unser Herr sprach: „Machen wir den Menschen nach unserem Bilde und zu unserem Gleichnis!" (1. Mos 1,26)

Die zentrale Aufgabe des jüdischen Tempels ist, als Raum der Leere zu dienen. In seiner Mitte ist das Allerheilige, das nur einmal im Jahr vom Hohenpriester betreten werden durfte, zum Zweck des Stillebrechens durch das einmalige Nennen des unnennbaren Ewigen: „Ich werde dasein, als der ich dasein werde." In den Psalmen nannten die Wandernden den Ewigen: „Du aber bist derselbe, und deine Jahre nehmen nicht ab" (Psalm 101,28; Buber und Rosenzweig 1992).

Das darf so ausgelegt werden, dass das Ewige immer schon im Hier und Jetzt passiert, und nirgends sonst. Die Seele wird im Altgriechischen als *psychein* („hauchen, atmen, blasen, leben") bedacht. Psyche ist daher der ursprüngliche Namen für unseren Lebenshauch, das Odem der Dichter und Dichterinnen. Als Psychotherapeut (*therápon* = Diener/Gefährte) begleite ich, in einer Heilbehandlung, das Freiwerden des verstockten, oft nur noch oberflächlichen Lebenshauchs von Personen, Patienten, die mich in ihrer Seelennot aufsuchen. Oft höre ich von Patientinnen und Patienten, wenn ich sie nach ihrer inneren Befindlichkeit und Gefühlswahrnehmung in ihrem Körper frage, dass sie sich ungemein leer fühlen. Diese Leere kann weit, ruhig und angenehm in ihrer Mitte sein. Das wird als innere Geborgenheit erlebt. Die Leere im inneren Gemütsraum kann jedoch unangenehm, verstörend und beunruhigend wirken. Das Echo aus der dauernden Gegenwart ist: „Doch du warst innerlicher als mein Innerstes und überragtest meine höchste Höhe" (Augustinus 2004).

Was passiert da im „Innersten des Innersten"? Da waltet unser Odem, uns in Schwung haltend. Dieser Raum der Leere und Ruhe wird gebraucht, um uns gesund zu halten. Von hier aus wird das eigene wahre Selbst erlebt. Dieser *psychein*-Leerraum muss beschützt und kultiviert werden. Oft wird dieser Raum wahrgenommen wie eine innere Zelle, die durchatmet werden kann, deren Öffnung in der Membran der Zelle verborgen ist. Wenn wir meditieren, uns versenken lassen, in das, was in einem und durch einen hindurch körperlich passiert, erleben wir das Sich-plötzlich-aufgehoben-Fühlen im scheinbaren Nichts. Nichts ist dann wichtig.

## ▪ ▪ Gelassene Leere

Es ist diese stille Leere in uns, welche die wahre Seelsorge und moderne Psychotherapie pflegen und hegen hilft. Wenn wir diese Leere in dem sie bergenden Ruheraum physisch spüren, können wir sie beschützen. Es geht nicht mehr darum, diese Leere zu füllen. Viele Menschen verbringen lange Stunden der Versenkung (*meditatio*), um zu dieser Leere vorzudringen. Endlich Ruhe haben von all dem, was von Außen als Information und durch Konsumation in uns einströmt. Psychotherapie als Seelenheilkunst wirkt so nicht nur krankheitsmildernd, sondern zugleich gesundheitsfördernd, emanzipierend. In der Psychotherapie können wir lernen, zu erkennen, dass dieser Raum gut ist, dass diese Leere notwendig ist, um gesund zu werden, gesund zu sein.

Die moderne Neurowissenschaftsforschung über das Bewusstsein und Unbewusstsein des Menschen zeigt, dass unser Gehirn im Bereich seiner inneren Kommunikation mit sich selbst Lücken nicht erträgt und immer versucht, diese zu schließen. Was bedeutet das für die Selbstbesinnung auf die innere Leere?

„Ich bin leer." „In mir ist nichts." Das sind Sätze, die ich während einer psychotherapeutischen Behandlung häufig von Patientinnen und Patienten als Antworten auf meine Frage höre, was sie jetzt gerade in ihrem Körper wahrnehmen. Manche erleben diese Leere als unangenehm, vor allem nach einer Trauerphase und einer Trennungsphase. Andere erzählen, dass sie diese innere Leere als eine innere Ruhe in einem körperlichen Innenraum spüren und sie oft als angenehm und wohlig erleben. Die primäre Wichtigkeit der Wahrnehmung dieser Leere als Ich-Raum wird als Erfahrung im Inneren des Seelenraums festgestellt. Es gilt, diesen Seelenraum hegend und pflegend zu schützen. Diese Leere, wie gesagt, kann weit, ruhig und angenehm sein. Sie wird als innere Geborgenheit erlebt.

In einer Heilbehandlung versuchen wir, den verstockten, oft nur noch als oberflächlich erlebten Lebenshauch (*psychein* bzw. ψυχή) zu befreien. In der Psychotherapie gibt es einerseits ein gelebtes inneres intuitives Wissen. Psychotherapie als eigenständige Wissenschaft umfasst andererseits auch ein äußeres akademisches Wissen und eine Lehre von verordnender, verabreichender Gesundheit. Diese Komplementarität stellt eine Bereicherung und kein Dilemma der Wirklichkeit dar. Wer Psychotherapie auf diese Weise versteht, dem wird deutlich, dass sie immer schon eine Disziplin war, die Körper und Lebenskontext einbezieht, die es ermöglicht, die eigene integrierte, innen und außen erlebte Ganzheit aufrechtzuerhalten. Sie fördert die Vielfalt und Fülle von verschiedensten Lebenserfahrungen und Verhaltensformen. Psychotherapie als Wissenschaft durchschaut die Sehnsucht nach einer gleichgeschalteten Konsumgemeinschaft, welche die gesellschaftlichen Verhältnisse reguliert und befehligt. Sie bietet keine Komplexitätsvereinfachung. Damit offeriert sie, für jede und jeden von innen her kommend, brauchbare Anleitungen zur eigenen Lebenskunst und Alltagsweisheit. Wenn einer oder eine wahrhaftig, authentisch ist, dann, so sagt ein chinesisches Sprichwort, macht er oder sie zehntausend stark.

Immer wieder wird die naive Hoffnung auf ein erfülltes religiöses Leben – *religio* als Verknüpfung und Verbindung zu einem Dauernden gedacht – unaufdringlich enttäuscht. Gut so, denn diese erlösende Täuschung liegt in der eigenen Hoffnungserwartung, welche auf sogenannte Heilige übertragen wird.

> Wer mit Ungeheuern kämpft, mag zusehn, daß er nicht dabei zum Ungeheuer wird. Und wenn du lange in einen Abgrund blickst, blickt der Abgrund auch in dich hinein. (Nietzsche 1994, S. 92)

Diese Erkenntnis, auf einer stillen Wanderung im Engadin bedacht, hilft mir, von jeglicher Illusion nach perfektem Heilen Abschied zu nehmen. Wussten Sie, dass Abrahams Geliebte, Hagar, zur Strafe dafür, dass sie sich als Geliebte dem Stammesvater nicht verweigert hat, von Jahwe in die Wüste geschickt wurde? Um dort mit ihrem Kind von Abraham, das auf und in ihren Armen starb, für dieses Fremdgehen des Stammesvaters zu büßen? Sie hat als eine der Wenigen den sonst ewigen Schweiger gehört. Sie wurde eine der Wenigen in der hebräischen Geschichte, die Gott sah, hörte und weiter lebte (1. Mose, 16–21). Jedoch ohne die Frucht ihres Schoßes.

## ▪▪ Worte ins Schweigen hinein

Einer meiner ehemaligen Praxisräume war im ersten Pfarrhaus der Kirche St. Mangen, welches 1508 während der Reformation gebaut worden war. Spannend ist das Echo der Geschichte der aus dem Thurgau stammenden Adligen Wiborada (880–926), die anno 916 in der kleinen Zelle (ca. 2 × 5 m, mit Altar und Pritsche) an der Nordseite der Kirche St. Mangen eingemauert wurde (Schifferli 1998). In die Kirche hinein hatte sie ein kleine Luke, durch die nicht nur geflüsterte Weisheiten und Tipps an Suchende weitergereicht wurden, sondern durch eine Köchin ihr das karge Essen gereicht und durch die eine andere Magd ihre natürliche Notdurft im Topf in Empfang nahm (hoffentlich mit Deckel). Während des Ungarn-Einfalls, den sie mit einem zweiten Gesicht vorausgesagt hatte, wurde die Inklusin, nach zehn erfolgreichen Jahren am 1. Mai 926 als 46-Jährige totgeschlagen. Ihre letzte Ruhestätte, deren genaue Lage bei der Kirche St. Mangen heute nicht mehr bekannt ist, war über Jahrhunderte hinweg Ziel vieler Wallfahrerinnen. Wiborada wurde im Jahr 1047, als erste Frau überhaupt, von Papst Clemens II. (1005–1047) heiliggesprochen. In der Folge wurde die Heilige als Schutzpatronin der Pfarrhaushälterinnen, Köchinnen, Bibliotheken und Bücherfreunden gefeiert. Ihr Gedenkfest wird am 2. Mai als Eigenfeier des Bistums St. Gallen begangen. Die religiöse Mystik begegnet sich hier mit dem Humanismus ohne Erleuchtung. „Der Himmel, der kommt, grüßt schon die Erde, die ist, wenn die Liebe das Leben verändert", sang Kurt Marti (1921–2016).

Karl Rahner (1904–1984) versucht in seinen Meditationen „Worte ins Schweigen" (Rahner und Rahner 1973, S. 54) mit dem Gott der Lebendigen zu sprechen. „Wie aber soll ich Dich fragen? Du schweigst ja ebenso wie die Toten." Rahner macht sich Gedanken, ob das Schweigen seines Gottes seine Antwort auf das Schweigen der Toten ist. „Damit sich meine Liebe im Glauben enthülle, hat sich Deine Liebe in die Stille Deines Schweigens verhüllt. Damit ich Dich finde, hast Du mich verlassen." Gottes Schweigen ist für ihn der lauteste Ruf, den es ins Leben hinein gibt. Wir haben hier nicht nur einen Eingott, sondern einen stillen Gott. Eingott des ewigen Schweigens. Liebevoll, so Rahner, hüllte dieser seine Wesen, die beten, in seine Stille ein.

Die Antwort des Ewigen ist die Stille. Die Mystiker und Mystikerinnen, die sich nach Außen verschließen, gelten als religiöses Urphänomen, ob in Persien, Indien, China, Palästina, Europa oder Afrika. Angestrebt wird ein direkter und unmittelbarer Kontakt mit Nullgott, Eingott, Mehrgöttinnen. Bellebaum bezeichnet die Mystik als „Religiosität des Schweigens schlechthin" (Bellebaum 1992, S. 47). Das kultische Schweigen wird gebraucht, damit in einer numinosen Stille der rituelle Brauch – was immer der Inhalt der jeweiligen Religion ist – vollzogen werden kann. Keine Aufführung ohne Stille des Publikums. Gilt heute noch in Konzertsälen und Theaterhäusern. Schweigen, Sprache, Tanz, Gesang und wieder Schweigen ist meist ein Ablauf der kultischen Handlungen. „Nicht das Sprechen ist die Grundlage des Schweigens, sondern das Schweigen ist die Voraussetzung für religiöses Reden." (ebd., S. 55)

**Sam:** Mein Geist und meine Gedanken sind unruhig.

**Lou:** Zeit für das Geheimnis der Stille?

**Sam:** Warum nicht, ich bin lernfähig.

**Lou:** Schweigen, das kannst du, und so wirst du die freie Stille mögen.

**Sam:** Hmm …

**Lou:** (lacht) Die Muse kommt und löst die Selbstgefälligkeit auf.

**Sam:** Stimulierend. Ich schweige, damit mir was einfalle.

Das Höchste, Ewige ist in der Ruhe des allumfassenden Schweigens stumm. Hat so ein aufs Göttliche projizierte Schweigeverständnis eine Bedeutung? Die Schweigenden (Priester aus Ägypten) nehmen einen Leichnam, stellen ihn auf. Schon ist ein schweigender Gott da. Setzten wir dann eine Maske darauf, ob Tier oder Mischwesen, ist „Amun" geschaffen der Herr des Schweigenden. Menschenkinder weltweit werden dadurch, seit jeher, in den Bann der Ordnung der „göttlichen" Dinge gezogen, wie sie nun in einer zur Tradition werdenden Erzählung zum Besten gegeben werden. Von Anbeginn der Religion bis zur ihrer Erfüllung. Diejenigen sind, wo immer sie tätig sind – ob in einem Indianerstamm, in Polynesien, in der sibirischen Steppe, einer Synagoge, Kirche, Moschee oder einem Tempel –, von früh an, schon als Novizen, Eingeweihte, eingeschworen ins esoterische Geheimnis, das sie hinter dem Vorhang der Verschwiegenheit einüben, um danach, vor dem Vorhang, die Begeisterung mit weisen Sprüchen und zurückhaltenden Verrenkungen hervorzurufen. Mit Bedacht wird aus den Liturgien zitiert, immer und immer wieder, mit dem Ziel, die Ordnung der Dinge, die Ordnung der Macht, die Ordnung der Einschüchterung (Ehrfurcht) und die Ordnung des verschwiegenen Schweigens zu sichern. Geheimnis und Geheimhaltung immerdar. Diese kultivierte Selbst- und Gruppenkontrolle sind bedingende Verhaltensweisen, damit dieses bedeutungsvolle Schweigen eine Hinweiswirkung auf höhere Mächte hat. „There are things bigger than us", neigen Buddhisten gerne zu flüstern. Diese dürfen in der Tradition von Arrheta (ἄρρητα) als heilige Dinge nicht benannt werden und gelten, bis auf Weiteres, als unaussprechlich.

Gut so, weil wir Sterblichen uns sonst wieder nur etwas vormachen, das gar nicht ist. Žižek hat mit seinen Gedanken zu Hiobs Schweigen etwas Wesentliches thematisiert. Es ist Gottes Ohnmacht. In der Erzählung „Hiob" ist das Leiden von Hiob, im Wettspiel zwischen den guten und den bösen Kräften, laut der Gottesfigur sinnlos. Jesus, als Antwort auf Hiob, litt, so Žižek weiter, genauso sinnlos, weil dieser, in seinem letzten Wort

(„Abba, wozu hast DU mich verlassen?") als Gottes-Sohn-im-Sterben die ganze Ohn-macht des Göttlichen offenbart. „Warum schwieg Hiob, nachdem Gott ihm erschienen war?" Weil Gott auf Hiobs Frage, warum er ihn hat sinnlos leiden lassen, keine Antwort hat. „Hiob schwieg, weil er in einer Art stiller Solidarität Gottes Ohnmacht spürte." (Žižek 2018, S. 29) Die Gottesfigur, geschaffen von den Autoren der Hiob-Erzählung, ist weder gerecht noch ungerecht, sie ist ohnmächtig. Das bedeutet, keine weitere Möglich-keit zu haben, Einfluss auf den Lauf der Dinge zu nehmen.

**Sam:** Ziehst du noch an meiner Stille?

**Lou:** Nur am Schleier.

**Sam:** Der Wind löst den Knoten.

**Lou:** Stilles Konzert der Ruhe.

**Sam:** Ich schau lieber ins Leere.

**Lou:** Ich bitte dich.

**Sam:** Für was?

**Lou:** (schweigt)

**■ ■ Innere Lehrerinnen**

Der erfolgreiche niederländische Kriminalromanautor Janwillem van de Wetering (1931–2008) beschrieb sich rückblickend als einen respektlosen Zen-Schüler, der sich erfolgreich von den äußeren Zen-Meistern und Möchtegern-Gurus abgewendet hat, um sich hinzuwenden zum eigenen Sadguru, dem inneren Meister oder Meisterin. Die-ser oder diese sucht nicht den Weg. Sie oder er ist der Weg, das Tao, das Sein des Seien-den, wie auch immer diese Kraft des Lebendigen genannt wird. In dieser Leere ist, laut van de Wetering, das Glück. Das endlose innere und äußere Palaver läuft sich in der Stille bedeutungslos ins Leere. „Der gesprungene Spiegel, der leere Spiegel, der Spiegel, der wahre Motive zeigt, überhaupt kein Spiegel, kein Griff, kein Rahmen, freier Durch-gang ins Jetzt, ins Hier." (van de Wetering 1999, S. 224)

Die heutigen Hüterinnen der Stille, die Stadt-Einsiedler, welche sich im Üben, He-gen und Pflegen der Stille hervortun, reden und schreiben ab und zu über ihre Schweige-Erlebnisse. Diejenigen aus dieser neuen Einsiedler-Bewegung, welche das tun, haben ein Sendungsbewusstsein entwickelt, um anderen zuzurufen, wie sie sich von Gott (wie auch immer sie diesen Namen deuten) stille gemacht fühlen. Im Psalm 62,2 wird das so geschildert: „Nur auf Gott zu ist Stille meine Seele, von ihm her ist meine Befreiung."

Laut dem Berichts von Zollinger (2017, S. 17) soll es allein in Italien schon über 1200 städtische Einsiedler und Einsiedlerinnen geben. Der Professor der Soziologie an der Universität Bologna Isacco Turina hat diese extreme Bewegung der neuen Eremiten auf dem Land und in den Städten studiert (2014). Er konnte mit 37 Personen reden, die sich sonst gerne in die Stille hüllen. Die in die Stille Versunkenen begeben sich ruhig ins ein-same Gebet mit Gott. Nur so hören sie, was ihnen ihr Ewiges dabei preisgibt. Ihr ganzes Tun und Lassen wird auf dieses innigste Hören eingestimmt. Ihre Aktionen sind nie los-gelöst vom wahren Wissen, was diese Eremiten als göttlich bezeichnen (Turina 2004, S. 5).

Diese Welt-Anschauung der Einsiedelei wurde vor 1400 Jahren von Gallus (ca. 565–640) in der Nähe des Strudelbeckens des Waldbächleins in einer Felshöhlung (heute Mühle-tobel genannt) des heutigen St. Gallen während eines Vierteljahrhunderts praktiziert. Nichts für zögernde Weichlinge. Aber: Vorteil für Wortkarge. Als der vermutlich

45-jährige Gallus über eine Wurzel stolpernd auf seine Nase fällt, nimmt er dieses Ereignis als Fingerzeig seines Gottes an, nicht mehr weiter zu eifern. Schluss, aus, fertig mit Reisen. Ruhe. Stillwerden. Von nun an wollte er seinem Leben, eigenverantwortlich, eine andere Richtung geben. Dieser Ort im damaligen Steinachurwald, wo dieses Gestolpertsein einen heilenden Boden erschuf, ist vermutlich der heutige Eingang zur Galluskappelle. Dieser Topos wurde „bis ins 10. Jahrhundert bewusst unbebaut gelassen" (Schär 2011, S. 119). Unsere Vorfahren wussten damals, wie wichtig Leere als seelisches Brachland ist. Damit etwas entstehen kann, ist Nichtstun eine wichtige Voraussetzung.

Die heutigen Einsiedler und Einsiedlerinnen sind meist um die 50, haben ein intellektuelles Faible und beteiligten sich früher in ihren Kirchen. Die Lust, die innere Notwendigkeit und das Bedürfnis nach Silenzio wachsen wieder, wie zu allen Zeiten. Diese religiöse Stille hat eine wirkliche Kraft, die solche Überinnen wie Lumini erleben können. Wiborada und Co. lassen grüßen. Immer wieder was Neualtes oder Altneues. Das spielt durch die Jahrtausende dieser Vorgehensweise, eigene Lebenszeit in der Stille verdunsten zu lassen, überhaupt keine Rolle. Gepflegt werden die stille Schönheit und die schöne Stille.

Der Theologe Rahner hat sich in seinem Buch „Hörer des Wortes" (Rahner 1997) eine grundlegende andere Zugangsweise zum In-die-Stille-Kommen freigeschrieben: horchend so nahe ans Sein des Seienden kommen zu können, damit der eigene ruhelose Geist im Bei-sich-Sein das reine Sein, als Träger des Wortes, in sich hören kann. Eine neue Utopie? Eine ferne Realität?

Vergiss es, schreibt Bevilacqua (2013). Die Hermitage ist ein berechtigtes Paradox in unserer sich selbst feiernden, von der menschlichen Natur sich entfremdenden, individualisierten Dienstleistungsgesellschaft. Moderne Einsiedlerinnen und Einsiedler, die er besuchte und fotografierte, gönnen sich freiwillig diese selige Isolation. Ihre inbrünstige Motivation dazu ist, das Numinose voll und ganz in sich aufzunehmen. Die meisten von ihnen kommen aus der Mittelklasse, haben einen eingeübten persönlichen Weg mit meditativem Gebet, der Stille und der göttlichen Ruhe. Sie wollen den eigenen inneren Rhythmus ihrer körperlichen Natur sowie ihre individuelle Stimmungslage aus sich heraus verfeinern. „Solve et coagula", das bekannte alchemistische Mantra: Löse und verbinde. Das Bild des Uroboros wird gerne als Amulett benützt. Es ist eine Ikonografie des alten Ägyptens: das Bildsymbol einer Schlange, die sich in den eigenen Schwanz beißt, um so mit ihrem Leib einen Kreis zu gestalten. Die ewige Wiederkehr des Gleichen.

## ▪▪ Still und stumm

Karsamstags schweigen die Glocken. Das Ende der gemächlichen Fastenzeit ist nah. „In dieser Stille zwischen Bangigkeit und Zuversicht, während draußen die Vögel singen und der Heiland im Grab liegt, bereitet sich eine Entscheidung vor. Wie sie ausfällt, kann man nicht wissen." (Holl 1992, S. 147) Wir bewegen uns schweigend, behüten die Stille, in ihrer Ruh. Ich erinnere hier an die bekannte Erzählung, in der Jeschu den Sturm auf dem See Genezareth still gemacht hat. Er schlug bekanntlich seiner müden Truppe vor, zum gegenüberliegenden Ufer, bei Gerasa, am See Genezareth zu schippern, um sich etwas auszuruhen. Er brauchte als Künder dringend mal wieder eine sprechfreie Zone. Gesagt, getan. Jeschu erlaubte sich ein Nickerchen im Heck des Bootes, sein Haupt sanft auf einem weichen Kopfkissen ausruhend. Der Sturm ging an ihm vorbei. Aber seine erfahrenen Fischer-Jünger-Kumpel fürchteten sich. Was tun wenn du nicht mehr weißt, was zu tun ist? Weck Jeschu, so der Erzähler, mit den Worten: „Meister, lässt es Dich kalt, wenn wir ertrinken?"

Ich stelle mir vor, wie er erstaunt, gähnend und verärgert aufwachte. Gestört in seiner Seelenruhe. Kopfschüttelnd ob der verunsicherten Fischer, die ihrer eigenen Fachkompetenz nicht mehr vertrauten und daher ängstlich reagierten. Laut Erzählung schrie er sie und den Sturm an, sie sollten sofort damit aufhören: Ruhe! Der Sturm und die Angst legten sich augenblicklich. Still wurde es (Mk 4,35–41; Mt 26,8).

Schreie sind ab und zu nötig, damit die notwendige Ruhe eingekehrt. Das ist eine Möglichkeit, sich in Wirklichkeit Gehör zu verschaffen.

» Das Wirkliche ist nur ein Sonderfall des Möglichen und deshalb auch anders denkbar. Daraus folgt, dass wir das Wirkliche umzudenken haben, um ins Mögliche vorzustoßen. (Dürrenmatt 1985, S. 87)

**Sam:** Die Höhle des Nichts.

**Lou:** Das Haus der Dunkelheit.

**Sam:** Das innere Licht leuchtend halten, … (schweigt)

**Lou:** (zögert) … und so die vollkommene Stille ruhig sichtbar machend.

**Sam:** Frei vom Nichts, frei von der Stille, frei von der Ruhe und frei vom Schweigen.

**Lou:** Ach Sam … (schweigt sich aus)

## Literatur

Augustinus (2004) Confessiones/Bekenntnisse. Artemis & Winkler, Düsseldorf

Bellebaum A (1992) Schweigen und Verschweigen. Westdeutscher Verlag, Opladen

Buber M, Rosenzweig F (1992) Bücher der Kündung. Deutsche Bibelgesellschaft, Gerlingen

Burkert W (1998) Kulte des Altertums – Biologische Grundlagen der Religion. C. H. Beck, München

Coomaraswamy AK (1977) 2: Selected papers – metaphysics. Edited by Roger Lipsey. Bollingen Series. Princeton University Press, Princeton

Dostojewskij F (2006) Die Brüder Karamasow. Roman in der Neuübersetzung von Swetlana Geier. Fischer, Frankfurt am Main.

Dürrenmatt F (1985) Justiz. Diogenes, Zürich

Eliade M, Couliano IP (2004) Handbuch der Religionen. Patmos, Ostfildern

Endo S (2016) Silence. Introduction by Martin Scorsese. Peter Owen Publishers, London

Grimm B (1997) Kinder und Hausmärchen. Artemis & Winkler, Düsseldorf/Zürich

Holl A (1960) Augustinus Bergpredigtexegese. Herder, Wien

Holl A (1961) Seminalis Ratio – Ein Beitrag zur Begegnung der Philosophie mit den Naturwissenschaften. Herder, Wien

Holl A (1964) Anmerkungen zu den Dreizehn Bücher Bekenntnisse. Deutsche Augustinusausgabe. Ferdinand Schöningh, Paderborn, S 402–496

Holl A (1971) Jesus in schlechter Gesellschaft. DVA, Stuttgart

Holl A (1973) Das kräftigste Gebet. In: Carrel A, Marcuse L, Auden HW, Barth K, Holl A (Hrsg) Kann man noch beten? Diogenes, Zürich, S 67–88

Holl A (1992) Wie ich ein Priester wurde, warum Jesus dagegen war, und was dabei herausgekommen ist. Rowohlt, Reinbek bei Hamburg

Holl A (2015) Braunau am Ganges. Residenz Verlag, Salzburg

Itten T (2011) Ohne Rituale können unsere Herzen nicht sprechen. P. J. Merthé im Gespräch mit Theodor Itten. In: Marthé PJ (Hrsg) Die Heilige Messe, kultisch, szenisch, magisch, mystisch. Echter Verlag, Würzburg, S 149–168

Lapide P (1996) Er wandelte nicht auf dem Meer – Ein jüdischer Theologe liest die Evangelien. Gütersloher Verlagshaus, Gütersloh

Lumini A, Rodari P (2016) La custode del silenzio. Io, Antonella, eremita di città. Einaudi, Torino
Marcuse H (1967) Der eindimensionale Mensch. Studien zur Ideologie der fortgeschrittenen Industrie-gesellschaft (Übers. von Alfred Schmidt. Luchterhand, Neuwied
Mithen S (1998) The prehistory of the mind. A search for the origin of art, religion and science. Thames & Hudson, London
Nagy TJ (2015) König, Kaiser, Kardinal – Auf den Spuren von Kardinal Franz König. Styria premium, Wien
Nietzsche F (1994) Jenseits von Gut und Böse. Werke 3. Könemann, Köln
Rahner K (1997) Hörer des Wortes. Sämtliche Werke 4. Benziger Herder, Solothurn/Düsseldorf
Rahner K, Rahner H (1973) Worte ins Schweigen. Herderbücherei, Freiburg
Sartre JP (1946) [1989] L'existentialisme est un humanisme. Editions Nagel, Paris
Schär M (2011) Gallus – Der Heilige in seiner Zeit. Schwabe Verlag, Basel
Schifferli D (1998) Wiborada. Pendo Verlag, Zürich/München
Turina I (2004) The Hermit's Knowledge. Konferenzvortrag. Universität Padua
Turina I (2014) I nuovi eremiti. La fuga mundi nell'Italia di oggi. Medusa Edizioni, Milano
Wehling E (2016) Politisches Framing – Wie eine Nation sich ihr Denken einredet – und daraus Politik macht. Edition Medienpraxis, Köln
van de Wetering J (1999) Reine Leere. Erfahrungen eines respektlosen Zen-Schülers. Rowohlt, Reinbek bei Hamburg
Žižek S (2018) Hiobs Schweigen. In der Versuchung des gottesfürchtigen Menschen liegt das tiefste Paradox des Christentums. NZZ-Feuilleton, 03.01.2018, S 29
Zollinger M (2017) Nichts als Stille. NZZ am Sonntag, Gesellschaft, 30.07.2017, S 16–19

**Internetadressen**

Bevilacqua C (2013) Into the silence – Hermits of the third millennium. http://carlobevilacqua.photos-helter.com/gallery/Into-The-Silence-Hermits-Of-The-Third-Millennium/G0000tpKX_Udfrqg
Busch S. Lautes und leises Lesen in der Antike. http://www.rhm.uni-koeln.de/145/Busch.pdf

# Der doppelte Boden

**Literatur – 144**

© Springer-Verlag GmbH Deutschland, ein Teil von Springer Nature 2018
T. Itten, *Schweigen*, https://doi.org/10.1007/978-3-662-56768-5_7

**Das Schweigen war so einfach. (Boström Knausgård 2017)**

Der doppelte Boden als Sicherheit und als List, das entsetzte Schweigen in der Familie und der Gesellschaft. Diese Überlebensstrategie als Willen zur hämischen Macht über andere Personen und/oder Völker wird entblößt. Das gespenstische Schweigen als Täuschungsversuch, um über die Tabus der jeweiligen Gesellschaft/Familie hinwegzukommen, hinwegzusehen.

Die Metapher „doppelter Boden" wird für ein Schutzverhalten verwendet, das innerhalb einer Familie und als Abgrenzung gegen außen gebraucht werden kann. Es wird meist leise und in einer langsamen Art und Weise gelebt. In finanziell ärmeren Zeiten als die gegenwärtige (das kann sich schnell wieder ändern) wurde der „doppelte Boden" sinnbildlich als das Versteck der Überlebensreserven benutzt. Diese eigennützige Absicherung der meist bäuerlichen Familie, die vor 200 Jahren mindestens drei Genrationen und bis zu 15–20 Personen beherbergte, brauchte diese Sicherheit. Hunger, Armut und soziale Erniedrigung waren allgegenwärtig. Dieser Rückhalt war materiell unverzichtbar. Später wurde aus diesem notabsichernden Verhalten ein Konzept, um innerfamiliäre Verschwiegenheiten gegen außen zu bezeichnen. Selbstredend wird dieses Konzept als Verhaltensform auch in anderen zwischenmenschlichen Konstellationen, in Politik, Sport und Wirtschaft, rege benutzt.

#### ▪▪ Stille Veränderung

Die schwedische Schriftstellerin Linda Boström Knausgård schrieb eine Familiennovelle aus der Sicht einer 11-Jährigen. Diese entscheidet sich nach dem Tod ihres von der Familie getrennt lebenden, dem Alkohol zugeneigten Vaters fortan radikal zu schweigen. Sie und ihr Bruder leben zusammen mit ihrer erfolgreich schauspielenden Mutter in räumlich großzügigen Verhältnissen. Die Mutter gab zu Hause Schauspielunterricht. Der Bruder lebte meist typisch pubertär, also zurückgezogen in seinem Zimmer, das er selten verließ. Sie, die sich im Schweigen beherbergende Ellen, spürte, wie sich ihr bezauberndes Verhalten wie ein Schleier der Macht über die beiden anderen Familienmitglieder, die eigene Lehrerin und ihre ausbleibenden Freundinnen warf. In einem Traum rief ihr der Vater laut zu: „Willkommen in Amerika". Dies wurde der Titel des Buchs.

Auf der Suche nach dem, was ihr die eigene Stille ermöglichen kann, träumte sie öfters, wie der verstorbene Vater, dessen Tod sie sich in inbrünstigen Gebeten an den Ewigen gewünscht hatte, zu ihr sprach. Er erkundigte sich nach ihrer Stimme und Stimmung. Worte sind so schwierig, empfindet sie. Es falle ihr schwer, damit um sich zu werfen.

Zwischen Bruder und Schwester gab es eine schweigende Übereinkunft. Wenn er aus der Küche in sein Zimmer verschwunden war, konnte sie, ohne das Risiko, ihm und seinen lästigen Neckereien zu begegnen, in die Küche gehen. Diesen Ort brauchte sie nach wie vor, um ihren eigenen Hunger zu stillen.

> ❯❯ Manchmal habe ich Angst, ich könnte im Schlaf reden. Jemand könnte mich hören, und es könnte gegen mich verwendet werden. Ich sehe das triumphierende Gesicht meiner Mutter. Es wäre nicht gerecht. (Knausgård 2017, S. 19)

Für Ellen war es unmöglich geworden, Wörter niederzuschreiben. Anfangs empfand sie es als einfach, mit ihren Wortspielereien aufzuhören. Die inneren Gesänge ihrer Stimme stimmten sie glücklich. Sie wusste nicht mehr, wie sich ihre Stimme, gesprochen im Außen, anhörte. Für ihre Frau Mama, gefeierte Schauspielerin, war die andauernde Sprachlosigkeit ihrer Tochter zuerst leicht irritierend. Schweigen im Theater ist von der erfahrenen Schauspielerin meist nur in Bezug auf die Zuschauerinnen und Zuschauer erwünscht. Für Ellen hingegen war es innige Wonne. Ihr jugendlicher Geist konnte sich darin schweigend entfaltenden. Stille Räume und der Raum für die Stille sind ihr ein zarter Schutz und ein augenblicklich erlebbarer Trost für ihr Herz. Ihre Sprechweigerung breitet sich im Familienraum aus.

> **»** Das Schweigen kroch in den Mund meiner Mutter und veränderte ihre Worte. Sie sprach immer einsilbiger. (ebd., S. 45)

Hätte sie nicht schon geschwiegen, so hätten die strengen Blicke ihrer Mutter, ob deren Verzweiflung wegen Ellens eigensinniger und hartnäckiger Sprechweigerung, sie unverzüglich zum Schweigen gebracht. Dieses Schweigen verrammelte, in gegenseitiger Hinsicht, eine vernünftige Mutter-Tochter-Kommunikation. Die Mutter sprach, und die Tochter verlor kein Wort.

Nachts war die beste Zeit für Ellen, die Zeit der breiten und atmenden Stille. Da wurde diese wieder eine angenehm besänftigende Sehnsuchtstillerin. Da brauchte sie sich nicht in der Stille zu verschließen, wie tagsüber unter Menschen. Im Sprechzimmer des Schultherapeuten ließ sie, sich und ihrer Stille vertrauend, keinen Laut entschlüpfen. Nur ein einziges Mal schrie sie los. Das war zu Hause, als ihr Bruder sie heftig provozierte, indem er ein Messer nach ihr schleuderte. Ihre Mutter und ihr Bruder lächelten, zu ihrem Entsetzen, und aßen gelassen weiter. Ellen jedoch nutzte ihren Schrei und flüchtete in ihr Zimmer. Wieder alleine, weinte sie still in ihr Kissen hinein. Innerlich sprach sie sich Trost zu. Ungehindert flossen die schimpfenden, wutvollen Worte – zusammen mit ihren einsamen Tränen in ihr – dahin, bis das Schweigen der Gefühle in sie einkehrte. Sie fragte sich innerlich, ob sie wieder singen sollte? Ihre stürmischen Gedanken erneut aufschreiben? Das würde ihre Lebenswelt garantiert verändern. Und nicht nur die ihre.

Wenn Kinder wieder reden wollen und können, dann wird dank der neuen Stimme die Familienstimmung wieder bunter und schillernder. Wenn ein Bruder und seine Schwester sich über vorgefallene gegenseitige verletzende Streitereien und ähnlichen Vorfällen unterhalten können, dann lässt sich eine dadurch starr gewordene Situation wieder aufweichen. Die angesammelten Schwierigkeiten in jeder Familie (wie immer deren soziale, wirtschaftliche, emotionale und kulturelle Konstellation geformt sein mag) können, wenn die Eltern und beteiligten Kinder es so wollen und dürfen, in sich gegenseitigen mitgeteilten Erzählungen nachgearbeitet werden – so, wie jeder den Vorfall erlebt hat (Wahrheit beginnt zu zweit, dritt etc.). So kann die gemeinsame Verantwortung füreinander getragen und das bisher Verschwiegene wiedergutgemacht werden. Wir erleben gemeinsam, in Familie und unter Freundinnen und Freunden, wie wir wieder, ein jedes und jeder, von den anderen gehört, gesehen, respektiert und wahrgenommen werden. Der doppelte Boden ist dann wieder nach innen, in die Familiengemeinschaft bzw. Zugehörigkeitsgruppe, geöffnet. Das kräftigt den Zusammenhalt und die Identitätsspende.

**▪▪ Geöffnetes Geheimnis**

Wie ist es, wenn ein Sohn erst in seinem 40. Lebensjahr erfährt, wer sein biologischer Vater ist, der seine damalige Mutter, hinter dem Rücken seines guten Freundes und Schreibkumpans geschwängert hatte? Beide, der soziale und der biologische Vater, sind der Sprache mächtig. Der eine mehr im Spiegel der Zeit, der andere durch Romane und Novellen der Wahrheitshinterlegung. Dieser Sohn, dessen Geschichte ich mir hier erlaube, als buntes Beispiel zu bringen, ist der Publizist und Journalist Jakob Augstein (geb. 1967).

Erst nach dem Tod Rudolf Augsteins (1923–2002) erfuhr er von seiner Mutter auf Nachfrage, dass nicht dieser, sondern Martin Walser sein leiblicher Vater ist. Im Herbst 2009 brach Jakob Augstein, Verleger der linken Wochenzeitung „Freitag", das Schweigen und machte kursierende Gerüchte zu einer öffentlichen Tatsache. Jakobs Mutter Maria Carlsson (geb. 1937), die von 1968 bis 1970 mit Rudolf verheiratet war, erklärte: „Ich habe Rudolf nicht betrogen. Er hat von Anfang an alles gewusst und war überhaupt nicht eifersüchtig."

Vielleicht war das bei Walsers Frau Käthe ähnlich, die üblicherweise seine Tagebücher abtippt. Dort bekannte er, am 20. April 1967: „Ich möchte wieder mit einer Frau schlafen. Aber es ist mir unmöglich. Ganz unmöglich mit Käthe. Sie weiß alles." (Zeit online, 3.10.09) Diese war mit ihrer vierten Tochter, Theresia Walser (geb. 1967) schwanger. Als diese Geschichte den Hort des Schweigens verließ, war das Medieninteresse im deutschen Sprachraum groß, ist doch Martin Walser einer der tiefgründig präzise schreibenden Seelenarbeiter. Sein Sohn ist Verleger und Chefredaktor sowie Kolumnenschreiber im „Spiegel", dessen Anteilseigner er ist. Augstein sagt im Spiegel-Interview, dass es vielen Schweigebeteiligten recht gewesen wäre, er hätte diese Walser-Vaterschaft, nicht öffentlich gemacht. „Es gab ein allgemeines Interesse auf allen Seiten, darüber nicht zu reden. Das nicht wahrzuhaben. Es stand sozusagen zu viel auf dem Spiel." (Weidermann 2017, S. 124) Doch dieser doppelte Boden bestand diesen öffentlichkeitswirksamen Stresstest souverän.

Was zusätzlich auf diesem erlesenen Spielplatz von Psyche und Eros lag, war ein Liebesverrat und die mögliche neue Autonomie eines jeden ausgeklügelten Lebenswahrheitsentwurfs. Wer liebt, hat nicht unwillkürlich und selbsttätig recht. Das Wissen um die eigene Herkunft, die verschlungenen Zusammenhänge der Vorfahren, ermöglicht uns allen einen hoffnungsvollen Nachvollzug unserer individuellen sozialpsychologischen strukturellen Ordnung. Und nun kommt diese bisher unerhörte Tatsache des Lebens aus dem Dazwischen des Lebensbodenverstecks ans Licht der Öffentlichkeit. Es ist wie im Wahnsinn, der wie ein Sich-Entfernen auf einsamen Pfaden im Lebenswald und Hain ist. Ein Pfad entsteht beim selbstständigen Gehen des eigenen Weges. „Denn ‚Wahn' ist überall dort, wo für eine erlebte Wirklichkeit kein allen gemeinsames Wort existiert", schreibt der Literaturwissenschaftler Peter von Matt und führt weiter aus:

》 Wahn ist nicht Un-Wirklichkeit, sondern Wirklichkeit nur für einen allein, ist nicht Einbildung, sondern ein mit dem allgemeinen Bewusstsein nicht koordinierbares Wissen. (von Matt 1989, S. 396)

Als altgedienter Psychologe und Psychotherapeut, nahe am beruflichen Feierabend, empfinde ich diese operative Definition eines Sprachwissenschaftlers als erfrischend genau.

Die väterliche Wirklichkeit Martin Walsers mit seinem bisher einzig bekannten Sohnemann, Jakob Augstein, wurde verraten. Obschon, es gab die leisen Munkeleien in der bürgerlichen Gesellschaft Hamburgs. Sich als Eingeweihter, in einer verschwiegenen Truppe (ob Familie, Clan oder Gang) zu wissen, kann das Selbstbewusstsein stärken. Schweigen grenzt andere aus, kann unter Umständen gar tödlich sein und schließt einem ein (im doppelten Sinne). Als Augsteins und Walsers passionsgeladenes Gesprächsbuch „Das Leben wortwörtlich" erschien (November 2017), war diese zehnjährige Zweisamkeit ihrer biografischen Verrücktheit ganz in der lesenden, wissensdurstigen und schaulustigen Öffentlichkeit angekommen.

Was geht mich/uns das alles an? Martin Walser veröffentlicht seit 2005 seine Tagebücher (bisher vier Bände). Er legt sich frei, in und durch verbergende Deckwörter. Wo die eigene Mitteilung versagte, breitet sich peinliche Stille aus. Dennoch, die gemeinsame Verratserfahrung von Vater und Sohn, in diesem speziellen Beispiel, birgt ein heilendes Echo in sich. Was wohl Jakobs Schwestern dazu denken und verschweigen?

## ■■ Vorsicht, Scham, Diskretion

Wenn wir sagen „Ich weiß nicht mehr, wie es war" ist das keine direkte Verdrängung des Geschehenen, sondern ein Geständnis. Die erlebte, geleistete Wirklichkeitserschütterung vergeht zunehmend. Da wird diesbezüglich nichts verschwiegen. Auch nicht im Lied der Nacht. Schriftsteller wie Martin Walser und Franz Kafka, um bei diesen zwei Seelenverwandten, für einen Moment zu verweilen, erzählen in und durch ihre Figuren über und aus einer Blickrichtung, die ihnen einem Durchblick dessen ermöglicht, was sich ihnen in ihrem gegenwärtigen Seinszustand der Welt, in der sie sich gerade befinden, zeigt. Das, was sich als wahr erweist, und das, was gelogen ist, wird ausgeglichen in dem, wie die Wahrheit unserem Leben und seinen Erfahrungen dient.

> **》** Das Schreiben selber ist schon ein Veröffentlichen! Die innigsten Regungen der Sprache anvertrauen! Die Sprache ist das Öffentliche. Ob man das Geschriebene dann veröffentlicht, das ist nicht mehr so wichtig wie das Schreiben selber. (…) Der Schriftsteller ist nicht einer, der alles sagen kann, sondern einer, der sehr deutlich erlebt, was er nicht sagen kann. Ja, denn zum Gesagten gehört das Nicht-Gesagte immer dazu. (Walser und Augstein 2017, S. 103 und S. 121)

**Lou:** Ich schweige über das, was ich, seit ich fünfjährig war, verschweigen musste.

**Sam:** Gut so, wenn du das willst und kannst, du musst nicht mehr …

**Lou:** Danke, Sam. Ich werde eine Familienkonferenz machen und es allen erzählen, mit einer Bedingung: Danach reden wir nie mehr darüber.

**Sam:** Wir sind hier unter uns. Um was geht's?

**Lou:** Mein Großvater hat mich sexuell belästigt. Um meine Oma zu schützen, habe ich es bis heute verschwiegen.

**Sam:** Im Verbergen lieg deine kommende Entblößung. Schluss mit Totschweigen.

**Lou:** Diese Doppelbödigkeit ist manierlich und entblößt mehr als sie verbirgt.

Nichts falsch machen ist jeweils das riskante Dazwischen, welches das Rechthaben und das Sich- selbst-Rechtfertigen vom Meinungsfrei-Sein offenhält. Wovon Frau oder Mann keine Erfahrung hat, davon und darüber sollen sie schweigen. Ist das ein Redeverbot?

Gewiss. Wer darf dieses Verbot aussprechen? Wer kontrolliert dieses Verbot und die Verbieterinnen? Jeder und jede kann sich von solchen diktierten Zuschreibungen befreien. Die eigene Tat spricht genauso wie ausgesprochene Worte in diesem speziellen Sinnzusammenhang. Wir tun aus uns heraus solcherart, wie wir über uns schreiben. Unser Stil ist unser Leitsatz. Der doppelte Boden verhilft uns zur Freiheit des anderen Blicks. Wir können freiwillig die verschiedenen Positionen einnehmen, ohne an einem dogmatisch festhalten zu müssen, wenn wir dies nicht wollen, können oder dürfen. In sich und für sich aufgenommen sein, in dem, was verschwiegen wird. So halten wir aus, was und wer wir im heutigen Leben geworden sind. Die vorgetäuschte Sprachlosigkeit führt in ein Schweigen, das persönlicher nicht sein könnte. Diese verrät sich jeweils, im emotionalen Ausdruck des Gesichts.

Der amerikanische Völker- und Menschenkundler Paul Ekman hat in seiner Studie (Ekman 2010) aufgeführt, wie Gefühle sich in unseren Gesichtern offenbaren und wir diese bei den anderen unbewusst lesen können. Das ist faszinierend. Das Verschwiegene wird körperlich-visuell dargestellt und uns Beteiligten kommunikativ zunutze gemacht. Selbst frei reden ist gewagter. Eine läppische Fehlleistung des Unbewussten (ein Freud'scher Versprecher) könnte sich melden, und ich plaudere etwas aus, das zu verschweigen ich mir vorgenommen hatte. Ich vermute, dass jede/jeder das kennt. Ein intensiv beschäftigter Professor, der eingeladen war, einige Grußworte zur Eröffnung eines Fachkongresses zu richten, beendete seine kurze Einleitung mit: „Ich erkläre hiermit diesen Kongress als geschlossen." Das, was einmal ausgesprochen wurde, ist wie ausgeschüttete Milch: nicht mehr rückgängig zu machen. Da findet kein Entschuldigungsritual statt, wenn ich sage: „Sorry, ich nehme das Wort wieder zurück, habe es nicht so gemeint." Doppelbödigkeit pur.

Täglich hören und lesen wir solcherart. Wir reden, ob bewusst und/oder vom Unbewussten hergeleitet, über das, was wir sind. Der 90-jährige Wortkünstler Walser sagt fest überzeugt:

> » Man ist dem anderen am nächsten, wenn man über sich selbst spricht. Ich bin nur für mich zuständig. Ich will nur sehen, ob ich allein bin mit meinen Gedanken. Und wenn ich feststelle, dass ich nicht allein bin, dann beruhigt mich das. Denn ich will nicht allein sein. Das ist ein bescheidener Anspruch, den ich da habe. (Walser und Augstein 2017, S. 278)

### ▪▪ Zunehmende Schweigeverklärung

Jakob Augstein hat im Gesprächsbuch das zwölfte Kapitel fiktiv gestaltet. Er erinnert daran, wie wir jeweils Einiges aussprechen, Wortschildern gleich, um das Verborgene damit abdecken, zu verschweigen. Wir täuschen doppelbödig, im Verschweigen dessen, was uns bedrückt. Manchmal ist dieses Verhalten nicht direkt beabsichtigt, weil das, was noch nicht gesprochen werden kann, im sprachlichen Unvermögen ruht. Wie der Landvermesser K. in Kafkas Roman „Das Schloss", den Marianne Gruber gewagt weitergeschrieben hat. Frieda spricht ihre berechtigte Vermutung aus, dass er, K., etwas verbergen möchte. Dieser antwortet: „Ich versuche Worte zu finden für etwas, das keinen Namen hat. Was dir wie ein Geheimnis erscheint, das ich in deinen Augen vor dir wahren möchte, ist mir ein Rätsel." (Gruber 2004, S. 111) Rätsel können nicht, wie Geheimnisse und Verschwiegenes, einfach so aufgelöst werden. Indem wir andere täuschen, muten wir ihnen eine verhuschte Absicht zu.

Das Schweigen jeder Elterngeneration entstammt jeweils aus der vorhergehenden. Als ich einmal unseren Familienforscher Hans-Rudolf Scheurer, ältester Bruder meiner Mutter, fragte, ob er mir ein Dokument aus der Basler Mission, das sich kritisch über seinen Vater (meinen Großvater, den ich nie kennenlernen konnte), den China-Missionar Hans Scheurer (1893–1946), äußerte, zu lesen geben könnte, sagte er mir – als da 50-Jährigen – ins Gesicht: „Das geht eure Generation nichts an." Schade, weil ich schon damals viel über meinen Großvater und seine Zeit in China wusste. Vor allem, wie direkt und ungeschminkt er seine Meinungen äußerte. Die Oberen in Basel, die den lieben Gott verwalteten, hörten solcherart, in ihren Ohren oft ungehobelt Tönendes gar nicht gerne. Zum Glück habe ich später seinen jüngsten Bruder Markus (geb. 1934) dazu befragen können. Es ging um das unerwartete Kündigungsschreiben der Mission, sagte er mir, ohne zu erröten.

Wir sind alle, in unserem Verhalten, in der Ontogenese, in den sozialen und emotionalen Mustern, in unserem Habitus, mindestens von drei bis vier Generationen beeinflusst. Das sogenannte transgenerationale Aufräumen der Wahrheiten und der damit verbundenen Gefühlswelten wird meist unbewusst gerne der neuen Kindergeneration überlassen. Das ist so. Der ärgerliche Gleichgültigkeitskübel wird weitergereicht, was uns, wo immer wir uns gerade in der Ahnenreihe befinden, duselig nahegeht. Augstein erzählte im „Spiegel"-Interview (Weidermann 2017, S. 126) über die Chance, die sich ihm bot, gemeinsam mit seinem leiblichen Vater ein Gesprächsbuch zu machen. Er konnte so gleichzeitig die Rolle des Chronisten und Dokumentaristen einnehmen. Sein Mut zur Lücke bezeugt das journalistische Flair und die schreiberische Faszination des 50-Jährigen. Einige Aussparungen in den Gesprächen, also Verschwiegenes, konnte er, im behutsam belletristischen Schlusskapitel sprachlich, in die Tapisserie ihrer beiden Leben, einweben. Das, was ihnen beide nahegeht, wollte er, doppelbödig elegant, in der hergestellten Fiktion zeigen. Wunderbar diskret ist diese Offenlegung seiner Fähigkeit, dieses Spiel, kein Spiel zu spielen, spielerisch zu meistern.

Am 1. Dezember 2017 wurde in der Kultursendung „aspekte" ein Bericht zur Buchlesung der beiden Männer im Literaturhaus Stuttgart vom 26. Dezember gesendet. Neben den vielen Aspekten des Verschweigens und sofortigen Aufbrechens desselben bemerkte ich eine berührend leise Geste. Am Schluss des gemeinsamen Vorlesens nimmt Jakob die Hand seines Vaters Martin, der ihm, als Dankesgeste, seine rechte ausstreckt. Er hält diese fest, neigt sich leicht vor, führt die Vaterhand zu seinen Lippen und küsst sie. Danach schauen sie sich liebevoll in die Augen. Walser zieht seine Hand langsam von den Lippen des Sohnes hinunter. Er lächelt seinen Jakob freudig an. Eine intime, zurückhaltende und gleichzeitig öffentlich gemachte große Szene. Der Sohn sagte noch, es sei angenehm, sich in die Wortmäntel seines Vaters einzuhüllen.

Die glückliche Sensation des Abends in Stuttgart war, dass Maria Carlson, Jakobs Mutter, als Zuhörerin da war, obschon sie vor acht Jahren dagegen war, diesen sie mitbetreffenden doppelten Boden zu öffnen. Jetzt sind, dank dieser Offenlegung, klare Verhältnisse feinsinnig erzählt worden.

> » Es wäre für meine Mutter von großem Vorteil gewesen, wenn sie die Frage der Vaterschaft rechtzeitig beantwortet hätte. Rudolf hat einen schlimmen Scheidungskrieg mit ihr geführt. Dem hätte sie sich entziehen können. Das wäre eine große Linderung gewesen. Ich konnte mir nicht erklären, warum sie geschwiegen hat. Also habe ich geglaubt, dass es etwas zu verschweigen gab. (Walser und Augstein 2017, S. 316)

Einer der Hauptgründe von Jakob, seine wahre Abstammungsgeschichte öffentlich zu machen, obwohl seine Mutter meinte, es wäre besser, wenn er, zusammen mit ihr, weiter schweigen würde, war, dass er seine Kinder nicht anlügen wollte. Mit dieser mutigen Tat hat er sich ermöglicht, dieses transgenerationale Muster aufzuräumen und zu beenden. Diese Tragödie erzählt uns vom scheinbar verantwortungsvollen, sich von der eigenen Wahrheit Wegducken, bis hin zum die eigene wahre Lebensantwort beseelt Aussprechen. Diese erlebnisbefreiende Tat in diesen beiden Familien beflügelte die Poesie und Prosa-Erzählungen zugleich.

Johanna Walser (geb. 1957), die zweitgeborene Tochter, selbst Schriftstellerin und Übersetzerin, lässt die Hauptfigur Lisa in ihrer Erzählung „Die Unterwerfung" ausplaudern, wie ihr Vater oft nur halb hinzuhören schien und plötzlich über ein ganz anderes Thema zu reden anfing als über das, worum es Lisa grad ging. Dies empfand sie als ein Herstellen einer „Hecke beruhigender Geschichten" (Walser 1993, S. 31), um sie vor der Verfolgung der traurigen und katastrophistischen Ereignisse in der Welt zu schützen. So wurde ein doppelter Boden gelegt, auf dessen Solidität in den zweifelhaftesten und irrenden Momenten des Zusammenlebens Verlass war. – Das erinnert mich an eine schottische Warnung für Hogmanay (Silvesternacht): Bitte in den frühen Morgenstunden erst aufstehen, wenn der Boden sich nicht mehr bewegt. Ansonsten weiterhin still sitzen und weiter am Whisky-Glas nippen.

Diese stillen und einsamen Momente zwischen dem Alten und dem Kommenden ermöglichen es uns, mit oder ohne schottische Medizin, den dringenden Lebensfragen in und um uns herum nachzuhorchen. Was für innere Antworten können wir dabei wahrnehmen?

**Lou:** (nach einer kleinen Pause) Was ist?

**Sam:** Was für eine Frage. Da hülle ich mich lieber in meinen Schweigeschleier.

**Lou:** Sag mir die Wahrheit deiner Gefühle, bitte …

**Sam:** Weißt du etwas über das Gesetz des Schweigens?

**Lou:** Du bist nicht im Dienst der Mafia oder im öffentlichen Dienst. Also rede mit mir, bitte …

**Sam:** Schweigen wie ein Grab, sich selbst und anderen, vor allem Fremden gegenüber, ist gleich lustvoll wie offen sein.

**Lou:** Ich bin wortlos.

**Sam:** Wer nass ist, hat keine Angst vor dem Regen.

**Lou:** Mache mir wortlos Sorgen um dich.

**Sam:** (schaut Lou schweigend an) Ich schlage neues Leben in mir auf.

#### ▪▪ Verlassenes Schweigen

Was für ein Schock, wenn zwei Brüder plötzlich nicht mehr miteinander reden. Ein Beispiel sind die zwei aus Manchester, die nach all den Jahren in der Familie und gemeinsamen Musizierens nicht mehr miteinander können. Das gibt's, überall. Nur sind diese zwei Rockmusiker, sogar berühmt, haben jahrelang zusammen gespielt und reden heute nur noch übereinander. Diese in aller Öffentlichkeit pfiffig dargebrachte Inszenierung hat ihnen einen Auftritt auf dem Cover des Zeit-Magazins beschert. Da dieses Magazin seit einer Weile sein Titelbild verdoppelt, meist zu Werbezwecken, wurden einmal Liam (geb. 1971), der Leadsänger, das andere Mal Noel Gallagher (geb. 1967), der Hauptkomponist, Leadgitarrist und hinter seinem jüngeren Bruder der zweite Sänger in der ehemaligen Band Oasis, vor einem Vorhang abgelichtet. Was dahinter passiert, in ihrer brüderlichen Fehde (nicht ganz so tödlich wie zwischen Kain und Abel), haben beide in ihren getrennt geführten Interviews ausgeplaudert. Mittlerweile hat Noel, nach Weihnachten 2017, seine Hand dem jüngeren Liam gereicht, um wieder brüderlichen Frieden zu schließen. Ihre Mutter Peggy (geb. 1943) sagte danach, sie sei so erleichtert gewesen nach diesem achtjährigen bitteren Kampf um die Deutungshoheit darüber, warum und wozu ihre beiden Söhne nicht mehr miteinander geredet haben.

Ein solches Anschweigen hat die Kommunikationsforscherin Bettina Seifried ausgiebig untersucht. Das Schweigen in Konversationen, die nicht nur zwischenmenschliche Unterhaltungen sind, sondern gleichzeitig Zwiesprache, ich vermute auch stille innere Selbstgespräche, beinhalten. Sie mahnt uns dazu, vorsichtig mit unseren Urteilen zu sein, denn Nichtreden ist nicht per se gleichzeitig bedeutsam und sinnerfüllt. Sie unterscheidet zusätzlich zwischen Schweigen und Stillsein während eines Gesprächs. Ihre These ist:

» Von Schweigen kann nur in Kommunikationssituationen die Rede sein, wenn es in Opposition zu Reden und in einem linguistischen Kontext steht. (Seifried 1990, S. 6)

Unter all den vielen angenehm einleuchtenden Beispielen, die ihre These unterstützen, hat sie sich, Franz Kafkas Roman „Das Schloss" in einem Auftaktzitat vorgenommen. Der Landvermesser K. sitzt bei der Lagerstatt der kranken Wirtin, die in dämmriger Kammer auf ihrem Rücken gebettet ist. Sie erzählt von ihren nächtlichen Gesprächen mit ihrem Gatten und über dessen Sinnesänderungen. K. hört still zu und nutzt eine Atempause der Wirtin, um sich eine Frage zu erbitten. Die Wirtin schweigt.

» „Ich darf also nicht fragen", sagt K., „auch das genügt mir." „Freilich", sagt die Wirtin, „auch das genügt Ihnen, und das besonders. Sie missdeuten alles, auch das Schweigen. Sie können eben nicht anders. Ich erlaube Ihnen zu fragen." (Kafka 1976, S. 71)

K. meint darauf, vielleicht missdeute er selbst seine Frage. Er erkundigte sich nach der Begegnungsgeschichte zwischen der Wirtin und ihrem Mann, und wie sie beide in den Besitz dieses Wirtshauses gekommen sind. Kafka (1883–1924) ist ein Meister des Schreibens und Nachdenkens über den doppelten Boden gewesen. Dazu bemerkt Seifried einsichtig:

» Die Wirtin schweigt, sie hat nichts gesagt, kein Laut drang an K.s Ohr, dennoch entnimmt K. diesem Schweigen eine ganz bestimmte Aussage. Seine Interpretation ihres Schweigens findet sich in seiner nächsten Äußerung wieder. (Seifried 1990, S. 6)

Als Leser finde ich das nicht erstaunlich. Im Gegenteil, ich mache es Tag für Tag genauso. Schweigen bedeutet uns meist etwas. Wir teilen uns selbst mit, im eigenen Schweigen und im Verhalten des doppelten Bodens. Dem Gegenüber erteilen wir zwischenzeitlich eine eigene Deutungskompetenz, was ein weites Feld bedeuten kann. Weil neben der Form (Schweigen) der Inhalt des Schweigens, also das Verschwiegene, die kontextuelle Funktion dieses lautlosen Kommunizierens, vielseitig sein kann.

Franz Kafka schrieb in seiner Betrachtung „Das Schweigen der Sirenen" darüber, wie sich Odysseus, um sich von den tödlichen verlockenden Gesängen der Sirenen zu schützen, die Ohren mit Wachs vollstopfte. Zusätzlich kettete er sich an den Schiffsmast an. „Der Sang der Sirenen durchdrang alles, und die Leidenschaft der Verführten hätten mehr als Ketten und Mast gesprengt." (Kafka 1931, S. 39) Die Sirenen jedoch haben neben ihrem Gesang eine noch schrecklichere Verlockungsmöglichkeit, nämlich ihr Schweigen. Das taten sie, als Odysseus verbeisegelte. Und der hörte ihr Schweigen nicht. Wir können nicht abschließend klar sagen, meint Kafkas Erzähler, ob der listenreiche Held nicht doch gemerkt habe, dass die Sirenen schwiegen. Wenn, dann hätte er der Schicksalsgöttin mit seinem Wachs in den Ohren und dem Angekettet-Sein doppelbödig etwas vorgespielt.

Schweigen ist verwandt mit der Null. Ohne diese geht in der modernen, arabisch beeinflussten Mathematik gar nichts. In seiner Biografie der Zahl Null (2002) beschreibt Charles Seife den Tanz dieser Zahl auf der Grenze zwischen dem Nichts und dem Etwas. Null ist, wie das Schweigen, die Leere im Dazwischen des doppelten Bodens. Ein heutiges Leben ohne Schweigen ist so wenig möglich wie eine Mathematik oder Computerwissenschaft ohne die Null. Die Zahl Null wurde ab 300 v. Chr. in Babylon verwendet. Babylon war als Hauptstadt Babyloniens eine der wichtigsten Städte des Altertums. Sie lag am Euphrat, etwa 90 km südlich Bagdads im heutigen Irak.

> **»**    Die Babylonier verwendeten zwei schräg gestellte Keile, um einen Leerraum darzustellen, also eine leere Spalte auf dem Abakus. Mit Hilfe dieses Platzhalters war nun ohne Weiteres klarzumachen, an welcher Stelle der gesamten Zahl ein Zeichen stand. (Seife 2002, S. 21)

Was lernen wir daraus? Die Null war und ist nützlich. Somit erlaube ich mir zu sagen: Der doppelte Boden ist es auch. Wie wir qualitativ gut schweigen können, das wird in diesem Lebensmuster des Anderen-gegenüber-Verhaltens von Kindheit an eingeübt. Die List, die sogenannte Bauernschläue und Straßenweisheit sind, von außen gesehen, verbale Interaktionsmuster, die zum jeweiligen Kommunikationssystem einer Gesellschaft gehören. Im richtigen Moment nicht zu reden ist ein Teil von Alltagsweisheit, die die alten Griechen *phronesis* nannten. Wir Heutigen benutzen dieses Wort eher im Sinne von Achtsamkeit, umsichtiger Aufmerksamkeit. Jedoch, dieses weise Verhalten ist geleitet durch intelligente Lebensethik, die tugendhaftes Handeln ermöglicht.

In Bezug auf Selbstgespräche hat der ehemalige Schweizer Benediktiner Martin Werlen, der von 2001 bis 2013 der 58. Abt des Klosters Einsiedeln war eine witzige Bemerkung gemacht. Als er von einigen Medien kritisiert wurde, das Vermögen des Klosters von Heuschrecken-Bankern verwalten zu lassen, ja sogar mit denen über eine vernünftige Finanzpolitik für das Kloster und seine 200 Angestellten zu reden, sagte Werlen, wenn er nur noch mit ethisch und moralisch einwandfreien Menschen reden dürfe, könne er leider auch keine Selbstgespräche mehr führen. Was dann?

#### ▪▪ Solidarisches Schweigen

Mit diesen beiden Wörtern betitelt Der Spiegel im Jahr 2017 einen Artikel zu der Frage, ob Eltern ihre Kinder verraten müssen, wenn diese illegal Lieder aus dem Internet herunterladen und diese selbst im Internet anbieten. Die Geschichte erinnert mich an die fatale Bespitzelung innerhalb von Familien und Freundeskreisen, wie zu Zeiten der Nazi-Herrschaft, der DDR und anderen diktatorischen Herrschaften üblich. Fakt ist, laut Deutschem Bundesverfassungsgericht, dass die ganze Familie haftet, wenn sich ein

Mitglied strafbar gemacht hat. Als ob die grandiose, weltweit gepriesene Offenheit der Kommunikationsmedien und deren Betreiber den Zwischenraum (nullum) dazu nutzt, um sich und ihre wahren Absichten der kontinuierlichen Bereicherung und Bespitzlung der Menschen darin zu verstecken. Diese vorsätzliche Strategie, mit Hilfe von digitalen Impulsgebern die all unsere benutzten Geräte von sich geben, unser Kommunikations- und Konsumverhalten wortlos zu durchschauen. Noch, so denke ich, sind wir frei im System des doppelten Bodens. Die Gefahr, dass die Zuckerbergs (Facebook) und Bezos (Amazon) dieser Welt unsere Gedanken, Wünsche, Vorlieben und Verschwiegenheiten kennen, ohne dass wir uns in diesem Transparenzwahn weiterhin schützen können, wächst. Was ist, wenn nur noch Schweigen hilft? Es nutzt nichts, die Existenz all derer zu leugnen, die sich in einem kommunikativen Grenzbereich aufhalten.

Zwei Menschen, die sich, bevor es Facebook gab, bis zur äußersten Grenze ihrer Beziehungsfähigkeit gewagt hatten, waren Marilyn Monroe (1926–1962) und Arthur Miller (1915–2005). Die Schauspielerin und der Schriftsteller waren von 1956 bis 1961 verheiratet. Neben trivialen Auseinandersetzungen gab es zwischendurch viel Streit. Marilyn zog sich dann, meist schweigend, in eine Opferhaltung zurück. Arthur, als er genug von all dem hatte, zog aus dem gemeinsamen Haus aus, um es sich im damals legendären Chelsea Hotel, New York, bequem zu machen. Nur noch Ruhe. Marilyn ging nach dem Abdrehen des Films „Machen wir's in Liebe" (1960) nicht mehr heim. Es folgte ein Jahr ohne Kommunikation zwischen den beiden Ehepartnern. Eines Tages rief Marilyn Arthur im Hotel an und fragte: „Kommst du nicht nach Hause?" (Miller 1989, S. 685). Das Anschweigen war vorbei. Sie hatte ihren Auftrag im Spielfilm „Nicht gesellschaftsfähig", nach einem Drehbuch ihres Gatten Arthur, erledigt. Miller meint, dass es wichtig ist, solcherart Wirklichkeit des Anschweigens nicht vor den eigenen Augen zu verschleiern. Er frage sich, ob Marilyn ihre Wut auf ihn zwischenzeitlich hatte verdunsten lassen. Am Telefon klang ihre Stimme wieder in alter vertrauter Sanftheit. Ein Bild kam ihm dabei in den Sinn. Das gemeinsame Farbfoto ihrer Vergangenheit, draußen sonnenbestrahlt auf dem Rasen ihres Hauses. Jetzt aber vergilbt. Die Wahrheit des Eigenen, so fühlte er, sowie die des gemeinsam Durchlebten sind so geweiht wie das ganze Leben selbst. Miller hält nichts von einer selbst inszenierten doppelbödigen Heuchelei, sich gegenüber seiner Partnerin besser machen zu wollen, nur weil er sie retten wollte. Er erkennt seine Schuld, sich durch sein eigenes Lebensverhaltensmuster so in eine eheliche Niederlage hineinmanövriert zu haben. Wir sind, seiner Ansicht und Erfahrung nach, alle gedemütigte Angeklagte. Das ist doch beruhigend als Ende eines neuen Anfangs. Wie sich ein seelischer Sturm des Schweigens legen kann, gibt die folgende Geschichte wieder.

## ▪▪ Nichts ist jemals zu Ende

Lizzi Doron lebt als Schriftstellerin in Tel Aviv und hat einen Roman mit dem Titel „Das Schweigen meiner Mutter" veröffentlicht. Wie viele Israelis ihrer Generation wuchs sie als Kind einer Shoah-Überlebenden auf. Viele ihrer Nachbarn in Tel Aviv haben die vollständige Verbrennung (Holocaust) ihres Volkes durch die Nationalsozialisten in Deutschland überlebt. Erst als ihre Mutter in die ewige Stille hineinging, konnte die damals 37-jährige Linguistin Doron anfangen, Romane zu veröffentlichen. Die Fragen nach dem doppelten Boden in ihrer eigenen Tochter, ähnlich wie wir das bei Jakob Augstein lesen konnten, animierte sie dazu.

Im Roman erlebt die Hauptfigur, Alisa, schmerzhaft die Absenz ihres Erzeugers. Immer wieder fragt sie ihre Mutter, obschon die bisher immer als Antwort auf ihre Fragen schweigt. „Warum habe ich keinen Vater?" Die Mutter mit kalter Stimme: „Es gibt auf der ganzen Welt nicht einen Menschen, der keinen Vater hat." (Doron 2010, S. 25) Alisa wurde klar, dass sie diese Frage besser nicht hätte stellen sollen. Sie wusste aus Erfahrung, dass ihre Mutter nun den ganzen Tag schweigen wird. Die Mutter schwieg, ob traurig, wütend oder stumm. Alisa denkt sich im vertrauten Alleinsein verschiedene Szenarien aus. Vielleicht ist ihr Vater in der Shoah umgekommen. Fragte sie dies ihre Mutter, schwieg diese weiter beharrlich. Dieses traurige mütterliche Schweigen breitete sich, unerträglich stumm, in der ganzen Wohnung aus. Die trübsinnige Stimmung, die jüdisch-polnische Nostalgie ihrer Mutter, die erlebte brutale Vergangenheit und die stille Gegenwart werden im Wind der Zukunft durcheinandergewirbelt. Wie oft lag die stille Nacht über ihrem Zuhause.

Die nicht verstummende Fragerei ihrer Tochter trieb die alleinerziehende Krankenschwester Helena Roża fast zum Wahnsinn. Denn sie, so lesen wir im Roman, durchlitt Auschwitz. Im Selbstgespräch fragt sie sich, auf Jiddisch vor sich hinmurmelnd ob all der für sie lästigen, nie ruhegebenden Fragerei ihrer Tochter: „Was hat Gott von mir gewollt, dass er mir sie gegeben hat?" Sie redete bezüglich dieser väterlichen Angelegenheit nur, wenn die Wut sie packte. In solchen Momenten flogen ihre Worte wie Giftpfeile in die Seele ihrer Tochter. Diese spürte umso vehementer, dass sie diesen Verletzungen nicht mehr ausweichen konnte.

> » Mir war klar, dass ich es wissen musste, dass ich die Leere nicht länger aushielt. Das, was ich sagen wollte, blieb mir im Hals stecken, ich hatte das Gefühl, in einem Schmelzofen zu sitzen. (ebd., S. 125)

Zum Glück klingelte ab und zu das Telefon. Dieser Ton riss die morgendliche Stille in der Wohnung auf. Die Mutter jedoch schwieg. Lebte weiterhin mit all den alten Geheimnissen, in sich bewahrend, weiter. Der doppelte Boden beschützte sie, die Theresienstadt-Erfahrene. Diese von Massenmordenden geprägte Vergangenheit ihrer Mutter und weiterer Ahnen wühlte Alisa so sehr auf – ihr Kopf drohte darob zu zerbersten. Schweigen, wie die Mutter, wollte und konnte sie nicht. Es war einfach ein Ding der Unmöglichkeit. Sie wollte der Wahrheit ihres Lebens entgegenrennen. Dahin, wo der Wind ihre Haare öffnete. Also zog Alisa in einen Kibbuz. „Drei Jahre lang kam meine Mutter nicht zu Besuch. Wenn ich nach Hause kam, sagte sie *schalom,* wenn ich ging, sagte sie *schalom,* und in der Zeit dazwischen schwieg sie." (ebd., S. 138)

So kam es, dass die Mutter auf dem Sterbebett ihre erwachsene Tochter ein letztes Mal daran erinnerte, ihr alles, was sie, als Mutter, gesagt haben wollte, mitgeteilt habe. Basta! Für Alisa wurde erschreckend klar, dass sie das, worüber ihre sterbende Mutter nie reden konnte und wollte, nicht mehr wird erfahren können.

Später erfuhr Alisa von anderen Beteiligten Folgendes. Ihr Vater Jakob, der an Tuberkulose litt, hatte sich freiwillig ins Lungensanatorium zurückgezogen, um seine Helena, die mit Alisa schwanger war, nicht anzustecken. Es wurde von den Ärzten mit einem frühen Tod gerechnet. Jakob rang, wie sein biblischer Namensvetter, acht Jahre lang mit der nahenden Dunkelheit. Als sie das hörte, war Alisa fassungslos. Sie erfuhr die schwierige Moral, welche ihrer vaterlose Zeit beeinflusste. Wie sich ihre damals junge Mutter in einer irrsinnig schwierigen Entscheidungslage befand. Gatte oder

Tochter? Darin hatte Mutters Schweigen ihren Ursprung. Diese Wahrheit ließ Alisa am ganzen Körper zittern.

**Sam:** Im Lebensdschungel sehen wir mit den Ohren.

**Lou:** Meine Seele tanzt. Ich schütze so meine Stille.

**Sam:** Die Firewall ist der heutige doppelte Boden.

**Lou:** Schütze dich vor überwachender Beobachtung der Beobachter …

**Sam:** … die wir beobachten und deren Worte wir beide sehen, ohne sie zu hören.

**Lou:** Einsamkeit ist unser Naturzustand des Schweigenkönnens.

Was kann ich dazu noch sagen? An der anatolischen staatlichen Universität in Eskişehir in der Türkei beforschte Seyyare Duman, Professorin für deutsche Linguistik, das kommunikative Handeln türkischer Frauen in Familie und der Gruppe und zieht eine hilfreiche Verständnisparallele zur obigen Geschichte von Alisa und ihrer Mutter. Die Hauptthese ihres Buchs „Schweigen" (1999) hängt mit dem türkischen Konzept „susmak" zusammen, welches das Schweigen als ein Nicht-Handeln bezeichnet. Sie differenziert dies mit dem in Deutschland üblichen Innehalten einer Rede, wo es, so Duman, um um ein Stoppen einer begonnenen sprachlichen Artikulierung gehe. In vielen Interviews mit türkischen Frauen, in Deutschland und der Türkei, einzeln und in Gruppen durchgeführt, fand sie heraus, wie das Schweigen türkischer Frauen durch die verinnerlichten kommunikativen Normen der türkischen patriarchalen Gesellschaft bestimmt wird. Diese bestimmen die Grundkonstellation familiärer Kommunikationsformen, in denen die Frauen, kulturverpflichtend, eingebunden sind. Die individuelle, personengebundene Anlage zum Schweigen ist weniger ausgeprägt als bei den deutschen Frauen. Der individuelle Unterschied zur deutschen Kontrollgruppe zeigt sich darin, wie diese Normgebote jeweils verinnerlicht worden sind.

Duman stieß in ihrer Untersuchung dieser Schweigekonstellationen im Kontext der familiären Gespräche und Erörterungen auf eine Anbindung des Konzepts des Schweigens („susmak") an den einschränkenden und sprechabwürgenden Begriff der Ehre („namus" oder „onur"). Diese „onur" aufrechtzuerhalten wurde den Frauen aufgebürdet. Ehre ist jeweils im Zweiklang mit drohender Schande wahrzunehmen. Das ist einer der Hauptgründe, so Duman, warum das freie Reden der türkischen Frauen seelisch und gedanklich gelähmt wird. Jedoch erkannte die Professorin, wie die Frauen sich wechselseitig zur Sachlage des Schweigens in der Familie im bedürfnisbefriedigenden Miteinanderreden in Frauengruppen, die an ihre jeweiligen sozial-psychologischen Umstände angepasst waren, äußern konnten. Hier können sie frei atmen und ihre inneren Geheimnisse geschützt austauschen. Das war sogar denjenigen Frauen vergönnt, die die ideologische Doppelbödigkeit dieser Kommunikationseinschränkung gar nicht wahrnehmen konnten. Diese Gespräche in Frauengruppen helfen, die Schwierigkeiten mit dem Schweigen in den Familien zu meistern, die sie als Genderkollektive nicht hätten, wären sie an einem anderen Ort auf die Welt gekommen wären. Das sind jeweils ethnologisch schwer durchschaubare Tatsachen des jeweiligen Lebens. Kulturelle Gender-Unterschiede wie die in Japan, wo die Jungen lernen, ihren Vater zu respektieren, die Mädchen hingegen nur lernen, dem Vater Respekt zu zeigen. Worin liegt der Unterschied, der den Unterschied macht? In der Duldung und Beobachtung dessen, was die Kinder jeweils hinter dem Paravent des Schweigens untereinander veranstalten.

Da wird dann im eigenen stillen Kämmerlein etwas geschaffen, was zukünftig in Ruhe betrachtet werden kann.

Die Bildhauerin Camille Claudel (1864–1943) wuchs nicht in Japan, sondern in Frankreich auf. Sie gab sich als 18-jährige Schülerin der Bildhauerkunst ihrem Lehrer August Rodin (1840–1917) in einem gegenseitigen Liebes- und Schaffensrausch hin. Für die berühmte Plastik „Der Kuss" (geschaffen von 1882 bis 1889) stand Camille dem Meister Modell.

Delbée (1985) hat der später verstummenden, in eine psychiatrische Heilanstalt gesteckten und durch das Höllentor der Liebe mit Rodin geschobenen Camille gewissermaßen eine neue sprachliche Bewunderung geschenkt. Obwohl Rodin seine Camille bewunderte, konnte er sie mühelos zum Schweigen und Weinen bringen. Aus der Sicht ihrer Eltern musste die Ehre der Tochter und Familie gerettet werden. Rodin war verheiratet. Die künstlerische Leidenschaft ihrer Tochter nahm ihren Lauf. Sie war in den bekannten Bildhauer glühend verliebt, „mit der Besessenheit des Wahnsinns" (Delbée 1985, S. 187). Wenn Camille aus dem Atelier in die Straße trat, trug sie wieder ein hochgeschlossenes Kleid, sittsam ihre soeben ausgelebte, lustvolle Nacktheit anständig verdeckend. Die gesellschaftliche Heuchelei einer doppelbödigen Lüge war gerettet, das Gleichgewicht wieder hergestellt. Ihre Zukunft, die sie damals noch nicht kannte, war ein Exil der Stille.

**Lou:** Warum sagst du nichts?

**Sam:** Solcherart kulturelle Regeln, sprachlich formuliert, sind mein A und O.

**Lou:** Diese japanische Gendermentalität ist sehr elegant. Diese Mädchen lernen, wie wichtig es ist, später als Frau das „Tun-als-ob" verschwiegen-geschlechterübergreifend nachzuvollziehen.

**Sam:** Na und?

### ▪▪ Meine Lou

Andreas-Salomé wusste, wie die Zerlegung der Lebensmuster funktioniert. Diese sträubten sich, als Widerstand, dem Prozess des psychoanalytischen Erkennens. Diese Moden der eigenen, erlernten Gewohnheiten sind äußerst affektvoll in ihrer Lebensgefühle überdauernden Starrigkeit. Sie schrieb (1968, S. 162):

> ❯❯ Indem der Mensch, dies bewusst gewordene Etwas, sich im Denken vorliegt als ein zugleich Anderes, kehrt er diese Situation im Grunde ja nur nachahmend um: er kehrt gleichnishaft nach außen, was das Existenzgeheimnis seiner selbst ist.

Ein wesentliches Ziel in der Anwendung des Modus vom doppelten Boden ist, sich selbst mit Hingabe treu zu bleiben. Das Über-sich-selbst-Nachdenken passiert im Inneren unserer Wahrnehmungswelt, wo uns der passive Wortschatz hilft – je nachdem angereichert durch vieles Lesen –, die gegenwärtige Angelegenheit, die verschiedene Gefühle auslösen kann, welche es zu benennen gilt, sprachlich vorzubereiten. Nur so können dann andere Menschen, die die gleiche Sprache sprechen und verstehen, gebührend wahrnehmen, was wir ihnen mitteilen wollen.

Wie die Sprachbegriffe kulturell geprägt sind, untersuchte Popken in ihrer Studie „Warum sagst du nichts? Über das Schweigen in der Rede" (2011). Die alltägliche Sprache begleitet uns als Phänomen ganz selbstverständlich. Wenn wir dieses Phänomen Sprache wissenschaftlich analysieren, ist ein Innehalten notwendig. Nur so kann das jeweils kulturelle und sozial bedingte sprachliche Regelsystem abgehandelt werden.

Popken stellt die funktional-normative Frage, ob es denn so sei, dass der, der anscheinend richtig redet, auch richtig denkt – und vice versa. In ihrer Elaboration vertritt sie Folgendes: Das Sich-Festhalten an den Begriffen von richtig und falsch Reden sei ein Trugbild, weil wir, formal und strukturell gesehen, nicht drumherum kommen, die Begriffe „richtig" und „falsch" inhaltlich immer wieder mit neuem Sinn zu füllen. Es ist dies die Kunst des sprachlichen Umgangs unter Menschen.

Mittlerweile ist uns allen sicher klar geworden, wie unsere Sprache unerschöpflich reichhaltiger und geheimnisvoller ist als die Summe und Gestalt ihrer jeweiligen grammatikalischen Regeln. Schweigen ist ein bedeutungsvolles Zeichen der Rede. Erst aus dem Schweigen wird Reden möglich. Als Schweigende und Redende tragen wir die eigene Verantwortung, die Fähigkeit, Rede und Antwort zu geben, bezogen die Frage, wie und was wir bedeutungsvermittelnd sagen können – und warum wir dies tun.

Schweigende Sprachzeichen sind in der zwischenmenschlichen Kommunikation besonders wirkungsvolle Bedeutungsträger. Alles, was mit der Sprache zu tun hat, ist immer schon im Bereich der Gefühle vorfindbar, da wir gefühlsbestimmte Lebewesen sind. Dieses doppelwertige Sprachverhalten kann vielerlei ermöglichen: den Schutz, die Verunsicherung, das Ablehnen, die Zustimmung, den Zweifel und vieles mehr. Wir alle nehmen in solchen sprachlich ambivalenten Momenten schon immer mehr Doppelsinniges wahr, als wir bereit und fähig sind, auszudrücken. Erst schweigend wahrnehmen, fühlen, überdenken, bewerten und verstehen. Danach folgern, was hier sprachinhaltlich, durch das System der Doppelbödigkeit, für uns signalisiert wird. Hörbar werden dabei die Zwischentöne, die ironischen Botschaften, ausgehend von dem fähigen Schweigen, das eventuell etwas vortäuscht, um von der Wahrheit abzuweichen und eine parallele Sinnesroute vorzutäuschen.

Wie können wir im Schnee erfolgreich flüchten? Die Schuhe umgekehrt anziehen. Sich solcherart ins Schweigen zurückziehen könnte verspielt als „Hamlet-Programm" (Der Rest ist Schweigen) durchgehen. So findet der doppelte Boden ein lebenskünstlerisches Pendant, das diesem schweigenden Schutzverhalten eine archetypische Dramatik verleiht. Hier wird das Arrangement des Schweigens, Stillhalten und Ruhegeben als eine die Lebenskraft absichernde Selbstbefähigung gewagt.

## ▪▪ Einfach die Wahrheit

Margit Koemeda geht in ihrem Drama „Herzzeitlose" direkt ins Zentrum unserer Stille- und Schweigebetrachtung. Was ist, wenn die Tochter Jenny auf einmal nichts mehr zu Hause aus ihrem Leben erzählt? Die Erinnerung an die eigene jugendliche Loslösung. Jenny schweigt. Sie verschweigt aber nicht, wie Christian, der Bruder ihrer Mutter, sie als Kind geschlagen hat. Jenny zur Mutter, die Sabine heißt:

> » „Du hast mich nicht beschützt. Du bist selbst unglücklich, tust aber nichts dagegen. So wie du will ich nicht leben. Und schau mich nicht so an! Du kannst meinen Schmerz nicht lindern. Du musst jetzt ohne meinen Beistand auskommen. Such dein Glück allein, Mama!" (Koemeda 2017, S. 13)

Sabine sagt noch, wie sie diese Kündigung erlebt. Es „brennt wie eine Ohrfeige" im Muttergesicht. Jenny macht sich aus dem Staub. Schweigt in der Folge beharrlich erfolgreich. Dieses Schweigen macht Sabine wütend, traurig und still. „Ich möchte (…) meine Augen in ein unbekanntes Gesicht versenken." (ebd., S. 31) Diese sie packende Sehnsucht nach Jennys Worten.

Eines schönen Tages schaut Jenny überraschend bei Sabine vorbei. Die alte Schweige-wand wird weggeräumt. Was ist die Moral dieses Dramas? Das Schweigen der nächsten Generation in der Ablöse von zu Hause ist auszuhalten. Dadurch kann der Zwischenraum, auf der Grenze von jungem Erwachsensein und das gute Erreichen der eigenen psycho-sozialen Identität stillschweigend geschützt werden, bevor ein neues Gespräch, zwi-schen nunmehr Erwachsenen, entstehen kann. Aus der asymmetrischen Abhängigkeit der Kindheit, in die aus der eigenen Stille kommenden Selbstbefähigung des Erwachse-nenseins kommen können.

So können wir einander aushelfen, wenn etwas, das einem innerhalb oder außerhalb der Familie zugestoßen und geschehen ist, gehört werden will. Den Zwischenraum des doppelten Bodens gemeinsam lüften, da wo Schweigen und Reden ineinander aufge-hen. Es geht meist darum, gehört und gesehen zu werden sowie den oder die andere anzuhören, was er oder sie erlebt hat. Ohne Hass auf das, was einem oder einer anderen angetan wurde, ohne die Kraft der ausgelösten, hilfreichen Wut ist keine Versöhnung möglich. Ohne Empörung keine sinnfindende Grundhaltung aus grenzüberschreiten-dem Verhalten (ob gewalttätig, sexuell, psychisch, vernachlässigend). Im Herausstehen aus dem, was uns zu Opfern gemacht hat, bis hin zum aktiven Zeugnisablegen unserer Erfahrung zeigen wir den Mut, die eigenen Gefühle anzuerkennen. In einem geschützten Raum dann klar sagen können, was einen bedrückt und die anderen zu Wort kommen lassen. Aktives Zuhören erleichtert das Wahrnehmen, dass jeder von uns ein Gemein-wesen ist. Wenn ich mich in einer anderen Person erkenne, gespiegelt sehe, dann bin ich nicht mehr allein.

Systemische Ungleichheit in den Bereichen der Macht, Sexualität, der männlichen Dominanz und patriarchalen Gewalt schürt andauernd eine Kultur des Schweigens. V. E. Pilgrim veröffentlichte in seinem Buch „Adieu Marx" (1990), wie dieser Bourgeois, der sich wie viele Männer seiner Zeit gegenüber den Haushaltsangestellten grenzüber-schreitend verhielt, auf einem eleganten doppelten Boden lebte, im Widerspruch zu seinen eigenen Theorien und Postulate der Freiheit aller. Marx produzierte zu Hause ein soziales Elend für die Beteiligten, das er vorgab, mit seiner Lehre zu beheben.

Die Opfer, die Täter und Täterinnen, die Beobachter und Schaulustigen, sind ge-meinschaftlich gefangen, im einengenden Verschweigen dessen, was als Missbrauch vorgefallen ist. Zusammen darüber reden verändert die Wahrnehmung des Hier und Heute. Wir enthüllen dabei die belastende und lebenskraftvergeudende Vergangenheit, die nicht mehr verdrängt, verneint und gelogen werden muss. Wir können uns so von dem, was war, wer wir waren, distanzieren und desidentifizieren. Wie immer geartet die Geschichte war – sie kann dadurch abgeschlossen und im eigenen Lebensmuseum ab-gestellt werden. Das Erlebte existiert dort wie eine Figurine. Ich brauche diese indes nicht mehr verborgen und weiterhin im sogenannten Lebensrucksack herumzutragen. Zwischendurch das Erlebte etwas abstauben genügt. Der Rest ist eben nicht Schweigen. Es gibt einige mögliche Alternativen.

### ▪▪ Trotziges Entgegnen

Von der schottisch-toskanischen Dichterin und Romanschriftstellerin Muriel Spark (1918–2006) wird eine heitere Anekdote erzählt. Als sie öffentlich gefragt wurde, was sie von der Malerei ihres Sohnes Robin (geb. 1938), der sich malerisch mit den Themen seiner jüdischen Abstammung aus Litauen beschäftigte (sein Vater Sydney [geb. 1905] war schon als Kind mit seinen Eltern nach England gekommen), nahm Spark nicht den sich anbietenden diplomatischen Ausweg des doppelten Bodens. Sie hätte schweigen oder etwas Plakatives sagen können. Nein. Sie sagte dem „Telegraph"-Reporter, Robin möchte gerne, dass sie ihm sage, dass seine Gemälde gut seien. Als Künstlerin empfinde sie jedoch seine Arbeiten nicht als gut genug. Die Kunst sei ihr wichtig. Darum werde sie, auch ihrem erwachsenen Sohnemann gegenüber, keinen Meineid begehen. Wenn er ein Opfer seiner Mutter und seiner erlebten Familiengeschichte sein wolle, dann könne er das, von ihr aus, auch sein (vgl. Lopate 2017, S. 10).

Vor vielen Jahren wurde der doppelte Boden dieser kleinen Künstler-Familie durch den gewaltsamen Vater und Gatten Sydney aufgerissen. Der schlug die erst 20-jährige Muriel häufig, um danach schnellstmöglich in seine depressive Täter-Opfer-Pose zu rutschten. Nach zwei Jahren hatte Muriel endgültig genug von diesem Gewaltmuster in ihrer jungen Familie und verließ den von ihr als Psychopathen erlebten Lehrer und Ehemann. In der Folge wandte sich ihr Sohn Robin gegen seine Mutter. Sie dachte bis ans Lebensende, dieser sei vom Vater einer Art Gehirnwäsche unterzogen worden. Aus purem Selbstschutz wandte sie ihre ungemeine emotionale Härte gegen ihren Sohn. Dies wäre für eine schräge, rächende Figur in einem ihrer Romane passender gewesen.

Spark zeigte sich im „Telegraph"-Interview wie vor einem offenen Vorhang, sie versteckte sich nicht hinter verschweigenden Nettigkeiten, sondern platzierte selbstbewusst ihre eigene Wahrnehmung, die sie weiteren Angriffen ihres Sohnes und dessen Bewunderinnen aussetzte. Selbstverständlich litt sie, als Mutter a.D. unter dem sie öffentlich beschimpfenden Sohn. Beide versuchten zuweilen zu schweigen, um danach schnell wieder ins Sich-gegenseitig-verbal-Beleidigende abzurutschen (Taylor 2017).

Wir Eltern leiden an den Kindern wie diese an uns. Dies ist eine Feststellung und nichts Neues unter der Sonne. Damit bedient die Doppelte-Boden-Strategie, wie vieles im Leben, mehrere Seiten. Zum einen die, die sich und seine Liebsten vor Eindringlingen schützen. Zum anderen die, die Fremde unbarmherzig abweisen, was als herzlos und gemein erlebt werden kann. Wenn wir uns damit schützen, erreichen wir die Ruhe, die wir haben, in der wir gelassen werden wollen. Wir müssen nie alles sagen, was wir schon über die oder den anderen wissen. Für uns zu sein heißt nicht zwangsläufig, gegen die anderen sein. Uns gegen die anderen abgrenzen zu können ist überhaupt die notwendige Voraussetzung für mich oder uns, sein zu können. Dies ist eine wichtige Basisoption in der Politik der Erfahrung (Itten und Roberts 2016).

Im Singen eines Liedes auf das Leben, auf dessen Schönheit und geheimnisvolles Glück, wird die andere Seite der Stille erreicht. So lange gespielt werden kann, mit Musik, Tanz und Clownesken, kommen neue, muntere Töne über unsere Lippen, die ansonsten vielleicht im Munde innehielten.

**Lou:** Sitzen wir im Dunkeln, reicht es, eine Kerze anzuzünden.

**Sam:** Unsäglich ist's, dies bewusst werden zu lassen.

**Lou:** Ich geh unaufhörlich auf dich zu.

**Sam:** Ebenso. Übrigens, du weintest im Schlafe ganz still …

**Lou:** … und leise, ganz bei mir daheim zu sein.

**Sam:** Mit unseren vorläufigen Aufzeichnungen versuchen wir beide, den Schleier, unser Lebensgefühl der Ganzheit bedeckend, leicht ziehend festzuhalten.

**Lou:** Zurückhaltend langsam, wie die Klänge der Mondscheinsonate von Beethoven.

**Lou:** Ein großartiger Augenblick, und ich habe nichts zu sagen.

**Sam:** Was kann beredter sein als Stille?

**Lou:** Natürlichkeit.

## Literatur


Andreas-Salomé L (1968) Lebensrückblick. Insel, Frankfurt am Main

Boström Knausgård L (2017) Willkommen in Amerika. Schöffling & Co., Frankfurt am Main

Delbée A (1985) Der Kuss. Kunst und Leben der Camille Claudell. Goldmann, München

Doron L (2010) Das Schweigen meiner Mutter. Aus dem Hebräischen von Mirjam Pressler. Deutscher Taschenbuch Verlag, München

Duman S (1999) Schweigen. Zum kommunikativen Handeln türkischer Frauen in Familie und Gruppe. Waxmann, Münster

Ekman P (2010) Gefühle lesen. Wie Sie Emotionen erkennen und richtig interpretieren. Springer, Berlin/Heidelberg

Gruber M (2004) Ins Schloss. Roman. Haymon, Innsbruck

Itten T, Roberts R (2016) Die Politik der Erfahrung. Psychosozial, Gießen

Kafka F (1931) Das Schweigen der Sirenen. In: Beim Bau der Chinesischen Mauer. Ungedruckte Erzählungen und Prosa aus dem Nachlass. Gustav Kiepenheuer Verlag, Berlin, S 39–41

Kafka F (1976) Das Schloss. Fischer, Frankfurt am Main

Koemeda M (2017) Herzzeitlose. Sammlung Isele. BoD, Norderstedt

Lopate P (2017) Happy passenger. TSL 1:10

von Matt P (1989) Liebesverrat. Die Treulosen in der Literatur. Hanser, München

Miller A (1989) Zeitkurven – Ein Leben. Fischer, Frankfurt am Main

Pilgrim VE (1990) Adieu Marx – Gewalt und Ausbeutung im Hause des Wortführers. Rowohlt, Reinbek bei Hamburg

Popken M (2011) Warum sagst du nichts? Über das Schweigen in der Rede. BoD, Norderstedt

Seife C (2002) Zwillinge der Unendlichkeit. Eine Biographie der Zahl Null. Goldmann, München

Seifried B (1990) Kommunikative und interaktive Funktionen von Schweigen in Konversationen. Diplomica Verlag, Norderstedt

Taylor A (2017) Appointment in Arrezzo. A friendship with Muriel Spark. Polygon, Edinburgh

Walser J (1993) Die Unterwerfung. Erzählung. Fischer, Frankfurt am Main

Walser M, Augstein J (2017) Das Leben wortwörtlich. Ein Gespräch. Rowohlt, Reinbek bei Hamburg

Weidermann V (2017) Vorwurf ist das falsche Wort. Der Spiegel 48:124–129

# Schweigen im Recht

© Springer-Verlag GmbH Deutschland, ein Teil von Springer Nature 2018
T. Itten, *Schweigen*, https://doi.org/10.1007/978-3-662-56768-5_8

Gesetze prägen unser Dasein. Sie regeln bis ins Detail, was einer Person erlaubt ist und was ihr verboten bleibt. Sie bestimmen auch, ob man in einem Gerichtsprozess schweigen darf oder reden muss, und erklären, welcher Schluss aus dem Stillschweigen im Rechtsverkehr gezogen werden kann. Wir beziehen unser rechtliches Wissen gewöhnlich aus Kriminalromanen und Gerichtsreportagen. Ich wollte aber Genaueres erfahren. Dafür wandte ich mich an meinen guten Bekannten Rolf Vetterli, der zuerst als Rechtsanwalt, später als Kantonsrichter tätig war und von der Universität St. Gallen zum Ehrendoktor ernannt wurde. Er hat ein Scheidungshandbuch verfasst und an einer Einführung in das Familienrecht der Schweiz mitgewirkt. Für das St. Galler Tagblatt schreibt er monatlich eine Kolumne mit Justizgeschichten aus dem Gerichtsalltag. Mit ihm habe ich, dem Leitmotiv dieses Buchs folgend, eine stille Unterhaltung via E-Mail geführt.

#### ■ Welche Bedeutung hat das Schweigen im Recht?

Da ist zuallererst an den Strafprozess zu denken. Er hat eine lange Geschichte, die mit einem rigiden Geständniszwang anfing und beim absoluten Schweigerecht des Beschuldigten endet. Im mittelalterlichen Inquisitionsprozess galt das Geständnis als oberstes Beweismittel, das auf jede mögliche Weise, auch mit Hilfe von Folter, erwirkt werden musste. In der „peinlichen Halsgerichtsordnung" des Kaisers Karl V. waren zwar andere Beweise zugelassen, für eine mildere Bestrafung reichte aber schon ein Verdacht, der auch aus dem Schweigen des Verfolgten abgeleitet werden konnte.

Das englische Common Law räumte im 17. Jahrhundert dem Angeklagten erstmals einen Anspruch auf Aussageverweigerung ein, und dieses Recht wurde in der Folge auch in die Verfassung der USA aufgenommen. Die schweizerischen Kantone orientierten sich eher an Frankreich oder Deutschland und führten nach ihrem Vorbild zögernd einen Zweiparteienprozess ein. Das Strafverfahren wurde fortan als eine Art Kampf um Wahrheit und Gerechtigkeit verstanden, in dem Anklage und Verteidigung über gleich lange Spieße verfügen sollten. Dazu gehörte das Postulat, dass man nicht gegen sich selbst Zeugnis ablegen muss. Freilich hatte dieser Satz noch nicht den Inhalt, der ihm heute gegeben wird. Das Schweigen konnte nämlich weiterhin als belastendes Indiz betrachtet werden. Erst der Europäische Gerichtshof für Menschenrechte setzte das Gebot, wonach niemand gehalten ist, sich selbst anzuklagen, konsequent um. Natürlich drückt man das im vornehmen Juristenlatein aus, und das tönt dann so: „Nemo tenetur se ipsum accusare". Kürzer und noch unverständlicher spricht man vom Nemo-tenetur-Prinzip. Die Behörden waren allerdings nicht überall bereit, die Beschuldigten offen und ehrlich über ihr Schweigerecht zu informieren.

Seit einigen Jahren schreibt die schweizerische Strafprozessordnung nun eine „Miranda-Warnung" vor: Die beschuldigte Person ist bei der ersten Einvernahme in einfacher und klarer Sprache darauf hinzuweisen, dass sie die Aussage verweigern und einen Verteidiger beiziehen kann. Anders als in dem durch Fernsehserien bekannt gewordenen amerikanischen Muster muss der Beschuldigte jedoch nicht darauf aufmerksam gemacht werden, dass eine freiwillige Aussage gegen ihn verwendet werden könnte. Ein Geständnis darf nicht durch Versprechungen oder Drohungen bewirkt werden und noch viel weniger dadurch, dass man einem Häftling einen Spitzel in die Zelle setzt. Immerhin können gesetzlich zugelassene Zwangsmaßnahmen doch dazu führen, dass ein Straftäter sich selbst belastet, wenn er z. B. eine DNA-Probe abliefern muss, die dann mit den Spuren am Tatort verglichen wird und eine eindeutige Identifikation erlaubt.

Die Untersuchungsorgane haben mit der Ermächtigung, in schweren Fällen verdeckte Ermittler einzusetzen, Telefone abzuhören, Wanzen in Privaträume einzuschleusen und seit neuestem auch Trojaner in Computer einzuschmuggeln, Instrumente in die Hand bekommen, welche eine fast totale Überwachung verdächtiger Personen ermöglichen. Man ist auf ihre Mitwirkung gelegentlich gar nicht mehr angewiesen; ihr Schweigen ist belanglos geworden. Hinzu kommt eine gewisse Neigung der schweizerischen Justiz, Erkenntnisse auch dann zu verwerten, wenn sie unrechtmäßig gewonnen wurden. So verurteilte ein Gericht die Mitglieder einer Diebesbande, obwohl diese nur deshalb auf frischer Tat ertappt wurden, weil an ihrem Auto ein illegaler Peilsender angebracht war. Auch ihnen nützte das Schweigerecht nichts mehr.

■ **Das Sprichwort, dass Schweigen Gold sei, gilt anscheinend auch im Strafprozess.**
Ein Verteidiger sollte einem Beschuldigten erklären, dass es zwei Alternativen gibt – entweder zu schweigen oder die Wahrheit zu sagen. Zu einer Lüge zu greifen, ist jedenfalls nie empfehlenswert, weil sie über kurz oder lang doch entdeckt wird. Die Gerichte haben von der Aussagepsychologie gelernt, wie man Berichte über erfundene Ereignisse von Erzählungen über selbst erlebte Vorfälle unterscheidet. Schweigen kann namentlich am Anfang einer Strafuntersuchung ratsam sein. Eine verdächtige Person darf durchaus zuwarten, bis der Staatsanwalt seine Karten auf den Tisch legt, um nicht versehentlich etwas preiszugeben, was die Untersuchungsbehörde gar nicht weiß. Irgendwann hat ein Beschuldigter aber ein natürliches Bedürfnis, sich zu rechtfertigen, und das Gericht bringt ihm ein gehöriges Misstrauen entgegen, wenn er trotzdem nicht zum Reden bereit ist. Heimlich lässt man sich doch vom Gedanken leiten, dass nur schweigt, wer auch etwas zu verschweigen hat. Auf den Schuldspruch oder die Strafhöhe darf sich das aber offiziell nicht mehr auswirken. Hingegen kann ein Geständnis als Ausdruck von Reue strafmildernd berücksichtigt werden. Das ist problematisch, weil damit ein beträchtlicher Druck ausgeübt wird, die Anklage zu anerkennen und im Gegenzug eine geringere Strafe einzuhandeln.

■ **Wie geht ein Verteidiger mit der Situation um, dass ein ihm gegenüber geständiger Klient vor Gericht nichts zugeben will?**
Es ist legitim, dass der Anwalt gleichwohl auf Freispruch plädiert. Er ist ja weder Diener des Rechts noch Gehilfe des Gerichts, sondern Vertreter und Fürsprecher seiner Partei. Er sollte es freilich vermeiden, zu erklären, dass er persönlich von der Unschuld seines Mandanten überzeugt sei, und sich darauf beschränken, objektive Zweifel an der Stichhaltigkeit der Anklage zu wecken.

■ **Nun hat ja nicht nur der Angeschuldigte ein Schweigerecht, auch gewisse Zeugen können die Auskunft verweigern.**
Der Sinn des Zeugnisverweigerungsrechts liegt darin, Personen vor einem Loyalitätskonflikt zu bewahren. Es gibt vor allem zwei Gründe für eine Auskunftsverweigerung: das Bestehen einer engen Verwandtschaft und die Wahrung eines Berufsgeheimnisses. Von der Zeugnispflicht entbunden sind einerseits Ehegatten, Eltern, Kinder, Geschwister etc., welche ihre persönliche Beziehung zum Beschuldigten gefährden müssten, und andererseits Geistliche, Ärztinnen, Anwälte usw., welche das ihnen beruflich entgegengebrachte Vertrauen enttäuschen müssten. Dieses Recht wurde allerdings wie die meisten

anderen Freiheiten ab und zu missbraucht. Das kam namentlich im Straßenverkehr vor, wo die Halterin eines bei einer Radarkontrolle geblitzten Autos nur zu sagen brauchte, sie sei nicht gefahren und wolle niemanden aus ihrem Verwandtenkreis anschwärzen, worauf die Tempoüberschreitung ungeahndet blieb. Heute wird die Verfügung im Zweifelsfall dem Fahrzeughalter zugestellt, und der kann dann wählen, ob er das Bußgeld selbst bezahlen oder den Namen des Fahrzeuglenkers preisgeben will.

- **Viele Straftaten werden offenbar gar nicht angezeigt.**

In manchen Bereichen ist die Dunkelziffer, das Verhältnis zwischen den wirklich begangenen und den amtlich registrierten Delikten, enorm hoch. Oft meldet sich das Opfer nicht, weil es sich schämt und das Gefühl hat, es sei irgendwie mitschuldig. Das trifft insbesondere bei der häuslichen Gewalt zu. Die Behörden bemühen sich freilich, den Gewaltzirkel zu unterbrechen, indem sie den Täter aus der Wohnung weisen und der misshandelten Person eine Schonfrist verschaffen, damit sie sich überlegen kann, ob sie in der Beziehung bleiben oder sich trennen will. Die Aggression geht meist von den Männern aus – das sollte man nicht mit dem Hinweis beschönigen, dass zum Streiten stets zwei gehören. Wenn aber doch einmal ein Mann von seiner Partnerin geschlagen wird, wagt er es erst recht nicht, darüber zu reden, weil er sonst als Schwächling betrachtet würde. Der Mann als Opfer ist immer noch ein gesellschaftliches Paradox: Man kann offenbar nur das eine oder das andere sein. Bei sexueller Belästigung haben die Frauen selbst einen Weg gefunden, um sich gegenseitig Mut zu machen. Sie bekennen sich öffentlich dazu, Opfer von Übergriffen geworden zu sein. Das trägt hoffentlich zu einem respektvolleren Umgang zwischen den Geschlechtern bei. Allerdings hat die Kampagne zwei gravierende Nachteile: Erstens wird alles in denselben Topf geworfen. Ein missglücktes Kompliment oder eine unschickliche Berührung wird behandelt wie eine grausame Vergewaltigung, und damit schwindet das Gespür für die Schwere der Schuld, die sonst das Strafmaß bestimmt. Zweitens ist mit der Anklage auch schon das Urteil gesprochen. Es genügt, jemanden in den Medien an den Pranger zu stellen, um seine soziale Existenz zu vernichten, und dabei geht die Unschuldsvermutung, die wohl wichtigste Maxime des Rechtsstaates, verloren.

- **Manchmal verhelfen sich die Geschädigten wohl auch gleich selber zu ihrem Recht.**

So verhält es sich namentlich bei Ladendiebstählen. Detailhändler verzichten oft auf eine Anzeige und verlangen stattdessen eine Umtriebsentschädigung. Das ist in Ordnung, falls der Betrag nur den konkreten Aufwand deckt. Wenn aber beispielsweise ein Supermarkt von den Eltern eines Schuljungen, der eine DVD-Kassette entwendet, eine Entschädigung von 500 Franken fordert, ist das eine unzulässige private Strafaktion, die als Nötigung ihrerseits Anlass zu einem Strafverfahren geben könnte. Auch Transportunternehmen zeigen Schwarzfahrer gewöhnlich erst an, wenn diese mehrmals erwischt werden. Manchmal leiten sie aber doch eine Strafuntersuchung ein und treffen dabei eine willkürliche Auswahl. So machten etwa die Schweizerischen Bundesbahnen einem Lehrling, dessen Mehrfahrtenkarte zwar abgestempelt, aber am Rande nicht abgeknipst war, den Vorwurf, getrickst zu haben. Nun ist der junge Mann wegen Urkundenfälschung und Erschleichens einer Leistung vorbestraft, weil offenbar eine Stempelmaschine nicht richtig funktionierte.

**■ Im Sport kann man sich vermutlich fast alles straflos leisten.**

Der Sport ist effektiv ein rechtsfreier Raum. Wenn ein Verteidiger in der Hitze eines Fußballmatches dem gegnerischen Stürmer ein Bein bricht, ist das zwar definitionsgemäß eine Körperverletzung. Sie wird aber als erlaubtes Risiko entschuldigt, solange der Angreifer sich an die sportlichen Regeln hielt und auf den Ball, nicht auf den Mann zielte. Strafbar wäre das Verhalten freilich, falls er rücksichtslos handelte und eine Verletzung in Kauf nahm, also eigentlich immer dann, wenn ihm der Schiedsrichter bei einem groben Foul die rote Karte zeigte. Trotzdem ist in den letzten Jahren kein einziger Fall bekannt, in dem ein Fußballer rechtskräftig verurteilt wurde. Es gilt eben als unsportlich, einen Gegner anzuzeigen. An die Stelle einer Kriminalstrafe tritt schlimmstenfalls eine Verbandstrafe: Der fehlbare Spieler wird für einige Monate gesperrt, und damit ist die Sache erledigt. Grundsätzlich ist gegen eine Entkriminalisierung relativ harmloser Normverstöße und die damit einhergehende Entlastung der Strafjustiz nichts einzuwenden. Das gilt namentlich für den Straßenverkehr, sonst würde ja das halbe Volk straffällig. In Bagatellsachen – dazu zählt man in großzügiger Weise auch ein an sich betrügerisches Vorgehen wie die Manipulation einer Parkscheibe oder ein gefährliches Verhalten wie das Überfahren eines Rotlichts – bleibt es heute bei einer Ordnungsstrafe, die auf der Stelle eingezogen und anonym behandelt wird. Der stumme Griff ins Portemonnaie ersetzt den störenden Eintrag im Strafregister.

**■ Man lässt die Kleinen anscheinend eher laufen als früher.**

Das kommt darauf an, ob eine Regelverletzung gesellschaftlich toleriert oder negativ konnotiert ist. Wenn ein Steuerpflichtiger Schwarzgeld hortet, ist das nur eine Übertretung, die mit einer Verwaltungsbuße in der Höhe der hinterzogenen Steuer abgegolten wird. Wenn jedoch ein Ausländer Schwarzarbeit leistet, gilt das schon als Vergehen und damit als krimineller Akt, für den eine Geldstrafe oder eine Freiheitsstrafe bis zu einem Jahr angedroht wird. Noch krasser fällt der Unterschied zwischen Alkohol- und Cannabiskonsumenten aus. Trinkt ein Weinliebhaber zwei oder drei Gläser, so kann er getrost am selben Abend mit dem Auto nach Hause fahren, obschon seine Risikobereitschaft deutlich angestiegen ist und sein Reaktionsvermögen erheblich abgenommen hat. Raucht hingegen ein Gelegenheitskiffer einen einzigen Joint und setzt sich vorsichtshalber erst am nächsten Tag wieder ans Steuer, so riskiert er eine Bestrafung wegen Fahrens im fahrunfähigen Zustand, obwohl er schon längst keine berauschende Wirkung mehr spürt. Das Bundesgericht stellte zu dieser Ungleichbehandlung nüchtern fest, das sei eben kein Rechtsproblem, sondern ein politischer Entscheid. Im Einzelfall kann die Staatsanwaltschaft immerhin nach dem Opportunitätsprinzip auf eine Strafverfolgung verzichten, wenn die Schuld des Täters und die Folgen seiner Tat geringfügig sind. Gelegentlich lässt man die kleinen Fische also tatsächlich schwimmen. Leider schlüpfen manchmal auch große Hechte durch die Maschen. Auf den Chefetagen der Schweizer Wirtschaft wird mitunter gemogelt, was das Zeug hält – Daten werden gestohlen, Gelder veruntreut, Geschäftsgeheimnisse verletzt, Bücher gefälscht. Dabei entsteht im Durchschnitt ein Schaden von mehreren hunderttausend Franken. Aber nur in jedem dritten entdeckten Fall kommt es zu einer strafrechtlichen Sanktion. Die Unternehmen fürchten um ihre Reputation, wenn herauskommt, dass ihre interne Kontrolle versagte. Zugleich hoffen sie auf eine finanzielle Wiedergutmachung, wenn der Täter unbehelligt bleibt. So schließen sie mit ihm ein Stillhalteabkommen – Geheimhaltung des Fehltritts im Tausch gegen eine ratenweise Rückzahlung der entwendeten Summe. Hier triumphiert der Firmenegoismus – Hauptsache, die Bilanz stimmt. Der Umstand, dass damit keine Prävention betrieben, sondern sogar ein Anreiz für eine Ausbreitung der Kriminalität im weißen Kragen geschaffen wird, kümmert offenbar niemanden.

- **Wie behandelt man denn Leute, die Missstände an ihrem Arbeitsplatz aufdecken?**

Jemanden zu verpfeifen gehört sich nicht – das lernt man bei uns schon in der Schule, und daran hält man auch im Berufsleben fest. Sogenannte Whistleblower werden keineswegs als Helden bewundert, sondern als Verräter verachtet und aus dem Arbeitsmarkt ausgeschlossen. Das zeigt anschaulich der bekannteste Fall in der Schweiz: Zwei Controllerinnen im Sozialamt der Stadt Zürich spielten einem Wochenblatt Unterlagen über Sozialhilfemissbräuche zu, die von der Amtsleiterin angeblich mit einem Schulterzucken abgetan worden seien. Obwohl das zu einem politischen Umdenken führte, wurden sie entlassen und in letzter Instanz vom Bundesgericht wegen Verletzung des Amtsgeheimnisses verurteilt. Eine der beiden Frauen hat seit zehn Jahren keine feste Anstellung mehr gefunden. Ein Denunziantentum wie in den USA, wo Whistleblower manchmal an den aufgrund ihrer Enthüllungen bezogenen Bußgeldern beteiligt werden, ist gewiss nicht erwünscht. Es müsste aber doch erlaubt sein, sich bei Unregelmäßigkeiten, die von den Vorgesetzten geduldet werden, an eine unabhängige Instanz zu wenden, und wenn auch das nichts nützt, notfalls an die Öffentlichkeit zu treten. Ein inzwischen gescheitertes Gesetzesprojekt wollte den großen Unternehmen vorschreiben, eine Meldestelle einzurichten, den Arbeitnehmern aber zugleich verbieten, die Medien zu informieren. Ein Whistleblower muss auch künftig mit dem Risiko leben, dass ihm gekündigt wird, sobald er Alarm schlägt. Bestätigt ihm später einmal ein Gericht, dass er im allgemeinen Interesse handelte, so hilft ihm das nichts mehr. Seine Arbeitsstelle bekommt er nicht wieder, die Kündigung bleibt gültig. In manchen staatlichen Verwaltungen können Angestellte heute wenigstens auf Mängel hinweisen, ohne Nachteile erwarten zu müssen. Aber auch dort sind Meldungen nicht immer einfach. In meinem Kanton wurde etwa eine eben zurückgetretene Regierungsrätin zur Anlaufstelle bestimmt, was eine Konsumentenzeitschrift zu dem Titel „Missstände bitte bei der früheren Chefin melden!" bewog.

- **Man gewinnt den Eindruck, die Juristen seien Hüter des Schweigens.**

Der berühmte Soziologe Ralf Dahrendorf, der zeitweise als EU-Kommissar im Zentrum der Macht stand, hielt nicht viel von den Juristen. Er bezeichnete sie als Resultat einer doppelten negativen Auslese: Für Jus entscheide sich nur, wer an nichts anderem Interesse zeige, und das Studium schließe nur ab, wer die dort herrschende Langeweile aushalte. Gerade weil Juristen sich fachlich nie festzulegen brauchten, könnten sie zu „Experten für das Allgemeine" werden und an jedem Ort Karriere machen. An der Spitze angelangt, sei aber ihr Bedürfnis nach Sicherheit stets stärker als der Wunsch nach Veränderung. Auch die brillante Journalistin Margrit Sprecher, die sich u. a. als Gerichtsreporterin betätigte, liebte die Juristen nicht. In einer Umfrage nach Ideen für eine bessere Schweiz empfahl sie, weniger Leute aus diesem Berufsstand in Regierungen und Parlamente zu wählen. Juristen seien keine Macher, sondern Verwalter der bestehenden Ordnung. Sie agierten nicht, sondern reagierten nur. Während andere im

„Dschungel des Alltags" Überlebensstrategien entwickeln müssten, konsultierten sie einfach das Gesetzbuch. Aber nun möchte ich mit der pauschalen Kollegenschelte lieber aufhören und mich wieder dem juristischen Handwerk zuwenden.

- **Wohlan, zurück zu den rechtlichen Fragen: Sind Gerichtsverhandlungen eigentlich immer öffentlich?**

Schon das römische Geschworenengericht tagte auf dem Marktplatz und das germanische Thing versammelte sich unter der Gerichtslinde. Später verhörten die Richter Angeklagte jedoch heimlich in ihren Amtsstuben. Erst in der Französischen Revolution wurde der Ruf nach Mündlichkeit und Öffentlichkeit der Gerichtsverhandlung wieder laut. Heute besitzt dieser Grundsatz Verfassungsrang. Jede Person hat Anspruch darauf, dass ein von ihr geltend gemachter zivilrechtlicher Anspruch oder eine gegen sie erhobene strafrechtliche Anklage öffentlich verhandelt wird. Das gilt allerdings nicht ausnahmslos. Familiensachen und Jugendstraffälle sind nicht öffentlich. Das Opfer einer Gewalttat kann den Ausschluss des Publikums verlangen. Im Übrigen füllen sich die Zuschauerbänke ohnehin nur, wenn gerade ein sensationeller Mord oder ein spektakulärer Raub verhandelt wird. Die Journalisten müssen dann mit ihren Kameras trotzdem vor der Tür warten, weil sie im Gerichtssaal keine Bilder schießen dürfen.

Im Gegensatz zur Justiz ist die Verwaltung traditionell im Verborgenen tätig. Zutritt zu amtlichen Dokumenten erhielt nur, wer ein schutzwürdiges Interesse anmelden konnte. Erst kürzlich ist in der Bundesverwaltung und in den Administrationen mehrerer Schweizer Kantone der Geheimhaltungsgrundsatz vom Öffentlichkeitsprinzip abgelöst worden. Danach kann jedermann voraussetzungslos Einsicht in amtliche Akten verlangen, und dieser Einblick darf nur noch aus bestimmten Gründen verweigert werden, vor allem dann, wenn eine Bekanntgabe die freie Meinungsbildung in einer Behörde stört, die Sicherheit gefährdet oder die Privatsphäre einer Person beeinträchtigt. Viele Verwaltungsstellen leisten freilich noch hinhaltenden Widerstand. Sie ignorieren Anfragen, erfinden Ausreden oder verlangen für die Beantwortung prohibitiv hohe Gebühren. Das Bundesgericht rügte diese Verweigerungshaltung aber jüngst mit deutlichen Worten: Das Einsichtsrecht wolle eine öffentliche Diskussion über die Tätigkeit der Verwaltung erlauben. Eine solche Popularaufsicht müsse auch dort möglich sein, wo es „den regierenden Stellen nicht angenehm ist". So wurde etwa ein Kernkraftwerk angehalten, heikle Daten über radioaktive Stoffe in der Abluft auszuliefern, oder das Bundesamt für Verkehr angewiesen, unerfreuliche Angaben über sich häufende Pannen im Bahnbetrieb herauszugeben.

- **Welchen Stellenwert hat das Schweigen in einem Zivilprozess?**

Im ordentlichen Zivilprozess herrscht ein sogenannter Parteienbetrieb. Wer aus einer Tatsache einen Rechtsanspruch ableitet, muss sie zunächst einmal behaupten, und zwar in allen Details. So hat ein Bauherr, der für eine Mängelbehebung Schadenersatz verlangt, darzulegen, dass er einen Werkvertrag abschloss, dass das Bauunternehmen sich darin zu bestimmten Leistungen verpflichtete, dass es diese schlecht erbrachte, dass er die Mängel rechtzeitig rügte, dass er vergeblich eine Verbesserung forderte und dass er einem Dritten dafür die eingeklagte Summe bezahlte. Vergisst er, etwas davon vorzutragen, wird die Klage ohne Weiteres abgewiesen. Das bezeichnet man als Behauptungslast. Das Gegenstück dazu ist die Bestreitungslast des Beklagten. Dieser muss jede einzelne

Behauptung des Klägers zurückweisen. Tut er das nicht, so hat er die behaupteten Tatsachen als wahr anerkannt und riskiert, dass die Klage ohne Abnahme von Beweisen gutgeheißen wird. Die Parteien entscheiden zwar selbst, was sie zum Prozessstoff machen wollen, sie tragen aber auch die Folgen ihres Stillschweigens. Es wird ihnen also doch eine Art Redepflicht auferlegt. Mitunter kommt auch das Gegenteil vor, nämlich ein Redeverbot. Objekte des Verfahrens sind nur erhebliche Tatsachen. Was nicht juristisch relevant, sondern nur persönlich bedeutsam ist, gehört nicht dazu. Ausgeklammert werden insbesondere die Emotionen. Früher kam es bei der Regelung der Scheidungsfolgen noch auf das Verschulden an. Die Ehepartner konnten sich in einer Umkehrung der früheren Gefühle hasserfüllte Vorwürfe machen, das lohnte sich auch in finanzieller Hinsicht. Im neuen Scheidungsrecht wurde das Schuldprinzip abgeschafft. Jetzt darf ein Ehegatte nicht einmal mehr ansatzweise ausdrücken, wie sehr er sich durch das Verhalten des anderen gekränkt und verletzt fühlt, obwohl ihm das vielleicht bei der Verarbeitung des Trennungsschocks helfen könnte. Das Gericht würde ihn alsbald ermahnen, „zur Sache" zu kommen.

■ **Und welche Folgen hat das Schweigen im Geschäftsleben?**

Aus dem Schweigen wird in der Regel nichts abgeleitet. Es ist, wie das in der gestelzten Juristensprache heißt, ein „Nullum". Gelegentlich unterstellt das Privatrecht aber einen bestimmten Erklärungsgehalt, und zwar im Sinne einer Ablehnung oder einer Annahme. Wenn die Eltern einem von ihrem noch minderjährigen Kind abgeschlossenen Vertrag nicht ausdrücklich zustimmen, ist das Geschäft gescheitert. Wenn hingegen ein Kaufmann auf das Bestätigungsschreiben eines anderen Händlers nicht antwortet, ist das Geschäft mit dem dort umschriebenen Inhalt zustande gekommen. Der gewöhnliche Konsument hat allenfalls andere Probleme. Wer etwa auf den mündlichen Kostenvoranschlag eines Handwerkers mit einem Kopfnicken reagiert, erklärt sein Einverständnis, auch wenn er sich die Sache zu wenig gründlich überlegt hat. Wer bei einem Online-Kauf neben der Frage, ob er die allgemeinen Geschäftsbedingungen zur Kenntnis genommen habe, ein Häkchen setzt, akzeptiert das Kleingedruckte, auch wenn er es gar nicht gelesen hat. Das ist eben kein rein passives Verhalten mehr, sondern ein zwar wortloses, aber gleichwohl schlüssiges und insofern „beredtes" Handeln.

■ **Wie hast Du als Richter das Schweigen im Gerichtssaal ertragen?**

Natürlich bin ich als Richter manchmal total schweigsamen oder auch extrem redseligen Parteien begegnet. Aber damit muss man gelassen umgehen können. Die eigentliche Schwierigkeit liegt darin, dass das Gerichtsverfahren gar nicht auf eine freie Kommunikation, sondern auf eine speditive Erledigung abzielt. Der ritualisierte Ablauf einer Gerichtsverhandlung besteht in einer Reihenfolge von Monologen. Das beginnt mit der Klagebegründung und der Klageantwort. Hierauf folgen Replik und Duplik. Danach zieht sich das Gericht sogleich zur Beratung zurück und eröffnet schließlich das Urteil. Dazu dürfen sich die Parteien mit keinem Wort mehr äußern, sie können sich nur noch bei der nächsthöheren Instanz darüber beschweren.

Die Urteilsverkündung sei, bemerkte ein spöttischer Beobachter einmal, ein mehr oder weniger feierlicher Anlass, bei dem „die Richter den Saal schweigend betreten und die Zuhörer betreten schweigen". Ein derartiger Gerichtsprozess ist im Grunde genommen nichts anderes als eine institutionalisierte Form der Gesprächsverweigerung.

In meinem Fach, dem Familienrecht, hätte diese Vorgehensweise aber fatale Auswirkungen. Ein Familienstreit ist ja im Kern gar keine juristische Angelegenheit, sondern ein Beziehungskonflikt, der sich in einen Rechtsstreit verwandelt hat, wobei dessen Ausgang wiederum auf die damit nicht beendete familiäre Beziehung zurückwirkt. In Familiensachen geht es keineswegs darum, so rasch wie möglich ein Urteil zu fällen, sondern im Gegenteil darum, ein solches so gut wie möglich zu vermeiden und die Parteien zu ermuntern, in eigener Verantwortung eine faire Lösung zu finden. Das gilt vor allem dann, wenn Kinder betroffen sind.

In einer Lebenskrise nehmen aber manchmal die persönlichen Sorgen der Eltern so breiten Raum ein, dass ihre Erwachsenenkompetenz, sich in die Kinder einzufühlen, verdrängt wird. Dieses Erwachsenen-Ich soll sozusagen wach gerüttelt werden und dafür muss erst einmal die Mauer des Schweigens durchbrochen werden. Das gelingt gewiss nicht immer, es lohnt sich aber doch, einen energischen, vielleicht sogar etwas provokativen Versuch zu unternehmen.

Dazu fällt mir eine kleine Geschichte ein, die einst ein deutscher Kollege erzählte. Er habe sich mit einem Fall befassen müssen, in welchem eine schon volljährige Tochter von ihrem Vater, den sie sonst gänzlich ignorierte, einen extensiven Beitrag für ihr Studium verlangte. Im Laufe der Verhandlung habe er sich zum Beklagten hinübergebeugt und gesagt: „Sie werden hier vermutlich gewinnen. Aber wollen Sie denn wirklich einen Prozess gegen Ihr eigenes Kind gewinnen?" Als der Vater entrüstet meinte, dazu sei er ja hergekommen, habe er sich wieder aufgerichtet und guten Gewissens das vollbracht, was sein Amt ihm vorschrieb.

# Kartelle des Schweigens

**Literatur – 176**

© Springer-Verlag GmbH Deutschland, ein Teil von Springer Nature 2018
T. Itten, *Schweigen*, https://doi.org/10.1007/978-3-662-56768-5_9

In diesem Kapitel beschäftigen uns die stillen Kämmerlein der Politik, der Wirtschaft, der kriminellen Vereinigungen und des modernen Wissenschaftsbetrieb. Die Täuschung der Lüge als neue, in der zweiten Wirklichkeit herumtastende falsche Wahrheit (Putins Russland, Trumps Amerika etc.) wird auf ihre Strategie und ihren Bedeutungszusammenhang hin untersucht (die Rahmung des Kontextes) und als politische Werbung bloßgestellt. Wie können wir diese Kartelle des Schweigens anprangern? Das kollektive Lautwerden der Stimmen der Straße und die Wirksamkeit der Demonstrationen in ihrem Protest werden bedacht.

Die Muster des Schweigens, Verschweigens und Täuschens sind in der Landschaft des Wissens auf dem Wirkungsfeld der Politik legendär. Schon Platon vermerkte in seiner Schrift zur Politik diese Maskerade derjenigen, welche eigentlich mit der Aufgabe betraut sind, in der Polis nach dem Rechten zu schauen. Als gewählte Abgeordnete des Volkes unter- und miteinander zu debattieren, was richtig und gerecht ist. Dazu, wenn nötig, Gesetze zu erlassen, an die sich alle, zwecks moralischer und ethischer Lebensorientierung, halten können. Damit das Reden der Politikerinnen und Politiker Sinn macht, brauchen diese das Vertrauen der sie wählenden Bevölkerung. Diejenigen, die sogenannte schweigende Mehrheit, welche nicht mehr wählen gehen, haben das Vertrauen in die „Oberen" verloren, weil die, so der Tenor, „sowieso machen, was sie wollen".

Leider lautet eine weitere Tatsache des Lebens: Politiker und Politikerinnen lügen. Manchmal, so scheint es, wird die Lüge als menschlicher wahrgenommen als die Wahrheit. Daher wird diese Menschen- und Berufsgruppe als nicht sehr vertrauenswürdig angesehen. In der aktuellen Berufsgruppen-Vertrauensskala der Deutschen sind die Politiker nicht unter den ersten 30 Rängen. Ihnen vertrauen noch 14–20 % der Bevölkerung. Hans-Christian Ströbele (geb. 1939), der 20 Jahre lang für die Grünen bzw. Bündnis 90/Die Grünen im Bundestag saß und ein Mitglied des parlamentarischen Kommission, welche die Geheimdienste kontrolliert, war, sagte in einer Fernsehsendung (aspekte, 01.12.2017) genau das: „Ich bin nie so belogen worden wie von Vertretern der Bundesregierung oder den Diensten, wenn es um das Aufdecken von Skandalen gegangen ist." Personen in der Machausübung, die sich ins Verschweigen retten, fördern diese gefährliche emotionale Unempfindlichkeit. Die Politiker sind ganz unten in der Skala der Beliebtheit und Vertrauenswürdigkeit.

Das persönliche Misstrauen ist die nützlichste Strategie der Politiker. Wie können wir, als Demokratinnen und Demokraten, ihnen vertrauen, wenn die Politiker sich gegenseitig belügen? Ströbele rät uns, hinzuhören und das Vertrauen wachsen zu lassen, mit der Erfahrung, dass er oder sie stimmig ist in dem, was gesagt wird. So lässt sich neues Grundvertrauen aufbauen. Es bedeutet für die Politikerinnen und Politiker eine Verbindlichkeit gegenüber ihren Wählern, das zu tun, was sie sagen, und sagen, was sie tun. Das folgende elegante Bonmot wird Richard Freiherr von Weizsäcker (1920–2015) zugeschrieben: „Ein guter Politiker ist jemand, dessen Dementi seiner Aussage nicht widerspricht." Er musste es wissen, da der CDU-Politiker von 1984–1994 Bundespräsident der Bundesrepublik Deutschland war.

Weizsäckers Vater war Staatssekretär im Auswärtigen Amt der NS-Hitler-Regierung gewesen und somit Spitzendiplomat. Es erstaunt nicht, wie der Sohn tals Anwalt seines Vaters mit dabei war, als Ernst von Weizäcker (1882–1951) in Nürnberg wegen Kriegsverbrechen angeklagt war. Als Brigadeführer der allgemeinen SS half er bei der

Deportierung der jüdisch-französischen Bevölkerung nach Auschwitz mit und wurde zu fünf Jahren Haft verurteilt. Sein Sohn hat, trotzt all der seinen Vater belastenden Dokumente bis an sein Lebensende an dessen Unschuld festgehalten. Dies ist eines von vielen tausenden Beispielen, wie Hitlers engagierte Politiker, Richter und Polizei-Eliten nach dem von ihnen mitverschuldeten totalen Zusammenbruch und der massivsten Zerstörung von Kultur und Gesellschaft durch ihren angezettelten Krieg wieder verschwiegen und elegant in der sogenannten neuen Demokratie auf ihren Posten der Macht Platz nehmen konnten. Meist mit der Zustimmung der Siegermächte, die am Anfang des Kalten Krieges sofort auf diese NS-Funktionseliten aufbauten. Diese Strategie der Maskerade von Macht wurde fast 20 Jahre lang beschwiegen, bis die Jugendunruhen der 1960er- und 1970er-Jahre diese Vertuschung und Anmaßung der alten Machthaber aufbrach und entblößte. Auf falschem Leben kann kein wahrhaftiges Entstehen.

Das Verschweigen in der Politik, von gewählten Politikerinnen und Politiker, gibt jedes Mal etwas preis, nämlich eine arrogante und verächtliche Verhaltensart der Bevölkerung gegenüber. Zusätzlich wird diese Verschweigetaktik von vielen Beamten ausgeübt, damit sie, so vermute ich, ihre Macht wenn nicht stärken, so doch sichern können.

Die allgemeine systemrelevante Verschwiegenheit in der Politik, ganz sicher nicht von allen Personen und nicht zu jeder Zeit, scheint eine Selbstverständlichkeit zu sein. Hier wird Schweigen als strategisches Instrument eingesetzt. Ohne diese Form des Regierens, sagen die Vertreter der Macht, wäre keine vertrauensbildende Maßnahme zwischen Staaten oder verschiedenen Interessengruppen und der sie vertretenden Parteien, welche die Diplomatie gebietet, möglich. Diese autoritäre Einseitigkeit der herrschenden Eliten in unseren Demokratien müssen wir politisch mündigen Personen immer wieder aufdecken und mit unserem Stimmrecht ausgleichen. Ich wundere mich öfters über die nichtssagenden Formelsätze von Politikern und ihren Sprechern, dank denen die Essenz dessen, um was es geht, verschwiegen werden kann. Sollten wir hier etwas lernen? Ja, um nicht zu ignorieren, dass üblicherweise solche Personen, denen vorübergehend eine Staatsmachtfunktion aufgetragen wurde, uns nur mitteilen, dass sie uns nichts inhaltlich mitzuteilen gedenken.

Hier wird ein doppeltes Verschweigeverhalten praktiziert. Diejenigen von uns, meist Journalisten, welche versuchen, dahinterzukommen, was da verschwiegen wird – und verschwiegen wird, dass verschwiegen wird –, sind dann, aus der Sicht der Verschweiger und Verschweigerinnen, die bösen Aufdecker und Botschaftbringerinnen der wahren Sachverhalte. Solche Machthaber projizieren ihre unerkannte Schattenseite auf die Aufklärer und Aufklärerinnen und flüchten sich dadurch in eine Opferhaltung. Je länger wir über etwas, über das wir nicht reden dürfen und wollen, schweigen, desto schwieriger wird es, eines Tages wieder davon anzufangen. Politikerinnen wie Merkel oder der Milliardär Blocher wünschen sich unmündige Bürgerinnen mit ihrem Motto: Komm lass schon, ich mach das für euch, ich opfere mich auf. Wie ich es sehe und darstelle, ist die Wahrheit. Folgt mir einfach und stellt keine dummen Fragen.

Manchmal ist das Tabu, in einer Familie oder in einem Staat, nicht über die Tat, die tabuisiert wird, zu sprechen, stärker als der Inhalt und die Tat des Tabus. Ein Beispiel, wie in diesem Sinne etwas lange verschwiegen wurde, ist, wie der ehemalige Justizassessor und früherer Kanzler der Bundesrepublik, Konrad Hermann Joseph Adenauer (1876–1967) nicht nur ein ehemalis aktiver Nazi war (vielen bekannt), sondern seine

Untertanen als „entsetzlich dumm" verachtete. Der Spiegel berichtete in einem Leitartikel mit dem Titel „Geheimakte Adenauer" (08.04.2017, S. 17), wie er seine Macht missbrauchte, Bestechungen anordnete und den späteren Bundeskanzler Willy Brandt ausspähen ließ. Lothar Weirauch (1908–1983) bespitzelte nicht nur Parteifreunde von Adenauer, in dessen Auftrag, sondern war zusätzlich ein Agent der DDR. Adenauer hatte, als alter Führerverehrer, selbst „diktatorische Züge, welche mit dem Grundgesetz nicht zu vereinbaren" waren (ebd., S. 17). Zusätzlich beauftragte er in seiner autoritären Haltung den Geheimdienst, wie es heute die Putins und Erdogans machen, damit diese ihm helfen, die Medien zu manipulieren. Adenauer plädierte schon 1932 dafür, „die NSDAP in die Regierung zu holen" (ebd., S. 14). Wie heute Präsident Trump liess er selbst falsche Nachrichten produzieren. All dies wurde für Jahrzehnte lang verschwiegen. Die Akten zeigen auf, wie dieser Hurrahpatriot gegen Recht und Gesetze unbestraft verstoßen konnte. Zusätzlich hat er den Bundesnachrichtendienst (BND) als seinen Privatgeheimdienst benutzt. Wehrmachtsgeneral Reinhard Gehlen (1902–1979) war sein williger Vollstrecker. Dieser hatte 1946 unter Anleitung der USA-Führung den neuen deutschen Auslandsnachrichtendienst mit alten Kadern geschaffen. Seinen Dienst musste Gehlen erst 1968 quittieren. Alte Nazi-Netzwerker waren erwiesenermaßen im BND am Werk. Dieses jahrelange Darüber-Schweigen zeigt, wie alte Nazis die neue BRD als ihre Regimedomäne verschweigend benutzen konnten.

Norbert Frei, Professor für Neuere Geschichte in Jena, zeigt in seinem Sammelband „Hitlers Eliten nach 1945" (2003) auf, wie sich die Profiteure der NS-Herrschaft, nach dem verlorenen Zweiten Weltkrieg, im stillen Kämmerlein der Macht neu einrichten konnten. Ein Sprichwort sagt, dass ein Mensch, der seine öffentlichen Absichten gegen seinen eigenen Willen verändere, nach wie vor der gleichen Meinung ist. Das Resümee ist: Wir erleben überall das große Schweigen in der Politik, ob im eigenen Nationalstaat, der EU-Wirtschaft und -Politik. Und das entsetzte Schweigen der NATO, welche, hier als exemplarisches Beispiel, die Politik des Diktators Erdogan, welche moralisch und demokratisch nicht mehr mit europäischen Werten vereinbar ist, als das, was sie ist, nicht anspricht. Ich frage mich, ob diese von uns gewählten Personen allenfalls vergessen haben, dass Diktatur immer und überall das Abschaffen der Demokratie bedeutet? Zusätzlich ist eine Diktatur laut, grässlich und voller verlogenem Führergeschrei.

Faschistische Diktaturen haben den Zweiten Weltkrieg (1939–1945) begünstigt, der als Folge des Ersten Weltkrieges (1914–1918) zu verstehen ist, von Europa ausgehend. Diese ärgsten menschlichen Katastrophen, im Europa des 20. Jahrhunderts, wirken in ihrer verheerenden Menschenzerstörung nach. Die Dokumente von Ellen N. La Motte (1873–1961), die als Krankenschwester in einem Kriegsspital (1914–1915), hinter der Front in Frankreich gelegen, junge verletzte Soldaten pflegte diese in deren allzu frühem Sterben begleitete sowie ab und zu die Heilung der fleischlichen Wunden unterstützen konnte, wurden 1916 veröffentlicht. Zwei Jahre später wurde dieses Buch von der damaligen amerikanischen Regierung verboten. La Motte beschrieb darin die zerstörten soldatischen Existenzen, menschliche Wracks. Dies sah ihre Regierung als Zersetzung der Wehrmoral.

Französischen Frauen wurde verboten, ihre verletzten Soldaten zu besuchen, da kriegerische Machthaber nichts mehr fürchteten als eine sinkende Kampfmoral ihrer Soldaten. Die Prostitution wurde jedoch gefördert, weil dies angeblich die Truppe bei guter Stimmung hielt. Dieses Buch (La Motte 2014) über das Kielwasser des Krieges verschweigt in keiner Weise die brutale und alles vernichtende Tatsache dieser schlimmsten aller menschlichen Aktivitäten. Die Zukunft des Krieges, diese abscheulichste Seite unserer Zivilisation, beurteilt La Motte nach all dem, was sie gesehen hat, als düster.

Seit ich auf dieser Erde lebe, gibt es immer irgendwo Krieg. Barbara Ehrenreich ist Dichterin und politische Aktivistin. Sie hat ein Sachbuch mit dem Titel „Blutrituale" zur Erstehung des Krieges geschrieben (Ehrenreich 1999). Als Tiermenschen, so ihre Hauptthese, waren wir erst Beute für die Raubtiere, bevor wir uns gegen diese mit Waffen und Hecken wehren konnten. Jede Horde und Stamm entwickelte die Fähigkeit des Jagens. Wenn einzelne schwächere oder kranke Mitglieder eines Stammes nicht mehr mitflüchten konnten, wurden diese den Beutetieren überlassen, quasi als Opfergabe, damit die restlichen sich in Sicherheit bringen konnten. Diese natürliche Verhaltensweise eines Stammes wurde in ein Ritual der menschlichen Opferung eingefügt. Als die meisten uns jagenden Raubtiere erlegt und ausgerottet waren, wurden die Jäger zu Kriegern gegen andere Stämme. Der nun folgende Blutrausch, erzeugt durch solche raubtierähnliche Schlachtereien, setzte die Krieger auf die gleiche Ebene wie die Raubtiere. Aus dem Bekriegen in der gegenseitigen Menschenjagd wurde das menschenfressende Monster, von dem wir uns bisher nie mehr befreien konnten. Die kriegerische Elite bekam, mit der Zeit, eine ritterliche Position neben den Herrschern und religiösen Führern. So weit Ehrenreichs sehr plausible Theorie.

## ▪▪ Schweigespirale

Winfried Schulz, Professor für Politische Kommunikation, zuletzt tätig an der Friedrich-Alexander-Universität Erlangen-Nürnberg, entwickelte den theoretischen Ansatz der Schweigespirale in der Politik. Die Massenmedien verbreiten ein nicht zutreffendes Bild der in der Bevölkerung vorherrschenden Sicht und Meinung, welche in Umfragen erhoben wurden. Schulz schreibt (2011, S. 64):

> Nach dem Muster einer sich selbst erfüllenden Prophezeiung kann dann die fehlerhafte (mitunter auch aus politischen Gründen gezielt falsche) Situationsdefinition zu einem Meinungsumschwung in der Bevölkerung führen – mit u. U. weitreichenden Konsequenzen für politische Wahlen und Machtverteilung.

Die Spirale-Metapher zeigt, wie durch strategisches Verschweigen das Ziel der Meinungsmanipulation einer Bevölkerung erreicht wird. Die sachbezogenen Argumente werden mediengerecht aufbereitet, damit das Verhalten der Politikerinnen und Politiker keineswegs durch den nicht stattfindenden wahrhaftigen Informationstransfer gestört werden kann. Laut Schulz spielt der situative und soziale Kontext eine wichtige Rolle, wenn diese öffentliche Meinungsmanipulation erfolgreich als Wissenskluft zwischen Machthabern und deren Bevölkerung etabliert werden muss. Die Stoßkraft der Schweigespirale wird in der Folge nicht mehr erkennbar als das, was sie ist, und zusätzlich wozu sie dienen soll.

> Die Theorie der Schweigespirale geht davon aus, dass sich die Meinungen der Bevölkerung an die Wahrnehmung des Meinungsklimas angleicht und dass diese Wahrnehmung – zumindest teilweise – durch die Massenmedien geprägt ist.
> (ebd., S. 123)

Im Zeitalter der Fake news ist diese Annahme sehr einsichtig. Daraus folgt, dass unsere Wirklichkeit durch eine konstruierte Realitätsvorstellung ersetzt wird, die mit Hilfe der Schweigespirale nicht als die vorgegaukelte erkannt werden kann. Diese manipulative Lüge wird als stilisierte faktuelle Wahrheit getarnt. Die dazu relevanten empirischen Untersuchungen, die Schulz zitiert und elaboriert, festigen die Erkenntnis, wie erfolgreich solcherart angewandte Schweigespiralen in deutschen Wahlkämpfen sowie u. a. in den USA und in Spanien waren. Eine leichte Neigung zum Pessimismus in Bezug auf Medien und deren politische Einflüsse ist hier angebracht. Die politischen Machthaber bringen die Massenmedien ihres Landes auf ihre vorgegebene Linie der strukturellen Lüge (z. B. Italien, Ungarn, Russland, Polen, Türkei und zu Teilen die Schweiz) und erreichen so den einflussreichen Transfer ihrer Lügengebilde als zu verkündende, einzig und allein gültige Wahrheit. Eigentlich, denke ich, ist das eine Schande für die Wirklichkeit. Wer diese Manipulation aufzeigt, anprangert und kritisiert, riskiert damit, je nach Staat, bis zum Äußersten gehen zu müssen. Das bekannte Mundtotmachen von Personen, die die gegebenen Umstände als das, was sie sind, aufzeigen, feststellen und eventuell kritisieren, hat unter den diktatorisch Regierenden in Europa und anderen Orten wieder Hochkonjunktur.

**Lou:** Die Stimmen zum Schweigen bringen bedeutet, die Spur des eigenen Lebens verwischt zu sehen.

**Sam:** Was willst du damit nicht sagen?

**Lou:** Dort wird sie eingehen ins Geheimnis der vergessenen Wut.

**Sam:** So ganz unsichtbar die schönen Wunder, der viel verschweigenden Stille.

**Lou:** Dies pflanzt den Samen des zweifelnden Bedenkens.

## ▪▪ Horizontlinien verschwiegenen Herrschens

Es war früher nicht besser als heute. Der niederländische Fürst Willem van Oranje (1533–1584) wurde der „Zwijger", der Schweiger, genannt. Er war einer der wichtigen Adligen im 80 Jahre dauernden Unabhängigkeitskrieg (1568–1648) gegen die spanischen Besatzer. 1581 erklärten die Gebiete der heutigen Niederlande, wie aktuell die Katalonier, ihre Unabhängigkeit von Spanien. Wilhelm der Schweiger wurde der Statthalter. Der spanische König Philipp II. erließ einen direkten Mordaufruf, verbunden mit Kopfgeld. Nach mehreren misslungenen Attentaten auf den Schweiger wurde dieser schließlich von einem Jesuiten erfolgreich ins ewige Schweigen befördert. Der Mörder wurde jedoch vier Tage später von Freunden des Schweigers gefasst und ermordet. Das bewog Phillip II., die ganze Familie des Killers in den Adelsstand zu erheben.

Das kommunikative Handeln in der gegenwärtigen Politik sagt wenig aus über die inneren operationalisierten Schweigeformen von einflussreichen Akteuren in diesem Tätigkeitsfeld. Was waren das für tolle Zeiten, als die Demokratie als Institutionalisierung des Diskurses innerhalb eines Volkes, innerhalb einer Lebenswelt, innerhalb eines Nationalstaates angesagt wurde. Der Machtbegriff ist eine zentrale Kategorie für die Politikwissenschaft (Greven 1994). Wer was wann, wieso und warum, in wessen Auftrag und Dienst, wofür und wozu veranlasst, tut und natürlich unterlässt, diese zentralen Machtfragen nach Einflussname sind zur Aufklärung der Machtverhältnisse wichtig. Wir dürfen uns nicht täuschen lassen. Die meisten Politiker sind nicht außerordentlich gescheit, vernünftig und realitätsbezogen.

In einem Gespräch zwischen Helmut Schmidt und Valéry Giscard d'Estaing (2012) wird die gemeinsame Vision von Europa thematisiert. Die beiden ehemaligen Staatsmänner lassen uns auf ihr politisches Denken und Handeln blicken, was in ihrer aktiven Politik nicht möglich war. Sie bieten uns Einblicke hinter die Kulissen der sogenannten verschwiegenen Bühne der Weltpolitik. Sie berichten von ihren regelmäßigen Telefonaten, in denen sie sich verbandelten, um untereinander, von ihnen aus gesehen, kluge politischen Maßnahmen abzustimmen. Was wir hier im Rückblick hören können, ist, wie eine funktionelle politisch geprägte Männerfreundschaft zum Wohle beider Länder und der EU reklamiert werden kann. Beide gestanden sich und dem anderen ihre blinden Flecken ein. Sie sagten, wie notwendig die kritische Rückmeldung des jeweils anderen war, damit die wirkliche, politisch beabsichtigte Veränderung realisiert werden konnte. Giscard d'Estaing gestand zusätzlich, dass Politiker nicht klüger und kompetenter seien als durchschnittliche Bürgerinnen und Bürger. Greven (1994, S. 241) formuliert dazu den passenden Satz:

» In der aufgeklärten Übereinkunft der Gesellschaftsmitglieder liegt eine eigenständige Machtquelle und Grundlage zukünftiger Herrschaft, die erst dann „Demokratie" wäre, wenn Aufklärung und Übereinkunft nicht bloß legitimierender Schein formaler Verfahren des repräsentativen Absolutismus wäre, sondern von den Subjekten praktisch angeeignet.

Soweit sind die Ungewissheit des Schweigens in der Politik, die Verschwiegenheit als Machtmittel des Staates im Interessengriff einer Partei unumstößliche Tatsachen. Die Mehrheit der Minderheit bestimmt durch Wahlen, wer an die Macht kommt. Die Erkenntnis bleibt, dass die soziale Wirklichkeitsverleugnung eine subtile Form von politischer Machtausübung ist. Das Prinzip Hoffnung, als Gestus einer wirklichen sozialpsychologischen und kulturellen Veränderung, vergilbt. Die Selbstbestimmung aller, als demokratische Interessenwahrung unserer Wünsche und Bedürfnisse, ist eine völlig in sich eingeschlossene idealisierte Vorstellung, die der Wirklichkeit der heutigen strukturellen Macht nicht mehr entspricht. Für das Schweigen in der Politik gilt, diese Tatsachen nicht als lästig hinzustellen. Der sogenannte politische Filz von Machteliten, Wirtschaftsführern, Lobby-Organisationen und Oberschichtspersonen beabsichtigt mit dieser Strategie die absolute Definitionsmacht bezüglich dessen, was vor sich geht und was nicht. Schweigen in der Politik ist die integrale Norm in unseren Nationalstaaten – wie die journalistischen Enthüllungen, welche als Panama- und Paradise-Papers bekannt wurden.

Der Politikwissenschaftler Wolf Linder hat sechs Thesen zum Schweigen in der Politik aufgestellt. Seine zweite passt hier gut:

» Schweigen in der Politik ist vor allem bedeutsam als „Zweites Gesicht der Macht". Systemlogisch betrachtet führt es dazu, dass bestimmte Themen gar nicht auf der Agenda der Politik erscheinen. In Form von „non issues" kann Schweigen als eine effiziente Technik der Machtausübung oder als Folge struktureller Herrschaft begriffen werden. (Linder 2013, S. 139)

Ob der einzelne Politiker schweigt oder etwas ausplaudert, ist nicht relevant für diese angemahnte Mächtigkeit. Linder weist darauf hin, wie Sonderinteressen von Mächtigen und langfristige Allgemeininteressen der von ihnen regierten Bevölkerung durch die

Strategie des Verschweigens dieser dynamischen Interessenkonstellation meistens zu Gunsten der Reichen und Mächtigen ausgeht. Unser politisches System basiert jeweils auf kurzfristigen Klüngelvereinbarungen der Mächtigen mit sogenannten Volksvertretern, die üblicherweise ihre eigenen Parteiinteressen vertreten. Linder macht keinen Hehl daraus, dass der Ausbruch aus diesem strategischen Schweigen nottut, um eine radikale Änderung zugunsten der Bevölkerung zu erreichen. Ein aktuelles Beispiel macht diese These anschaulich.

Das Mahnmal für die zwölf getöteten Menschen aus sechs Nationen am Berliner Breitscheidplatz wurde am Jahrestag des terroristischen Attentates bei der Kaiser-Wilhelm-Gedächtniskirche enthüllt. Auf den Treppenstufen sind alle Namen der Getöteten eingelassen und verbunden mit dem mit einer Bronzelegierung ausgegossenen Riss auf dem Gehweg davor. Oberhalb der Namen wurden an der Kirche die Worte „Zur Erinnerung an die Opfer des Terroranschlags am 19. Dezember 2016. Für ein friedliches Miteinander aller Menschen" angebracht. Leider wurde diese Tötungstat eines Massenmörders nicht als das, was sie war – ein islamistisch motivierter Terroranschlag gegen die zivile Gesellschaft Deutschlands – deklariert. Wozu wird dies hier verschwiegen? Wer hat dieses Verschweigen so befohlen? Ein Beispiel der alles zensierenden politische Korrektheit. Alle Angehörigen der zwölf Familien von Todesopfern schrieben am 2. Dezember 2017 einen offenen Brief an die Kanzlerin der im „Spiegel" (49/2017, S. 36) veröffentlicht wurde. Sie monierten das Schweigen der Politikerin, die ihnen weder schriftlich noch persönlich kondoliert habe. Das islamistische Attentat sei gegen Deutschland gerichtet gewesen und nicht gegen sie als Privatpersonen. Sie schrieben Merkel: „Wir sind der Auffassung, dass Sie damit ihrem Amt nicht gerecht werden." Sie fühlten sich in ihrem Schmerz, Leid und Elend von ihr nicht respektiert.

Merkels Verhalten zeigte, was verschweigende Herrschaft ausdrücken kann. Der Bundespräsident und der Bundesjustizminister sagten an diesem ersten Jahrestag, wie Leid es ihnen tue, dass psychologische und finanzielle Betreuung, rechtliche Unterstützung für die Angehörigen der Opfer sowie für die über hundert Verletzten viel zu spät und dazu noch unzureichend gekommen seien. Am Tag zuvor hatte Kanzlerin Merkel 80 Opfer und Hinterbliebenen in ihren Diensträumen empfangen. Dieses Treffen ermöglichte eine beginnende Versöhnung zwischen diesen beiden Erfahrungswelten. Sie möchte zu weiteren solchen wechselbezüglichen Begegnungen einladen, damit ein neues Verhältnis der gegenseitigen Akzeptanz erreicht werden kann.

Mit diesem Thema beschäftigt sich seit langem der Soziologe und Politikwissenschaftler Hartmut Rosa (geb. 1965), Universität Jena. Sein Hauptwerk „Resonanz" geht solchen Alltagsbeziehungen zwischen Politikerinnen und Mitglieder der Bevölkerung nach. Er analysiert, wie beide Gruppen in und durcheinander keine direkte Resonanz bekommen können. Die Entfremdung unserer menschlichen Natur in den Lebensverhältnissen, in denen sich unser gesellschaftliches und politisches Leben eingebettet findet, wird durch das immense menschliche Getriebensein, durch die computerisierte systemische Beschleunigung der Produktionsbedingungen und die privaten Konsumbereiche verstärkt. Dadurch geschehen solche Dissonanzen wie die zwischen einer Regierungschefin und der normalen Bevölkerung. Im Gehetze des Alltags, in dem alles immer schneller und schneller gehen muss, vieles sich nur noch in der Jetztzeit abspielt, nehmen die Überhäufungen und Überforderungen zu. Auch darum, weil wir oft vergebens versuchen, uns auf dem Laufenden zu halten.

Die Ungleichheitsforschung von Rosa (2016, S. 17) nimmt an, dass die politische Schicht „mit einer besseren Ressourcenausstattung auch ein besseres Leben hat als die anderen". Das ist so. Wenn wir bedenken, dass eine Abgeordnete oder ein Abgeordneter des Bundestags heute (Stand Herbst 2017) 9524 € im Monat bezieht und diese sogenannten Diäten jeweils jährlich um 2,3 % erhöht werden, staunen wir normal Sterblichen. Unsere Reallöhne sanken in den letzten 15 Jahren um bis zu 21 %, anstatt um satte 215 € pro Monat zu steigen. Fakt ist: Das reale Einkommen eines typischen Arbeiters oder einer Arbeiterin, ob in Deutschland oder der Schweiz, ist heute niedriger als vor 60 Jahren. In der Schweiz sinken die Löhne der Praxisärzte seit Jahren. Seit der Einführung des Tarmed 2004 verdienen sie heute im Schnitt einen Bruttolohn von 140.000 CHF., was 21 % weniger ist als vor 13 Jahren. Rosas Schlussfolgerung ist, dass sich viele Menschen von den durch sie gewählten und sie damit politisch vertretenden Abgeordneten nicht gehört, respektiert und gesehen fühlen. Menschliche Kommunikation – dazu zählt derzeit ganz besonders der Bereich der Politik – ist eine wechselseitige Beziehung des Antwortens und Reagierens. Diese kann sehr schnell durch negative Resonanzerfahrung gestört werden. Die Volksgruppe der Rohingyas in Myanmar erlebt dies momentan hautnah.

**Sam:** Schattenreiche außer Kontrolle sind schwer zu enthüllen.

**Lou:** Vertrauensunwürdige Hinterzimmerpolitiker dämpfen ihre Stimme im verborgenen Intrigantenspiel. Dieses Schweigen ist gefährlich.

**Sam:** Für wen denn?

**Lou:** Für die Scharfmacher in ihrer Kumpanei, weil sie unser Vertrauen verspielt haben.

**Sam:** Offenheit schadet. Die Frage ist nur: wem?

## ▪▪ Die Friedensnobelpreisträgerin schweigt

Seit August 2017 wurden Menschen der Volksgruppe der Rohingyas in Myanmar, genauer: im nordwestlichen Bundesstaat Rakhine, von Militär und Polizei gewaltsam aus ihren Dörfern vertrieben. Gleichzeitig wurden die Dörfer niedergebrannt. Die Ernte auf ihren Feldern und ihre Fischerboote wurden zerstört. Viele Menschen wurden ermordet und über eine halbe Million zur Flucht nach Bangladesch gezwungen. Dort müssen die Geflüchteten unter unsäglichen Bedingungen überleben. Der UNO-Menschenrechtsrat bezeichnete diese Taten der Armee als ethnische Säuberung. Dieser Terror gegen eine muslimische Minderheit, in einem sogenannten buddhistischen Staat, der lange unter einer brutalen Militärdiktatur litt, wirft seinen langen Schatten auf die Kolonialzeit unter den Engländern. Das rassistische Denken der westlichen Unterdrücker belebte die Methode von Teilen und Herrschen, welche von der neuen einheimischen Elite, in die postkoloniale Zeit hinübergenommen wurde (Prasse-Freeman 2017). Die gegenwärtige Regierung Myanmars um die Friedensnobelpreisträgerin Aung San Suu Kyi (geb. 1945) spricht von einem angstschürenden Kampf gegen islamistische Terroristen. Diese Hetz- und Menschenjagd auf die Volksgruppe der Rohingya durch die lange verhassten Militärs macht diese Diktatorengilde wieder beliebt. Suu Kyi wird von General Min Aung Hlaing durch diese öffentlichkeitswirksame Aktion diskret zum Schweigen gebracht. Damit bringt er sich, als ihr Konkurrent für die Präsidentschaftswahlen 2020, in Position. Zusätzlich kann er die Friedensnobelpreisträgerin einschüchtern, damit sie die grauenhafte Vertreibung und Diskriminierung ihrer Mitmenschen billigt und schweigt.

Der vierzehnte Dalai Lama (1935 als Tenzin Gyatso geboren), das geistige und politische Oberhaupt der tibetischen Buddhisten, zeigte sich tieftraurig über die Gewalt von buddhistischen Menschen gegen diese andersgläubige Minderheit. Die Menschen, die Muslime schikanieren, sollten bitte an Buddha denken, mahnte er an. Buddha hätte in einer solchen Situation nicht geschwiegen, sondern eine klare Ansage gemacht. Zehn Tage nach diesem Wink bricht die Staatspräsidentin Suu Kyi endlich ihr Schweigen. Sie hütet sich aber, das Militär und die Generäle für ihre angeordnete ethnische Säuberung anzugreifen. Wie Papst Franziskus I. nach ihr nannte sie die Rohingyas kein einziges Mal beim Namen. Wir sehen: Das Verschweigen dieser Volksgruppe ist ein Zeichen, wie machtbegrenzt Suu Kyis präsidiale Position im Lande ist. Sie darf nicht von den wirklichen Machthabern abweichen, deren politisches Schweigekartell funktioniert, ansonsten ist sie ihre Kulissenmacht los. Schweigend, so vermute ich, überwindet sie diesen Wirklichkeitsschock. Wie in der ehemaligen DDR wird hier Folgendes praktiziert:

> » Die Lebenslüge des Kommandosystems ist nicht so sehr, dass es angeblich kein Kommandosystem sei. Damit könnte man leben; das ist eine direkte Lüge. Ein Satz wird negiert, na und? Die Lüge ist viel komplizierter. Sie ist verwrungen. Diktatur des Proletariats. Sie besteht darin, dass die Beherrschten die Herrschenden sind und die Machthaber die Diener. Vorgeblich. (Reich 1992, S. 64)

Dietrich Garstka hat 50 Jahre, nachdem seine damalige DDR-Abiturklasse 1956 als Solidarität mit den Ungarn-Aufständischen und dem ersten gemeldeten Tod eines damaligen prominenten Fußballspielers im Geschichtsunterricht eine Schweigeminute einlegt hatte, schrieb diese dramatischen Erlebnisse in seinem Buch „Das schweigende Klassenzimmer" (2018) auf. Diese Geschichte über kollektiven Mut, Klassenzusammenhalt und den durch die Machtelite der DDR und UdSSR angezettelten Klassenkrieg ist als gleichnamiger Film von Lars Kraume auf der Berlinale 2018 erschienen. Die Dramatik einer Schweigeminute wird hier emotional eindringlich dargestellt. Mit diesem Schweigen im Kollektiv zeigte sich eine gemischte Abiturklasse mitfühlend, für die Schwestern und Brüder, in einem anderen sogenannten sozialistischen Land. Die Machthaber machten in ihrer systematischen Verlogenheit daraus eine Gegnerschaft, wenn nicht, einen Kern einer Konterrevolution. Nichts scheint den herrschenden Klassen gefährlicher zu sein als ein neues Kollektiv und dann noch eine einhellige Klasse, die im sichtbaren und erkennbaren Klassenkampf eine subtil unterdrückende Machtdemonstration der Genossen-Elite bloßstellt. Die jungen Menschen werden zu Feinden des Systems gemacht und isoliert verhört. Mit Drohungen, kein Abitur in der ganzen DDR machen zu können, versuchten die Mächtigen, jede einzelne Person mit Hilfe von deren Eltern in Kollektivhaftungsangst zu zermürben. Da es damals noch keine Berliner Mauer gab, flohen die meisten in den Westen vor diesen politischen Gleichschaltefanatikern.

Was lernen wir daraus? Wie junge Menschen, die fühlen und denken können, in einer Diktatur zu Feinden gemacht werden. Wie ängstliche, narzisstische Lehrer sich durch so eine Schweigeminute persönlich angegriffen fühlen, obschon es gar nicht um sie geht. Wie systematisch eingeschüchterte Eltern sich Stasi-Sorgen machen, wenn ihre jugendlichen Kinder im Kollektiv, als Klasse etwas Stilles wagten, anstatt diese zu loben und in ihrem Wagemut zu bestärken. Nur eine Minute Schweigen. Diese kurze Stille, im durchregulierten Alltag, um sich so mit den eigenen Überzeugungen zu beschäftigen. Diese Solidargemeinschaft wurde durch die Angst der gebrochenen, angepassten

Erwachsenen schlechtgeredet. Erst schweigen, nachdenken, dann reden. Das wollen junge Menschen weltweit, immer wieder, jede Generation neu!

### ■■ Herumgesprochen: Auschwitz, die Tötungsmaschine

„Erstickte Worte" titelte die französische Philosophin Sarah Kofman (1934–1994) ihre Aufzeichnungen aus der menschengemachten Hölle auf Erden. Sie, die ihren Vater in Auschwitz in den Tod gehen sah, schreibt:

>> Über Auschwitz und nach Auschwitz ist keine Erzählung möglich, wenn man unter Erzählung versteht: eine Geschichte von Ereignissen erzählen, die Sinn ergeben. (Kofman 1988, S. 4)

Sie fragt uns alle, wie es möglich wäre, über etwas zu sprechen, „angesichts dessen jede Möglichkeit zu sprechen vergeht" (ebd., S. 27). Ihre Erfahrungen und die derer, die wie sie tagtäglich mit dem meist tödlichen Hunger und den dauernden Erniedrigungen zu kämpfen hatten und schließlich überlebten, beweisen für Kofman, wie die ethischen und moralischen Werte, ein Mensch zu sein, bis ins Äußerste verteidigt werden können. Die Allmacht der Nazis in den Uniformen der SS erwürgte das Leben des Tages und des Nachts, wo sogar der dort gestorbene Tod, so die Autorin, kein menschlicher Tod mehr war.

>> Und wie könnte man nicht darüber sprechen, wo es doch der Wunsch aller Heimkehrer war zu erzählen, endlos zu erzählen, als ob allein eine „unendliche Unterhaltung" der unendlichen Not gerecht werden könnte? (ebd., S. 28)

Sich auf die innere Sprache zurückziehen, damit die äußere, nicht gesprochene, geschützt werden kann. Das ist die Sprache am Verstummen, betont Hans Günther Adler (1910–1988), der 32 Monate Theresienstadt und 6 Monate Auschwitz überlebt hat. Nach seinem Einlieferungsschock entschied er sich, nach sechs Wochen, die er brauchte, um sich einigermaßen zu fassen, über diese grausamsten der grauenhaftesten Erlebnisse, die meist deutsche Männer jüdischen Menschen angetan haben, wissenschaftlich und künstlerisches Zeugnis abzulegen. SS-Befehlszurufe löschten sofort alles Gemurmel der Gefangenen aus. Indem Adler sich hinter die innere Seelengrenze verschanzte, konnte er dieses unbeschreibliche Elend durchleben. Später, als er Schriftsteller wurde, hat widmete er sich dem Erinnern dieser Hölle auf Erden.

Adler zitiert aus einem Bericht des aus Polen stammenden Salmen Lewental, der ab 1942 im „Sonderkommando" Dienst tun musste und zwei Jahre später mit all seinen Kameraden ermordet wurde. Lewental hat Notate gemacht, diese verscharrt. Gefunden wurden einige davon im Winter 1962. Lewental beschreibt, wie eines Tages 600 jüdische Jungen im Alter von 12–18 Jahren ins Lager gebracht wurden und sich dort sofort ausziehen mussten, um für die Ermordung im Gas parat zu sein.

>> Im wilden Entsetzen begannen sie auf dem Platz herumzulaufen und sich die Haare aus dem Kopf zu reißen, ohne zu wissen, wie sie sich retten konnten. Viele brachen in schreckliches Weinen aus, eine trostlose Wehklage erscholl. (zit. nach Adler 2014, S. 245)

Der Kommandoführer und seine Truppe schlugen auf die Jungen ein. Auf Köpfe und die nackten Körper. Das Wehklagen stieg an und mündete in einem Geheul – für die

Personen aus dem Sonderkommando, die darob erstarrten, von bisher unbekannter Heftigkeit und Lautheit wehklagender menschlicher Stimme. „Ohne die geringste Regung von Mitleid standen die SS-Männer mit stolzer Siegermiene da und trieben die Knaben mit furchtbaren Schlägen in den Vergasungsbunker." Die Mörder lachten, und ihre „Freude war unbeschreiblich". Diese Politik der Grausamkeit ist immer noch am Werk. Sie bringt uns ins Taumeln am Rande des zivilisatorischen Untergangs. Der Rest ist Sprachzerfall, wenn wir schweigen.

Einer, der den damals erstickten Worten die seinigen als Begleiter hinreichte, ist Joseph A. Gomes, chef cuisinier und Autor von englischen Kurzgeschichten. Er beschrieb, speziell für dieses Kapitel, sein Erlebnis mit einer neu erlebten Totenstille, die aus dem Holocaust entstanden ist. Als er im Sommer 2017 das erste Mal in seinem 60-jährigen, von Reisen reich gewordenen Leben sinnend durch das Tor von Birkenau schreitet, sieht er dahinter die ungeheure Ausdehnung des Geländes, die jenseits seiner bisherigen Vorstellungen liegt. Der verstummten Sprache fügt er nun seine innere, erlebte Wahrheit klar und deutlich hinzu:

» Die Fundamente längst abgerissener Gebäude, die sich links und rechts Reihe um Reihe ausdehnten, von hohen Stacheldrahtzäunen umgeben. Kamine, die über stummen Ruinen wachen. Die Gleise auf dem Mittelweg, die auf einen fernen Punkt zulaufen, Blickpunkt an einem unhörbaren Horizont.

**9**

Beim Gehen spürt er den sanften Lufthauch wie Geister, die ihn umschwirren. Darin wahrnehmbar das tonvolle Geflüster „von Stimmen, Schreien, Wimmern, sogar Lachen".

» Tausende von Füßen, die sich über den dreckigen, harten Stein schleppen, Schmutz treten, Leiber, mit Schlamm bespritzt, vor Schweiß triefend oder regennass. Das Raunen der Angst. Bellende Hunde, brutale Rufe und geduckte Schreie. Hier hören wir dies alles, in der Grabstätte von Millionen. Die Liebkosung des Todes. Einem Windstoß gleich, ein tiefes, langes Grollen, ein scheinbar endloses Dröhnen. Die Leere dieses Ortes schreit laut: „Ich war hier! Vergesst mich nicht!" Aber es gibt keine Stimmen hier, keine Schreie, keine Menschen; nur eine Brise, die durchs Gras raschelt, das zwischen den Trümmern und den Ruinen wächst. In einem Gebäude in der Nähe sind die Wände der Flure mit Hunderten von eingerahmten Gesichtern bedeckt. Sie starren in die Kamera, verhalten, ausdruckslos, leer, ängstlich und stolz. Ihre Namen sind aufgeschrieben, ihre Nationalität, das Internierungsdatum und das Datum ihres Todes, der für die meisten innerhalb des ersten Jahres, wenn nicht des ersten Monats oder der ersten Woche kam. Meczyslaw Zielinski 6765, Karol Plaszczyk 11108, Stanislawa Malicka 18975 … und so weiter und so weiter. Sie sprechen nicht mehr, doch ihre Stimmen werden vom Wind weitergetragen, der über diesen Ort weht. Auch die Gebäude sind tot. Kein Leben ist da. Nur der Wind. Als ich schweigend auf den Pfaden dieses Ortes ging, hörte ich ihre Stimmen, ihre Schreie. Im Gehölz, dessen Schatten ihnen fast barmherzig erschienen sein muss, warteten sie ein letztes Mal mit ihren Familien und Freunden; mit Kindern, die einer Welt gewahr wurden, die sie mit Neugier und Humor betrachteten und die sich zurechtfinden mussten in diesem unvorstellbaren Schicksal. Nur die Bäume bleiben zurück … und der Wind, der immerfort weht und ihre Mahnung an die Welt weiterträgt: „Vergesst nie …"

Sarah Kofman beugte sich im Oktober 1994 den Echos aus der Sprachhölle und ging, wie andere Zeugen vor ihr, in den sie erlösenden Freitod hinein. Ihr Leben ist ihr jedoch schon in Auschwitz abhandengekommen. Sie versuchte das Unmögliche im Weiterleben, damit sie realistisch bleiben konnte. Das intensive Ausdrücken der Gefühle mit Hilfe von Gestik, Mimik und Stimmlage ist das ganz Besondere an der Mitteilung dessen, was wir empfinden.

> **»** Sobald Gefühle um ihrer selbst willen gepflegt und vom Lebenszusammenhang isoliert und künstlich erzeugt werden, werden zwar Inseln des Glücks und des Miteinander anders gewonnen, aber vielleicht auf Kosten des Alltags, der dann in einem umso traurigeren Licht erscheint. (Gross 1975, S. 61 f.)

Die Schweigsamkeit dessen, was mit solchen Maskeraden der gespielten Aufrichtigkeit vertuscht wird, zielt auf eine speziell damit zu erzeugende Gefühlswelt der Zuschauer als Gegenüber dessen, was die Freiheit des echten Redens beengt. Mit solcherart Reden wird indirekt eine Zwangsform des herrischen Schweigens produziert, was sich wie eine interne Gefangenschaft der unausgesprochenen Gedanken anfühlt.

> **»** Während Schweigen immer wieder in die Sprache gebrochen wird, gebrochen werden kann, führt das tödliche Schweigen mit dem Abbau von Sprache ins Verstummen. (Geissner 1975, S. 317)

**Lou:** Die Welt im Inneren …

**Sam:** … lässt sich leben …

**Lou:** … nur in Worten, die wir für die Betrachtung …

**Sam:** … geheimnisvoll einbeziehen, damit wir aus der Tiefe unserer Seele …

**Lou:** … Sinnliches sagen können.

## ▪▪ Vertuschen von Tatsachen

Im Februar 2012 versprach die Bundeskanzlerin Angela Merkel den Hinterbliebenen der Mordopfer des Terrors des Nationalsozialistischen Untergrunds (NSU), alles zu tun, damit die zehn Morde aufgeklärt werden. Zusätzlich wollte sie, dass die Helfershelfer und Hintermänner gefasst werden und alle noch lebenden Täter und Täterinnen ihrer gerechten Strafe zugeführt werden. Dieses Versprechen von Frau Merkel wurde bislang, nach über 400 Stunden Verhandlung und 50 Millionen € Kosten (Stand Jahresende 2017) für den Strafprozess, der seit Mai 2013 vor dem Oberlandesgericht in München stattfindet, in keiner Art eingelöst. Die Aussage der Bundeskanzlerin diente paradoxerweise ihrer Verschweigestrategie, indem sie eine falsche Fährte legte. Es war nie die Absicht ihrer Regierung, diese Neonazi-Machenschaften wirklich und restlos aufzudecken. Der Punkt ist: Wir können ihr nicht mehr glauben, wenn sie als Chefin ihres Kabinetts etwas sagt. Dadurch dass Sie etwas ankündigt und dann nicht wirklich durchzieht, was sie versprochen hat, verspielt sie selbst ihre Glaubwürdigkeit, das wichtigste Gut einer Politikerin in dieser Machtposition.

Hajo Funke, emeritierter Professor am Institut für Politische Wissenschaften der Freien Universität Berlin, beklagt sich zusätzlich über das Schweigen des Verfassungsschutzes und diejenigen in der Politik, die dieses systemimmanent schützen. Wer über die im politischen Raum heftig umstrittenen Fragen des Verschweigens und Vertuschens und das NSU-Truppen-Gebaren aus Jena Gedanken macht, kann sich bestens in seinem Buch

„Staatsaffäre NSU" informieren (Funke 2015). Dieser Wissenschaftler leitet eine offene und kritische Untersuchung dessen, was im staatlich unterstützten Verschleiern analytisch nur mühsam durchdrungen werden kann.

Obwohl der deutsche Verfassungsschutz verfassungsmäßig zum Wohle und Schutz des Volkes verpflichtet ist, blockieren dessen Mittarbeiter, bis in die oberste Leitung hinauf, vor Gericht und Staatsanwaltschaft jegliche Aufklärung über die Aktivitäten ihrer verdeckten Mitarbeiter, die sie in die NSU-Truppe einschleuste. Zusätzlich haben Mitarbeiter des Bundesamtes für Verfassungsschutz (BfV) Akten geschreddert, damit die sie belastende Wahrheit nicht ans Licht der Sonne kommen kann. Das erinnert schmerzhaft an das Gebaren der Stasi in der sich auflösenden DDR. Personen wie Funke werden vom BfV in den Medien gezielt als Verschwörungstheoretiker verleumdet. Funke und viele Anwälte der Opfer lassen nicht locker. Sie schauen mit einem historischen Blick auf die Auslöser und Gründe der gewaltbereiten und mordenden neonazistischen Bewegung (ab 1990), deren jugendlichen Mitglieder noch in der DDR sozialisiert und erzogen wurden.

Diese fatale Verstrickung der staatlichen Sicherheitsbehörden mit den Rechtsradikalen bedeutet, dass das BfV die Sicherheit der Menschen in Deutschland, vor allem solche mit Migrationshintergrund, schwächt. Verschwiegen wird, wie ihre eingeschleusten Personen aktiv in den ideologischen Kampf gegen unsere offene, kulturell diversifizierte Zivilgesellschaft eingriffen. Statt die Gefahren des gewalttätigen Rechtsextremismus und entsprechender Ideologen zu stoppen, hat das BfV diese unterstützt.

Weiterhin wird verschwiegen, dass die Geheimdienste jenseits des Rechts agieren dürfen. Dies wiederum wird von der Kanzlerin und ihrer Regierung gedeckt. Die diversen parlamentarischen Ausschüsse zur Aufklärung dieser Morde und der Verstrickung des BfV werden systematisch behindert. Die gewählten Parlamentarier und Parlamentarierinnen bekommen von denen, die gesetzlich verpflichtet sind, Auskunft zu geben, nur die kalte Schulter der Verschwiegenheit gezeigt. Dieses Verhalten zerstörte viel Vertrauen zwischen Bürgerinnen und den staatlichen Sicherheitsbehörden. Resultat: „Letztlich hat das Parlament – und damit auch die Öffentlichkeit – den Machtkampf mit der Regierung verloren." (Funke 2014, S. 226)

Die verfassungsrechtliche Zuständigkeit des Parlaments wurde und wird von dieser Regierung Merkel systematisch unterwandert und geschwächt. Fakt ist: Das NSU-Trio war dem Nachrichtendienst bekannt. Ohne diesen Dreck am Stecken gäbe es für die Leitung des BfV und der Regierung Merkel nichts zu vertuschen und zu verschweigen. Die Führungsoffiziere des BfV konnten jederzeit wissen, „was die Neonazis im NSU-Umfeld planten" (ebd., S. 237). Um diese traurigen Wahrheiten zu wertragen, hilft mir ein alter Witz von 1933, als die Nazis, durch Wahlen an die Macht kamen und danach den deutschen Staat kaperten: Zwei Irrenärzte treffen sich am Feierabend in ihrem Stammcafé. Sagt der eine: Heil Hitler. Antwortet der andere: Heil du den doch.

Es gibt noch einen anderen Justizskandal der deutschen Nachkriegsgeschichte. Da geht es um den Mordfall des Herrn Oury Jalloh, eines damals 36-jähriger Flüchtlings aus Sierra Leone, den Polizisten aus Dessau am 7. Januar 2005 im Morgengrauen wegen Trunkenheit festnahmen. Laut Polizei-Rapport sei dieser, an Händen und Füßen gefesselt, auf einer feuersicheren Matratze verwahrt worden. Mittags desselben Tages starb Oury Jalloh jedoch an den Folgen eines Brandes in seiner Zelle. Die verantwortlichen Justizbehörden in Sachsen-Anhalt erzählten zwölf Jahre lang, dass sich der

Gefangene vermutlich selbst angezündet habe. Der kritischen Sendung „Monitor" wurden vertrauliche Ermittlungsakten zugespielt. Das Verschwiegene will, wie so oft, an die Öffentlichkeit. In diesen Unterlagen liegt ein Schreiben eines leitenden Oberstaatsanwalts, der von einer wahrscheinlichen Tötung oder eventuellem Mordverdacht ausgeht.

Heute wissen wir, auch dank „Monitor", dass ein geheimes Treffen mit Rechtsmedizinern und Chemikern, Brandexperten und Ermittlungsbehörden stattgefunden hat. Die bisher erstellten Gutachten und Befund wurden nochmals aus einer neuen Sicht bedacht. Dieses Würzburger Sachverständigen-Gremium widerlegte die polizeiliche These der Selbstanzündung, nachdem sie Experimente durchführen liessen Trotz alledem stellte die Staatsanwaltschaft Halle im Oktober 2017 alle weiteren Ermittlungen ein. Schweigen, so scheint's, ist ihr Pflicht. Hier greifen die Journalisten ein. In ihrer Sendung vom 30. November 2017 präsentierten sie die neuen Ergebnisse, welche die Theorie der Selbstanzündung nicht mehr als Gegenstand des Möglichen erscheinen lassen. „Diese Erkenntnis beruht vor allem auf einem Brandversuch im August 2016 in Schmiedeberg, Sachsen. Die Brandexperten hatten die Dessauer Polizeizelle nachgebaut, um herauszufinden, was wirklich geschah. Die Schlussfolgerungen fast aller Experten lassen kaum noch Zweifel an einem Fremdverschulden. So müssen geringe Mengen Brandbeschleuniger wie Feuerzeugbenzin eingesetzt worden sein, um das Brandbild in der Zelle zu erklären. Oury Jalloh war höchstwahrscheinlich handlungsunfähig oder bereits tot, als das Feuer ausbrach. Dafür spricht, dass im Körper des Toten ein niedriger Adrenalinspiegel festgestellt wurde. Wäre Oury Jalloh bei Bewusstsein gewesen, hätte dieser Wert viel höher sein müssen. Wenn man bei lebendigem Leibe verbrennt, dann ist das eine maximale Stressierung mit massivster Adrenalinausschüttung." So weit der forensische Toxikologe Gerold Kauert im Interview mit „Monitor".

Diese unzweifelhaften Ergebnisse der verschiedenen Gutachter ermöglichten dem leitenden Dessauer Oberstaatsanwalt Bittmann, sich aus dem Kartell des Schweigens, das zwölf Jahre lang herrschte, zu befreien. Er spricht nun von Mordverdacht. Doch diese Omertà ist nur kurz aufgebrochen worden. Bittmann wurde der Fall danach entzogen, somit wieder mundtot gemacht. Neu wurde die Staatsanwaltschaft Halle damit betraut. Diese stellte, von wem auch immer angewiesen, die weiteren Ermittlungen ein. Silentium. Niemand wurde mehr angehört. Wie kann das sein?

Thomas Feltes, Professor der Kriminologie, antwortet im Interview: „Offen gesagt: politische Einflussnahme. Es gibt für mich keinen anderen Grund, warum die Staatsanwaltschaft in Halle dieses Verfahren einstellt. Sie hat offensichtlich entweder die formelle Weisung bekommen oder den informellen Hinweis, beides ist in der Sache letztendlich das Gleiche, dass man politisch nicht wünscht, dass dieses Verfahren weiter vorangetrieben wird." Die Verantwortlichen in der Justizbehörde reagieren empört auf diese fachlich ausgewiesene Antwort. Dann schweigen sie wieder. Es werden keine Interviews mehr gegeben. Absagen über Absagen. Es wird geschwiegen, verschwiegen, worüber diese Behörde zu schweigen hat.

Jedoch haben sie nicht mit der verantwortungsvollen Hartnäckigkeit von aufklärerischen Journalisten und Journalistinnen gerechnet. Im „Monitor"-Film sehen wir, wie die Journalistin Najima El Moussaoui die Justizministerin Anne-Marie Keding, CDU, am Rande einer Debatte im Magdeburger Landtag überraschend fragen kann: „Warum sind Sie nicht bereit, uns ein Interview im Fall Oury Jalloh zu geben?" Die Justizministerin

Sachsen-Anhalts antwortet leicht aufgebracht: „Weil das die Angelegenheit der Staatsanwaltschaften ist." Sie läuft genervt beiseite und geht die Treppe runter. El Moussaoui und die Kamera bleiben an ihren Fersen. Von hinten fragt sie: „Aber Sie sind die übergeordnete Instanz. Warum werden denn die Ermittlungen nicht weitergeführt?" Keding, leicht außer sich, bleibt kurz stehen und sagt mit unterdrücktem Wutatem: „Die Staatsanwaltschaften sind diejenigen, die Justizbehörden sui generis, die diese Ermittlungen führen." Dann nimmt sie den Rest der Treppe und wendet sich vollends ab. „Aber", versucht die Journalistin noch von Ferne, „es ist ja jetzt die Rede von Justizskandal, und damit wäre das ja in Ihrem Bereich. Was tun Sie denn dagegen?" Keine Antwort. Nichts. Außer diesen Mordverdacht im Justizskandal weiterhin totzuschweigen. Die Justizministerin hätte mehrere Möglichkeiten gehabt, diesem nun öffentlich gewordenen Verschweigen mutig ein Ende zu setzen. Nochmals Professor Feltes: „Die Staatsanwaltschaften sind im Gegensatz zu den Gerichten nicht unabhängig, sondern sie sind weisungsabhängig, dem Justizministerium unterstellt, und deshalb kann die Justizministerin zu jeder Zeit Anweisungen erteilen. Sie kann überprüfen, sie kann quasi Einfluss nehmen."

Dank der aufklärerischen Sendung des Politikmagazins in der ARD wird es für die verantwortlichen Behörden, Politikerinnen und Politiker im Staat Deutschland in Zukunft fast unmöglich, sich mit ihrem Verschweigen, den offensichtlichen Lügen und Täuschungsmanövern vor den Augen der Öffentlichkeit weiter durchzumogeln.

Fakt ist: Oury Jalloh wurde in der Obhut des Staates, der ihn eigentlich hätte schützen sollen, von seinen Beschützern höchstwahrscheinlich ermordet. Die Art der Auskunftsverweigerung von gewählten Regierungsmitgliedern, die oft das Amt mit ihrer Person verwechseln, ist meiner Ansicht nach ein boshafter politischer Akt und ein massiver Schaden für unsere Demokratie. Schweigen als Waffe der Politiker gegen die eigene Bevölkerung – das passiert nicht nur bei uns in Deutschland, der Schweiz, in Ungarn, in Polen, in der Türkei usw., sondern ist integral in den großen alten Staatsdiktaturen. Erinnern wir uns noch kurz an das Ableben des chinesischen Friedensnobelpreisträgers von 2010 Liu Xiaobo (1954–2017). Mit dem Preis wurde er für seinen langen, gewaltlosen und weisen Kampf für Menschenrechte in China geehrt. Die chinesische Regierung, welche Xiaobo am Reden hinderte, reagierte damals erbost. Anlässlich der Verleihungszeremonie wurde auf seinem leer gebliebenen Stuhl das Diplom hingestellt. Eine schweigende Mitteilung an alle, die dies sehen wollten.

Wie es ihm als sterbender Mann wirklich ging, konnten wir hier in Europa nicht wissen. Alle, die ihn im Krankenhaus besuchten, wurden von den Polizeibehörden im klaren Auftrag der Machtelite überwacht. Ausländische Journalisten waren nicht zugelassen. Die flächendeckende Inlandzensur stellte sicher, dass keine Nachrichten über ihn im Reich der Mitte verbreitet wurden. Ein Sprecher des Außenministeriums Chinas ermahnte Andersdenkende dazu, die Justiz, Souveränität und inneren Angelegenheiten Chinas zu respektieren. Schweigt!

Dazu fällt mir ein ironischer Witz aus der Türkei ein: Anlässlich eines Staatsbesuchs in der Schweiz wird dem türkischen Präsidenten das Bundesratsgremium vorgestellt. Als der Wirtschaftsminister an der Reihe ist, wird dieser als Minister der Weltmeere vorgestellt. Der türkische Präsident lächelt leicht abschätzig und bemerkt oberlehrerhaft: Die Schweiz hat doch keine Meere, wozu braucht ihr einen Weltmeerminister? Da sagt die damalige Schweizer Bundesratspräsidentin zu ihm: Ich bitte Sie, die Türkei hat doch auch ein Justizministerium.

Übrigens ist Liu Xiaobos Frau, die Künstlerin Liu Xia, während der gesamten Haftzeit ihres Mannes (13 Jahre) ohne rechtliche Grundlage in Peking unter Hausarrest gehalten worden. Nach seinem Tod bleibt sie weiterhin, auch heute noch, unter Hausarrest. Ihre Augen sind sicher der Tränen müde. Die Strategie der verschweigenden Macht ist mir klar. Liu Xia tödlich zermürben, seelisch zersetzen bis sie nicht mehr sprechen kann. „Das Schöne am geschriebenen Wort ist, dass es wie ein Licht der Wahrheit im Dunkeln leuchtet", hat ihr Gatte in einem Brief an Liu bemerkt.

Die neue unerschrockene Generation von jungen Chinesinnen ist da. Diese stehen im Zentrum der Arbeit „Girls" der chinesischen Fotografin Luo Yang. Genau wie ihre Fotomodelle ist sie in den 80er-Jahren geboren, in einer Zeit, in der sich China im politischen und wirtschaftlichen Umbruch befand. Heute gehen diese Frauen, trotz widriger Umstände, selbstbewusst ihren Weg der Selbstbefähigung. Die Mitglieder der Subkultur, welche gelernt haben, sich dadurch gegen die Obrigkeit zur Wehr zu setzen, indem sie ihr eigenes Leben so gestalten, wie es ihnen gefällt, wollen das, was mit ihnen passiert, auch verstehen. Diese Frauen verbergen nicht, wie verletzlich, oft schutzlos und verunsichert sie in ihrer Lebenslage sind. Trotz der Unsicherheiten und Ambivalenzen, die ihre Lebensentwürfe und Zukunft betreffen, strahlen diese jungen Frauen eine innere Lebenskraft aus. Diese stellt die Fotografin Lou in ihren Porträts dar. Die traditionellen Rollen des Frauenbildes in China erlebt mit diesen jungen Frauen eine sanfte, gewagte und sensible Öffnung. Luos „Girls" wagt eine kühne Sicht auf das heutige Frauen-Leben in China.

## ▪▪ Abschottung der Macht nach außen

Wolfgang Stadler untersuchte in seiner Studie zur „Pragmatik des Schweigens" (Stadler 2010) kontextbezogene Handlungen in russischen Kommunikationssituationen. Was bedeutet Verschweigen in der Gegenüberstellung zum Sprechen? Spannend finde ich, wie dieser Autor drei verschiedenartige Formen des kommunikativen Schweigens untersucht, welche die bisher in diesem Kapitel geschilderten Beispiele theoretisch gut beleuchten. Erstens nennt er die Schweigephase. Zweitens folgen Handlungen, die dieses Schweigen begleiten. Drittens ist der Schweigeakt selbst, der unabhängig vom verschwiegenen Inhalt wichtig ist. Was für funktionale und strukturelle Auswirkungen haben diese drei Teilaspekte des Schweigens aufs Ganze?

Jedes politisch orientierte Verschweigen, so Stadlers These, ist intentional. Wie die jeweiligen nationalen Massenmedien dabei helfen, unangenehme Wahrheiten dessen, was von der Politik verschwiegen werden will, nicht in die Öffentlichkeit zu transportieren, zeigt er auf. Journalisten sollen in diesen mit der Macht kollusionierenden Medien keinen Dialog darüber führen, warum und wozu sie genau diesen Dienst für die Macht vollziehen. Das gehört zu den Grundfähigkeiten der Pragmatik des Verschweigens, um dies, in stiller Übereinkunft, erfolgreich durchzuführen. Es gibt ein Duett von kooperativem und nonkooperativem Verschweigen, das, laut dieser Forschung, jedes bekannte politische System durchdringt. Eine Illustration dessen ist eine Anekdote von einer Journalistin die wie über 150 ihrer Berufsgenossen, in einem türkischen Gefängnissen einsitzt. In der Gefängnisbibliothek fragte sie nach einem bestimmten Buch. Das dürfen wir nicht haben, sagt der Bibliothekar. Aber wissen Sie, der Autor ist da, in der hintersten Zelle Ihres Traktes.

## ▪▪ Die Eingeweihten

Auf der Bühne der Politik gibt es die Eingeweihten und die Außenstehenden, die für sich in Anspruch nehmen, ihre Version der Wahrheit frei auszusprechen. Wenn sie das tun, werden sie von den Eingeweihten missachtet und von wichtigen Hinterzimmer-Entscheidungen ausgeschlossen und darüber in Unkenntnis gelassen. Eingeweihte sprechen üblicherweise selten mit Außenstehenden über das, was sie tun und lassen. Wir verdanken Yanis Varoufakis, Professor der Volkswirtschaftslehre und fünf Monate lang griechischer Finanzminister, eine aufklärerische Reportage über die Macht der Eingeweihten. Diese benutzen die Ausgrenzung und die Undurchsichtigkeit als Vorbedingungen ihrer Macht. Varoufakis schreibt (2017, S. 32):

> » Für mich, den Neuling auf der politischen Bühne, hing die Glaubwürdigkeit davon ab, dass ich eine Politik akzeptierte, von der die Insider wussten, dass sie scheitern würde, und dass ich ihnen half, sie den Outsidern zu verkaufen, die mich gerade deswegen gewählt hatten, weil ich versprochen hatte, eben dieser gescheiterten Politik ein Ende zu machen.

Das liest sich wie eine Beziehungsfalle (Double Bind). Alte Eingeweihte gaben ihm geheime Tipps, beispielsweise der Präsident der Europäischen Kommission Jean-Claude Juncker: Wenn es wirklich ernst wird in der politischen Auseinandersetzung mit den Außenseitern, werde er lügen müssen.

Laut den Eingeweihten wurden 19 europäische Parlamente von Christine Lagarde, der ehemaligen französischen Finanzministerin und heutigen IWF-Chefin, und von Bundeskanzlerin Merkel hinsichtlich der riesigen Euro-Kredite für Griechenland angelogen. Die als Hilfegelder für Griechenland deklarierten Summen waren für die von Bankrott bedrohten deutschen und französischen Banken bestimmt. Die damalige griechische Regierung, die ein bankrottes Land regierte, musste das Geld direkt an diese maroden Banken zurückschicken. Varoufakis, etwas traurig tötend: „Nachdem sie einmal eine so gewaltige Lüge präsentiert hatten, blieb ihnen nichts anderes übrig, als ihre Lüge immer weiter zu vergrößern und sich hinter immer neuen Ausflüchten zu verstecken." (ebd., S. 41) Dieses kollektive Lügen war ein falsches Spiel, das nach außen immer verschwiegen wurde. Ein offener politischer und wirtschaftswissenschaftlicher Austausch zwischen den 19 Finanzministern der Eurozone war nicht möglich, da dieser von den Eingeweihten wie dem damaligen Bundesfinanzminister Schäuble nicht gewünscht wurde. Wenn dieser dazu etwas sagte, war es keine Antwort zum verlogenen und gescheiterten Spiel – es wurde dann lediglich gesagt, dass nichts gesagt wird. Für Varoufakis war es schwierig abzuschätzen, ob das aus einer intellektuellen Unfähigkeit kam oder Unwillen war, sich mit den wirklichen Fakten, die er auf den Tisch legte, auseinanderzusetzen. Die Mächtigen konnten ihren Irrtum in Bezug auf den Bankrott Griechenlands durch ihre Bankenrettung nicht eingestehen.

Gab Varoufakis keine Ruhe, wurden ihm zwischenmenschliche Fallen gestellt, indem ihm in stillen Zweiergesprächen etwas versprochen wurde, das dann, in der Öffentlichkeit, ganz anders, teilweise sogar gegenteilig dargestellt wurde. Aggressive Verleumdungen wurden erfunden und den Medien gesteckt.

An verschiedenen Stellen analysierte ich bereits die verschiedenen Möglichkeiten, wie ein gesellschaftlicher Diskurs und die darauffolgende Politikgestaltung durch gemeinsame aufrichtige Teilnahme an einer Mediation zum Wohle der Gesellschaft gestaltet werden kann (Itten 2017, 2018). Die Machteliten, im Verbund mit internationalen

Konzernen, machen für solcherart Aufrichtigkeit keine Pause. Sie sind in ihrer eigenen Weltsicht eingeschlossen und kümmern sich um ihre eigenen wirtschaftlichen Unsicherheiten. Konflikte im öffentlichen Raum, und diese stellt Varoufakis klar dar, sind nicht einfach der Horror, sondern können mit Hilfe aller Beteiligten aufgelöst werden, so der gute Wille da ist. Empirische Untersuchungen bestätigen dies und sind eine Hoffnung für eine gemeinsame Wende, weg aus den oft dysfunktionalen demokratischen Prozessen, die wir überall erkennen können.

Varoufakis stellt sich vor, wenn es eine Richterskala der Feigheit gäbe, ein solch undemokratisches Verhalten, wie er es in der Eurogruppe erlebte, darauf gar nicht messbar wäre. Wenn er, als Wirtschaftswissenschaftler, in der Eurogruppenversammlung gut vorbereitete Vorschläge unterbreitete, war die Reaktion im Raum betretenes Schweigen. Es konnte vorkommen, dass Schäuble genervt den Raum verließ, um die anderen emotional zu erpressen, sollten diese sich mit den griechischen Vorschlägen beschäftigen. Die versuchte Demaskierung der Schweiger wurde durch die Methoden der Wahrheitsverdrehung von Schäuble zynisch angewandt. Als Professor, schrieb Varoufakis, sei er nie einer solchen Totenstille begegnet, mit der inneren Weigerung, sich mit Fakten und wissenschaftlichen Wahrheiten auseinanderzusetzen. „Alles wurde negiert", schreibt er, „was die Macht der Troika gefährden könnte." (ebd., S. 380) So konnte das volkswirtschaftlich Richtige für Griechenland und die EU nicht getan werden.

Die Europäische Zentralbank, unter dessen Präsident Mario Draghi, der die Märkte mit Milliarden neu gedrucktem Geld flutete, half den seit 2010 gescheiterten Maßnahmen für Griechenland nur so weit, als dieses brutale politische Scheitern weiterhin betreten verschwiegen wurde. „Ich erinnere mich an etwas, das mein Vater sagte, als er bemerkte, dass ich mich in jungen Jahren für die linke Politik begeisterte", schrieb Varoufakis nachdenklich. „„Als ich im Konzentrationslager saß, weil ich Kommunist war, wusste ich, wenn unsere Seite den Bürgerkrieg gewonnen hätte, dann hätte ich im selben Lager gesessen, nur mit anderen Wächtern."" (ebd., S. 584) Wenn er an die glatten Lügen seiner ehemaligen Regierungsmitglieder denkt, kommen ihm die Worte seines Vaters in den Sinn. So schweigt er nicht über unbequeme Wahrheiten.

Was Varoufakis aufzeigt, sind politische Verhaltensepidemien, die sich von der Arroganz der Machthaber wellenartig durch die Hierarchiepyramide nach unten ausbreiten. Menschen werden dadurch verdinglicht und wie eine Ware behandelt. Die Möglichkeit dieses Fehlverhalten der Mächtigen, das meist von einigen, in der unteren Schicht lebenden erkannt wird, als das, was es ist, kann kurzfristig nie korrigiert werden. Es ist ein lange andauerndes Machtspiel. William Shakespeare (1564–1616) schrieb darüber viele Dramen: „Hamlet", „König Lear" oder „Richard III.". Diesen diversen Schweigekartellen (politisch, kriminell, superkapitalistisch) stehen wir als Personen meist machtlos gegenüber.

Hätten wir nicht die fünfte Macht im Staate, die freie Presse, die unabhängigen Medien, und die Ermittler einer souveränen Justiz, würden wir noch seltener erfahren, was uns alles in unserem Namen und zu unserem Wohl verschwiegen wird. In der Politik halten unter bestimmten Bedingungen und Kontexten Politiker und Politikerinnen aller Couleurs parteiübergreifend und bedingungslos zusammen, um ihr System des Schweigens abzusichern.

Ein noch existierender Unterscheid zu mafiosem Verhalten von kriminellen Banden besteht darin, dass Politiker gerne und viel vor Kameras und Mikrofonen reden – oft, wie wir wissen, ohne etwas zu sagen. Für Bandenmitglieder hingegen ist es strikt verboten, mit der Polizei oder Medien in einen Wortwechsel zu geraten. Schusswechsel hingegen ist erlaubt. Die strukturellen Formen von Banden und Regierungen sind sich verblüffend ähnlich. Meist unterscheidet sich der Inhalt noch wesentlich. Leider dürfen wir die Vermischung von Banden an der Macht und dem Kapern eines Staatswesens durch politische Cliquen als weltweiten Trend nicht verschweigen. Mit dem Verbreiten von falschen Nachrichten als Wahrheiten, bekannt als Propaganda, wird es für uns immer schwieriger, das uns durch Nachrichten und andere Mitteilungskanälen Eingeredete auf dessen Wahrheitsgehalt zu untersuchen. Der Schreck beginnt für mich nicht erst, wenn ich mit den Paradise Papers erfahre, wie der Superkapitalismus und dessen Diener an der Macht, ihre Gewinnmaximierung und Steuerhinterziehung geheim halten wollen. Das Sprichwort „Es ist nichts so fein gesponnen, es kommt doch alles an die Sonnen." trifft diese Sachverhalte gut.

Elisabeth Wehling kommt in ihrer Untersuchung „Politisches Framing" (2016) zu der Einsicht, wie wichtig es für demokratisch organisierte Gesellschaften ist, die Interpretation der Faktenlage nicht alleine den politisch Berufstätigen zu überlassen. Denn diese versuchten, die Faktenlage sprachlich so umzugestalten, dass absichtlich ein elendes Vakuum um die Wahrheit entsteht.

Das Verschweigen in der Politik behindert die Analyse der Fakten und Wahrheiten. Wie das aussieht, zeigen einige Beispiele. Wenn wir zur Kenntnis nehmen, dass in Russland, laut Weltbank, 20,3 Millionen Menschen unter der offiziellen Armutsgrenze von 136 Schweizer Franken leben, ist es nicht weiter erstaunlich, wenn Karen Dawisha (1949–2018), Professorin der Politikwissenschaften, in ihrem Buch über die russischen Staatsplünderer um Präsident Putin herum, aufzeigt, wie diese Bande sich auf Kosten der Bevölkerung und dem ehemaligen Staatseigentum bereicherte. Dieses aufklärerische Buch (Dawisha 2014) gibt es nicht in einer deutschen Übersetzung. Wir können nur mutmaßen, weil hierzulande eine der Öffentlichkeit weitgehende verschwiegene Verbandelung von Wirtschaft und Politik besteht. Deutsche Verlage hatten Angst, vom Kreml sofort eine Verleumdungsklage zu bekommen. Ein ehemaliger Bundeskanzler hat ja einen direkten Draht ins Hauptquartier (Plamper 2016).

Sobald ein Staat von einer Gruppe oder Partei gänzlich gekapert werden kann, braucht es gute Lügen, die als Wahrheiten verbreitet werden, um mit dieser Verschweigeaktion ein ungestörtes Leben auf Kosten der Bevölkerung gestalten zu können. Politiker wie Putin tarnen sich und benutzen die staatsgelenkten Massenmedien, um eine ideologische Ablenkung fürs einfache Volk zu produzieren. So wird z. B. verbreitet: Wir Russen sind eine einmalige Kultur und haben eigene russische Werte. Damit wird jegliches Aufmucken der zivilen Gesellschaft gleichsam erwürgt (Dawisha 2014). Diese Manipulation ist eine Notwendigkeit in solchen Staatssystemen.

Die Tyrannen, getarnt als Staatslenker und Vaterfigur, haben darin auch Angst um ihr Leib und Leben. Einige Diktatoren gehen in Rente, andere werden an die Wand gestellt. Der frühere Spiegel-Redakteur Siegfried Kogelfranz schrieb ein Buch dazu („Diktatoren im Ruhestand", 1997). Er interviewte einstige Ostblockchefs. Wer die ihm oder ihr anvertrauten Volksmassen unterdrückt, wird sich irgendwann und irgendwo nicht mehr ins Schweigen retten können, außer durch einen Selbstmord, wie das der vermeintliche

Heiland der Deutschen im April 1945 vollzog. Die Tatsache, wie die führenden Nazis ein Drogensyndikat waren, deren Führer ohne Hemmung als „Junkies" bezeichnet werden dürfe, untersuchte Norman Ohlers in seiner Studie „Der Totale Rausch – Drogen im Dritten Reich" (2017). Hitler war süchtig nach Eukodol, ein Opiat, das stärker als Heroin wirkt. Andere Substanzen wurden den kämpfenden Soldaten verabreicht, damit diese im staatlich befohlenen Morden nicht nachlassen. Diese aufklärerische Recherche trägt dazu bei, dass „die pervertierte Welt des Dritten Reiches, die so umfassend den Kontakt zu einer lebenswerten Realität verlor und derart viel Leid schaffte, wenig besser vorstellbar wird" (Ohlers 2017, S. 303). Konrad Heiden (1901–1966) war Journalist und Buchautor, der als Zeitzeuge vom Aufstieg Hitlers und seiner Elite genau berichtete und nicht verschwieg, was deren Ziele waren (vgl. Aust 2016). Die persönlichen Lügen im systemischen Lügengeflecht von Hitlers Eliten sind nun bestens dokumentiert.

Wenn politische Verbrecher als Gefangene im Verhör mit ihren Taten konfrontiert werden, berufen sie sich gerne hinterlistig auf ihre Unwissenheit (Less 2012). Alles Getane und Befohlene wird geleugnet. Wenn ihnen bewiesen werden kann, dass sie sich doch erinnern können, dann wird die Masche des Naiven gezogen. Die Macht über Leben und Tod von Untertanen verdirbt die Ehrlichkeit von Grund auf. Die in Hamburg lebende Philosophin und Historikerin Bettina Stangneth hat das unbelästigte Leben des Massenmörders und Organisators der Judenvernichtung Adolf Eichmann (1906–1962) nach dem Kriegsende untersucht. Wie konnte so ein Kriegsverbrecher flüchten? Sich danach unter anderem Namen in Argentinien mit Hilfe vieler den dafür zugänglichen Organisationsstrukturen der neuen Gehlen-Geheimdienste anbieten? Eichmann, so Stangneth (2014, S. 358), suchte immer wieder „brauchbare Beglaubigungen für seine Lügen". Sie weist auf die sogenannten Sassen-Interviews hin, „in denen man auch heute noch einen Eichmann ohne Maske ahnen kann – müde, enttäuscht, verunsichert und angeschlagen". Das Ziel solcher Personen ist, sich im Nachhinein, mit immer neuen Lügen reinzuwaschen. Ihre alte demagogische Rhetorik wird wie ein Glaubensevangelium verkündet. Diese besessenen Lügner und geltungssüchtigen Volksbetrüger kämpfen so weiterhin um die Deutungshoheit ihrer verbrecherischen Taten. Dieses Zerrbild der Wirklichkeit verschweigt in der von ihnen zu inneren Fluchtzwecken imaginierten Parallelwelt ihre eigene innere Unsicherheit. Lügen, auch Selbstlügen und Verschweigen, heißt es manchmal, seien hilfreich. Doch das ist nicht die ganze Wahrheit.

Was bleibt? Von Johann Wolfgang von Goethe (1749–1832) stammen die finalen Worte dieses Kapitels. Am Abend des 6. September 1780 schreibt er mit Bleistift an eine Holzwand einer Jagdaufseherhütte, mit der ewigen Stille im Sinn, folgendes Gedicht:

» Über allen Gipfeln
Ist Ruh',
In allen Wipfeln
Spürest du
Kaum einen Hauch;
Die Vögelein schweigen im Walde.
Warte nur, balde
Ruhest du auch.

## Literatur

Adler HG (2014) Orthodoxie des Herzens. Ausgewählte Essays zu Literatur, Judentum und Politik. Konstanz University Press, Paderborn
Aust S (2016) Hitlers erster Feind. Der Kampf des Konrad Heiden. Rowohlt, Reinbek bei Hamburg
Dawisha K (2014) Putin's Kleptocracy. Simon & Schuster, New York
Ehrenreich B (1999) Blutrituale. Ursprung und Geschichte der Lust am Krieg. Rowohlt, Reinbek bei Hamburg
Frei N (Hrsg) (2003) Hitlers Eliten nach 1945, 8. Aufl. dtv, München
Funke H (2014) Der Sieg der Geheimdienste über Parlament und Öffentlichkeit, Brandstifter mit Staatsauftrag und die Blockade der Aufklärung: Kritische Bestandsaufnahme eines Politikwissenschaftlers. In: Förster A (Hrsg) Geheimsache NSU. Zehn Morde, von Aufklärung keine Spur. Klöpfer & Meyer, Tübingen, S 225–242
Funke H (2015) Staatsaffäre NSU. Kontur-Verlag, Münster
Garstka D (2018) Das schweigende Klassenzimmer: Eine wahre Geschichte über Mut, Zusammenhalt und den Kalten Krieg. Ullstein, Berlin
Geissner H (1975) Ist Schweigen Gold? In: Füting M, Görg E, Henss J (Hrsg) Reden und reden lassen. Deutsche Verlags-Anstalt, Stuttgart, S 312–338
Goethe JW (1780) Wandrers Nachtlied. In: Echtermeyer T, von Wiese B (Hrsg) Deutsche Gedichte. August Bagel Verlag, Düsseldorf 1971, S 194
Greven MT (1994) Kritische Theorie und historische Politik. Leske + Budrich, Opladen
Gross P (1975) Gefühle äußern. In: Füting M, Görg E, Henss J (Hrsg) Reden und reden lassen. Deutsche Verlags-Anstalt, Stuttgart, S 37–64
Itten AV (2017) Öffentliche Mediationsverfahren. Zwischen gesellschaftlichem Diskurs und Politikgestaltung. In: Kriegel-Schmidt K (Hrsg) Mediation als Wissenschaftszweig. Springer VS, Wiesbaden, S 287–297
Itten AV (2018) Overcoming social division: conflict resolution in times of polarization and democratic disconnection. Routledge, Oxford
Kofman S (1988) Erstickte Worte. Edition Passagen, Wien
Kogelfranz S (1997) Diktatoren im Ruhestand. Die einstigen Ostblockchefs im Gespräch. Brandenburgisches Verlagshaus, Berlin
La Motte EN (2014) The backwash of war. The human wreckage of the battlefield as witnessed by an American nurse. Conway Publishing, London
Less AW (2012) Lüge! Alles Lüge! Aufzeichnungen des Eichmann-Verhörers. Rekonstruiert von Bettina Stangneth. Arche, Zürich
Linder W (2013) Schweigen in der Politik. Versuch einer Herrschaftskritik. In: von Sass H (Hrsg) Stille Tropen. Verlag Karl Alber, Freiburg, S 126–140
Ohler N (2017) Der totale Rausch – Drogen im Dritten Reich. Kiepenheuer & Witsch, Köln
Plamper J (2016) Putin-Verstehen für Fortgeschrittene. Frankfurter Allgemeine Zeitung, 4. März, S 11
Prasse-Freeman E (2017) The Rohingya crisis. anthropol today 33(6):1–2
Reich J (1992) Abschied von den Lebenslügen – Die Intelligenz und die Macht. Rowohlt, Berlin
Rosa H (2016) Resonanz. Eine Soziologie der Weltbeziehung. Suhrkamp, Berlin
Schulz W (2011) Politische Kommunikation – Theoretische Ansätze und Ergebnisse empirischer Forschung, 3., überarb. Aufl. VS Verlag, Springer Fachmedien, Wiesbaden
Stadler W (2010) Pragmatik des Schweigens: Schweigeakte, Schweigephasen und handlungsbegleitendes Schweigen im Russischen. Peter Lang, Frankfurt am Main
Stangneth B (2014) Eichmann vor Jerusalem. Das unbehelligte Leben eines Massenmörders. Rowohlt, Reinbek bei Hamburg
Varoufakis Y (2017) Die ganze Geschichte. Meine Auseinandersetzung mit Europas Establishment. Kunstmann, München
Wehling E (2016) Politisches Framing. edition medienpraxis, Köln

# Alles und das Übrige

**Literatur – 185**

© Springer-Verlag GmbH Deutschland, ein Teil von Springer Nature 2018
T. Itten, *Schweigen*, https://doi.org/10.1007/978-3-662-56768-5_10

Zum Schluss werden einige lose Gedankenstränge verknüpft. Die gewonnenen Einsichten aus den verschiedenen Erfahrungen von Stille, Ruhe und Schweigen werden kurz und bündig präsentiert. Einige der gängigen Redewendungen zum Schweigen werden in Erinnerung gerufen. Wenn die Rückzugsorte der Stille von äußerem Lärm gestört werden, müssen wir uns für unsere Bedürfnisse der Ruhe wehren können. Der Klang der Stille ermöglicht einem jeden von uns, in sich die Ruhe zu bewahren, damit das Vertrauen in das Selbst weiterhin kultiviert werden kann.

Darf ich jetzt schweigen? Ja. Nur wäre das, fürs Beenden dieser Studie zum Schweigen, ein zu abrupter Stopp. Durch das ganze Buch hindurch haben wir Verhaltensweisen des Schweigens, Stilleseins und Ruhegebens erfahren können, die wir vielleicht zum Teil selbst praktizieren. Wir schweigen aus Höflichkeit, aus Angst, aus Rücksicht, aus Not, aus Arroganz, aus Mutlosigkeit, aus Verzweiflung, als Strategie und vielem anderen mehr. Die verschiedenen Geschichten, Beispiele und theoretischen Reflexionen sind eine Sammlung von Erfahrungen. Keineswegs konnte ich dieses Phänomen allumfassend beschreiben. Meine Versuche, von verschiedenen Seiten und Standpunkten aus die drei zusammengehörenden Verhaltensweisen Schweigen, Stillsein und Ruhegeben beschreibend zu umkreisen, haben einige Einsichten hervorgebracht. Aus meiner sozialpsychologischen, kulturhistorischen und philosophischen Perspektive betrachtete ich das menschliche Verhalten in Bezug zur Stille, Ruhe und Schweigen. In zwei Expertengesprächen umrundeten wir das Schweigen in der Familie, in der Werbung und im Recht und in der Gerechtigkeit. Die teilweise überraschenden Verbindungen zwischen Stille, Schweigen und Ruhe konnten erst durch das Darüber-Reden erkannt werden.

   Im Untertitel weise ich auf die Kunst der Stille bis zur befohlenen Ruhe hin. Vom friedlichen Ruhen in dem, was da ist, bis zum Befehl oder zu der Aufforderung, ruhig zu sein, den Mund zu halten, oder gar bis zum Schweigeverbot. Das Positive, Negative und was es dazwischen an Nuancen an der Ruhe gibt, erläuterte ich, inklusive der Frage, warum wir Stille oft nicht aushalten können. Es gibt Menschen, denen Momente der Stille in einem Gespräch unangenehm sind. Sie müssen dann irgendwas sagen, damit diese Ruhe durchbrochen wird. Die eigene Nachdenklichkeit ermöglicht im Stillen, sich mit sich selbst und den eigenen Gedanken zu beschäftigen. Die fünf großen Religionen und weitere Variationen des religiös motivierten Schweigens zeigen sich als emotionaler Segen für viele Menschen. Zugleich ist diese Praxis der Versenkung, des stillen Gebets, des leisen Verweilens im Betrachten ewiger Symbole ein hilfreicher Leitfaden durch den Lärm unserer Tage und für Großstädter unserer Nächte. Jedoch gibt es auch nichtreligiös motivierte Übungen, etwa das autogene Training oder außerreligiöse Meditationen.

   Viele beschreiben ihre Erlebnisse des Schweigens, in der Stille und Ruhe, als beglückend, seelisch klärend und neue Lebenskraft spendend. Damit können wir erkennen, was wir in diesem einen Leben tun und lassen und in was für einem Lebenskontext wir uns befinden. Wir können, müssen aber nicht, die gegebenen Situationen nicht einfach hinnehmen. Wir dürfen schweigen, wenn wir wollen. Es gibt jedoch diese Momente, in denen jeder von uns, angesichts erniedrigender Lebensereignisse, nicht schweigen können. Es ist wichtig zu wissen, wann es angebracht ist, zu schweigen, den eigenen Mund zu halten, und wann es geradezu notwendig ist, um selbst wahrhaftig zu bleiben, seine Stimme zu erheben, damit das, was gesagt werden muss, gesagt wird. Manchmal erheben wir die Stimme im Chor, wie auf einer Demonstration, was wiederum die

Gemeinsamkeit und den Zusammenhalt stärkt. Wir wollen gegen Ungerechtigkeiten mit unseren Stimmen durchhalten, uns nicht den Mund verbieten zu lassen, damit wir, in einem demokratischen System das aussprechen können, was uns bewegt. Wir wissen alle, dass das, was einmal als Gesagtes in der Welt ist, nicht mehr zurückgenommen werden kann. Dies gehört in den Bereich der sogenannten Straßenweisheit.

Berührend sind meist die in Kollektiven ausgeübten Schweigeminuten, die Gedenkminuten in der Stille, ob wir selbst dabei sind oder sie nur im Fernsehen oder Film betrachten können. Zusätzlich gibt es die bekannten Schweigemärsche für die Bewahrung der Schöpfung und den Frieden auf Erden.

### ■ ■ Die sieben Sachen, die gewiss sind

Stille und Schweigen sind im Alltag und in der Politik ständig präsent. Die meisten von uns lieben die Stille, das Schweigen und die Ruhe, wenn wir sie brauchen. Im Verschweigen von Geheimnissen beschützen wir etwas, das uns hilft zu leben. Auf der anderen Seite wird manches buchstäblich totgeschwiegen, das zur Sprache gebracht werden müsste, um Heilung zu ermöglichen. Untertanen werden mit diktatorischem Gehabe zum Schweigen gebracht – eine kommunikative Machtdemonstration derjenigen, die über Leben und Tod bestimmen können. Wo kein Ton, kein Laut mehr ist, herrscht die Ruhe. Wenn keine Stille möglich ist, sind meist Laute, Geräusche und störender Lärm da. Welches Geräusch macht eine einzige klatschende Hand? Dieser alte Zen-Koan ist einfach zu lösen: ausprobieren!

Die Fragen nach dem Sinn von Schweigen, Stille und Ruhegeben in unserem menschlichen Leben bleiben auch nach dem Schreiben dieses Buchs weiterhin offen. Jede und jeder von uns erlebt diese Daseinsmöglichkeiten individuell. Obschon wir, je nach Kultur, Wirtschaftslage und Religionszugehörigkeit in die Kunst des Schweigens schon als Kinder eingeführt worden sind. Diese Richtlinien verbinden die eigene Lebenskunst, sich mit der Welt, wie sie sich uns zeigt, in ihrer wirklichen und wahren Form abzustimmen.

Die verborgene Seite der sanften Stille zeigt sich im Wahrnehmen der innigen Beziehung von Ton und Stille. Die aufgeführte Musik und die stillen Pausen in einer Komposition gehören zusammen, sind ineinander verwoben.

### ■ ■ Redewendungen

„Reden ist Silber, Schweigen ist Gold." Diese vielleicht bekannteste Redewendung kann ein Echo des Psalms 12,7 sein: „Die Rede des Ewigen ist lauter, wie durchläutert Silber im irdenen Tiegel, bewährt siebenmal." Es gibt viele Geschichten zum ewigen Eingott. Einige habe ich kurz erzählt. Ein wichtiges Merkmal darin war, dass er (eine sie ist bei den Hindus sowie bei den griechischen, römischen, germanischen, keltischen und animistischen Mehrgöttern und Göttinnen möglich) meistens schweigt. In anderen Worten: Das, was die Propheten vorgeben, „gehört" zu haben als göttliche Worteingabe, ist Silber, da das göttliche Wesen schweigt, also gülden ist.

Ein weiteres Sprichwort ins Jetzt variiert: „Hättest du geschwiegen, du wärst ein Philosoph oder Philosophin geblieben." Einige von uns kennen aus der Schule den Spruch „Besser stumm als dumm". Dazu gehört die Aussage „Dieser Mensch ist seelisch tief, wie ein stilles Wasser." Es gibt viele mehr.

## ▪▪ Die Stille in der Musik

Die Beispiele aus der Musik, von Komponisten und Musikhörenden, die im Buch verstreut gegeben wurden, sind stimmig fürs Zusammengehören von Schweigen, Stille, Ruhe und Musizieren. Die Musik, wie wir Menschen sie kennen, ausüben und erleben können, ist für mich das ultimative Vereinigen von Ton, Stille, Rhythmus, Tonlage, Tonhöhe, Takt, Modulation, Phrasierung, Artikulation, Dauer und Dynamik. Töne verhallen, klingen ab und verstummen allmählich. Friedrich Schlegel hat am Ende seines Gedichts „Die Gebüsche" (1877) einen Wahlspruch geschrieben:

> ❱❱ Durch alle Töne tönet,
> Im bunten Erdentraum,
> Ein leiser Ton gezogen,
> Für den, der heimlich lauschet.

Der Komponist Robert Schumann verwendete diesen für seine 1839 erschienene C-Dur-Klavierfantasie op. 17. Mit dieser Komposition, so die Überlieferung, drückte Schumann seine tiefe Wertschätzung für Beethovens Musik aus, die seltene Seelenzustände, über die nicht geredet werden konnte, musikalisch vertonte. Von Vorteil sei es, meint Martin Geck (2017, S. 212), mit der Musik Beethovens vertraut zu sein, um „den leisen Ton hören zu können". Die Wirklichkeit unseres Hörens der Stille ist viel komplexer und aufregender, als wir es uns vorstellen können. Wie dem auch sei: Wir als hörende Wesen nehmen die harmonischen musikalischen Kompositionen der Comédie humaine in uns auf.

Das Unerwartete im Schweigen ist unbeschränkt. Im leisen Übergang zur Gemeinsamkeit der Sprache und Musik, welche die Dimensionen der Mitteilungsfähigkeit von uns Menschen harmonisiert, erleben wir immer wieder das Wunder der Mitteilungsfähigkeit, von innen nach außen kommend. Dieses fast undurchdringliche Geheimnis dessen, was und wie wir intonieren können, zeigt sich in den ungefähr 6500 Sprachen und Sprachfamilien unserer weltweiten Spezies. Dank der grammatikalischen Struktur einer jeden können wir uns durch das Übersetzen, Hinüberführen der Inhalte, von einer Sprache in die andere verständigen. Hingegen hat die Musik so etwas wie eine Natursprache in sich, die weltweit verstanden, schweigend nachgefühlt werden kann.

Dies ist die Konklusion des Mythenforschers und Ethnologen Claude Lévi-Strauss. Er begründet das wie folgt:

> ❱❱ Die musikalische Sprache verfügt über eine spezifische Struktur, die sie, unter einem bestimmten Aspekt, an die artikulierte Sprache annähert (wie die Phoneme haben die Töne keine wesenseigene Bedeutung) und unter einem anderen Aspekt davon entfernt (die musikalische Sprache hat keine dem Wort entsprechende Artikulationsebene). (Lévi-Strauss 1995, S. 106)

Der estnische Komponist Arvo Pärt hat 1977 das grandiose Stück „Silentium" veröffentlicht. Er sagte einmal, dass er sich in der Stille, in einer inneren Pause befinde, näher zum Ewigen fühle. Er höre gerne dem letzten Ton nach, der im Verklingen ausgespielt und das Schweigen dieses Abklingens in sich übernimmt. Diese strukturelle Allgemeingültigkeit bedeute nicht, dass die Musik uns überall mit demselben Inhalt und Motiven berührt.

So ähnlich ging es mir mit dieser schreiberischen Wanderschaft im Nachdenken übers Schweigen, Stillesein und Ruhegeben. Wir können unsere verschiedenen Fähigkeiten zu schweigen vervollkommnen, wenn wir den Sinn für Ruhe und die Notwendigkeit der Stille für unsere seelische und körperliche Gesundheit erkennen. Im Gespräch zwischen Menschen zeigt sich der Moment der Stille, des ruhenden Wortes. Die eigene Wachheit, Achtsamkeit gegenüber dem, was im und durch ein Gespräch vor sich geht, mich eventuell innerlich berührt, darf verschwiegen werden, fall ich es artikulieren kann. Diese zwischenzeitliche Ruhe dient, meiner Ansicht nach, der Deutung und Auslegung dessen, was mitgeteilt wurde. Dies ist ein Aspekt des aktiven Zuhörens, den ich als Einkehr erlebe – vom äußeren gemeinsamen Leben in mein inneres, eigenes Leben.

## ▪▪ Auf leisen Füßen

Durch verschiedene Kapitel hindurch habe ich als Psychologe und Psychotherapeut versucht, das breitgefächerte Schweigeverhalten von Personen zu ergründen und zu erläutern. Als praktizierender Psychotherapeut unterliege ich der Schweigepflicht. Ein wichtiges Gut. Trotzdem darf ich Geschichten aus der Praxis erzählen, die so gestaltet sind, dass keinerlei Rückschlüsse auf die wirkliche Person gezogen werden kann. Wenn wir seelisch wie auf wunden Füßen unterwegs sind, kann es paradoxerweise vorkommen, dass wir in einen Ort eintreten, der eigentlich als Asylum, ein Schutzort der Ruhe gedacht war. Nur ist es hier, in diesen Zentren für seelisches Leiden, seit Jahrzehnten zu einem Etikettenschwindel sondergleichen gekommen. Anstatt Ruhe und Heilung für die eigene Seele in Not zu finden, wird an diesen Orten ein Aktivismus gelebt, der sich konträr auswirkt. Was hilft, ist dabeisein, mit den Menschen in seelischem Kummer, und nicht etwas tun für diese.

„Hier kann man ja nicht einmal in Ruhe verrückt sein", sagte ein Patient in Hamburg, als das Klinikgebäude des Universitätskrankenhauses Eppendorf während seines Aufenthaltes saniert wurde. Überall tagelang ein Hämmern, Bohren, Radiohören der Handwerker. Fast nicht zum Aushalten für einen Menschen, der in sich einen beunruhigenden Sturm erlebt.

Dies ist kein Einzelfall. Hier wurde die dringend benötigte Ruhe und Stille gekappt, und das an einem eigentlich dafür eingerichteten Schutzort, zum Nachteil der Menschen, die diese dringend brauchen, um heilen zu können.

Es gibt Psychologie-Wissenschaftler, die mit einem einfachen Experiment beweisen konnten, wie Menschen ohne regelmäßige Übung und Erfahrung im Stillesein sich ungerne mit den eigenen Gedanken über Gott und die Welt beschäftigen. Die experimentelle Aufgabe, welche die Forscher ihren Probandinnen und Probanden stellten, sind, von außen gesehen, vergleichbar einfach. Die Mitmachenden wurden eingeladen, sich für 15 Minuten auf einen Stuhl setzen. Dieser befand sich in einem ruhigen, der Einkehr dienlichen, nüchtern gehaltenen Zimmer. Sie durften sich vollkommen frei mit einem inneren Thema ihrer Wahl beschäftigen. Was immer ihr Geist sich aussuchte, war erlaubt. Nur einschlafen, aufstehen und herumgehen war nicht gestattet (Wilson et al. 2014). Die Resultate zeigen, dass die meisten Textpersonen diese einfache Aufgabe, ruhig und still da zu sein, nicht erfüllen konnten. Viele wurden nach ein paar Minuten unruhig. Meist wollten sie etwas tun. Die Schlussfolgerung der Psychologinnen und Psychologen ist, dass ohne Übung im Stillesein und Zur-Ruhe-Kommen diese Menschen ihre Fähigkeit zur Stille und Einkehr nicht nur verloren haben, sondern sie nicht wieder kultivieren können.

Für mich sind diese Befunde nicht erstaunlich. Sie spiegeln das heutige, in der westlichen Zivilisation meist hektische Leben wider. Sich mit den eigenen inneren Gedanken, Gefühlen, Erinnerungen, Bildern, Phantasien und der allmählichen, genüsslichen Leere zu beschäftigen kann dabei entschwinden. Wenn wir die eigene Erfahrung der frei gewählten Stille stärken möchten, gibt es eine Routine, auf die wir zurückgreifen können, wenn wir 5–10 Minuten pro Tag üben. Von Vorteil ist es, sich einen eigenen Ruheraum oder Ruheort einzurichten. Damit etwas Neues entstehen kann, braucht es eine Weile des „Nichtstun".

In der meditativen Stille zeigen sich die unaussprechlichen Geheimnisse, die jedem von uns in unterschiedlicher Art und Weise (im Kontext unserer jeweiligen Kosmologie) hoch und heilig sind. Je nach kollektivem Ritual und spiritueller Gemeinschaft und deren Kapellen des Schweigens dürfen, an und für sich, die dabei gewonnenen Einsichten nie benannt werden. So können wir dieses unaussprechbare Seiende bereichernd in uns tragen. In seinem Büchlein „Weihrauch und Schwefel" beschrieb Holl einen gemeinsamen Besuch mit mir in der Kirche seiner Jugend, wo seine und meine Augen zum sogenannten ewigen Licht wanderten, das nicht nur als symbolischer Ausdruck für die Gegenwart des Ewigen gilt, sondern gleichzeitig zum stillen Verweilen einlädt. Da wir beide in verschiedenen christlichen Konfessionen aufgewachsen sind, leben wir in und mit anderen Erinnerungen. Holl endet seine Erzählung mit den folgenden Worten:

> » Macht nichts, dachte ich mir, Hauptsache ist doch, dass wir uns auf einen notwendigen überpersönlichen Zusammenhang beziehen können. Zweifellos gibt es verschiedene Wege, um eine solche Beziehung zu finden. Wer meint, sein eigener Weg wäre für die gesamte Menschheit der beste, ist im Irrtum befangen. Nicht alle Wege müssen unbedingt nach Rom oder Mekka führen. So standen wir da, mein Freund und ich, jeder mit seinen Gedanken beschäftigt und einander doch nicht ganz fremd. Mehr ist nicht zu wünschen. (Holl 2003, S. 102)

**Lou:** Vor Empörung den Atem anhalten, bevor es einem die Stimme verschlägt.

**Sam:** Verständlich. Es ist ja nur ein kleiner Traum, eine Liebesbeziehung mit dem Schweigen einzugehen.

**Lou:** Nicht mehr was sagen wagen, das dich verletzen kann.

**Sam:** Absolute Offenheit ist unmöglich. Sie sprengt jeglichen Nukleus einer Beziehung.

**Lou:** Du bist ein erfindungsreicher Wunschworte-Gestalter.

**Sam:** Die Geister lieben die Stille.

## ▪▪ Verbrannte, totgeschwiegene Worte

Zur Erinnerung: Am 10. Mai 1933 verbrannten Studenten der gleichgeschalteten nationalsozialistischen Universitäten, wie von ihren Oberen befohlen, in ganz Deutschland auf öffentlichen Plätzen tonnenweise Bücher der literarischen und intellektuellen Männer und Frauen. So wurden z. B. Erich Kästners Kinder- und Jugendbücher zu ideologischem Brennstoff. Kästner schaute sich, mit einem Freund, dieses apokalyptische Nazi-Volksfest, auf dem Opernplatz in Berlin an. Zufällig wurde der bekannte Schriftsteller von einer Zuschauerin erkannt. Er entschied sich in dem Moment, nichts gegen Goebbels' Schreierei zu unternehmen. Was, fragte er sich später, hätte ein Zurückschreien gebracht? Vermutlich eine sofortige Verhaftung. Schweigend machte er sich auf den Heimweg. Kästner erinnert sich:

» Wir saßen dann noch im Vorgarten eines Lokals im Westen und schwiegen uns an. Was hätten wir sagen können? Der Abend hatte uns die Kehlen zugeschnürt. So einfach war es, eine Literatur auszulöschen? Mit so plumpen, gemeinen Maßnahmen konnten Bosheit und Dummheit triumphieren? So rasch gab der Geist seinen Geist auf? (Kästner 2012, S. 10 f.)

Diese Fragen sind, 95 Jahre danach, beantwortet. Bücher können verbrannt, nicht aber vernichtet werden. Die Bücher und deren Autoren konnten nicht vollkommen totgeschwiegen werden. Trotzdem, es passiert etwas mit einem als Autor. „Man ist ein lebender Leichnam", bemerkte Kästner, zwölf Weihnachten lang (Bienert 2014, S. 102). Danach lagen nicht nur Bücher in Schutt und Asche. Die millionenfache Totenstille ließ die Überlebenden zum Schweigen erschaudern.

## ■■ Pause ohne Worte

Als ich im Februar 2018 eine bakterielle Entzündung in der rechten Gesichtshälfte bekam und in der Ambulanz des Kantonsspitals St. Gallen landete, diagnostizierte der leitende Arzt eine Phlegmone. Er strich mir sanft und schweigend, mit dem Rücken seiner zusammengelegten Zeige- und Mittelfinger, über das aufgeschwollene Gesicht. „Sie haben eine sich unter ihrer Gesichtshaut ausbreitende Infektionserkrankung. Sie werden direkt in die Ambulanz der Hals-Nasen-Ohren-Klinik im vierzehnten Stock begleitet." Dort betrachtete mich der diensthabende Oberarzt mit großer Sorge. Ich erzählte, was ich als Laie vermutete, was mit meinem sich auflösenden Gesicht geschah. Er bat mich, sofort zu schweigen. Jegliches Reden aktiviere meine Gesichtsmuskeln und helfe den Staphylokokken, sich schneller auszubreiten. In meinem momentanen Zustand wäre das außerordentlich gefährlich. Die Bakterien könnten die Schranke überwinden und sich hinter den Augen ausbreiten. Von dort direkt in die Blutversorgung, was unweigerlich zu einer Blutvergiftung … Mit feuchten Augen schwieg ich. Die ewige Ruhe summte in mir.

Durch fast ausschließliches Schweigen, drei Tage und drei Nächte lang, und das alle acht Stunden verabreichte Penicillin ist die lebensbedrohende Entzündung innerhalb von fünf Tagen abgeheilt. Diese erschaudernde Erfahrung, meine mir im Spiegel, auf Fotos bekannten Gesichtszüge durch diese massive Aufschwellung verloren zu haben, berührte meinen inneren Seelenort, wo mein Schweigen Ruhe fand.

Es träumte mir, ich läge auf dem feuchten Gras vor dem Bauernhof meines Urgroßvaters Flückiger auf der Breite in Wangen an der Aare. Er fiel im Obstgarten vor seinem stattlichen Berner Bauernhof zu Tode, als eine alte Sprosse in der Holzleiter brach, während er Kirschen pflückte. Eine seiner hinterbliebenen Töchter, Rosalie (1893–1971), wurde meine Großmama, die mich zusammen mit meinen zwei älteren Schwestern in ihrem Häuschen in unmittelbarer Nähe des Hofs auf der Breite in meinen frühen Kinderjahren aufnahm. So blieb uns, zum Glück, das Basler Missionskinderheim erspart.

Daran dachte ich und viele Dinge eines bisher gelebten Lebens. Wie durchdringend so eine stille innere Suchen nach dem Sinn einer plötzlichen Erkrankung dauern kann. Diese unsichtbare und ruhige Aufgabe, an mich gerichtet, als Seelenkundler. Läge ich auf der Couch, es gäbe nichts Schöneres, als die krankheitsbedingte Erfahrung und die dabei empfundenen Lebensgeschichten der zuhörenden Psychoanalytikerin mitzuteilen.

Joan Baez beschreibt etwas Ähnliches. Die Aufbruchstimmung in den 1960er-Jahren war eine echte Herausforderung für eine Protestsängerin. Seit sie 15 war, nahm sie psychotherapeutische Hilfe in Anspruch. Im Interview sagt sie: „Über die Ursprünge meiner Probleme kann ich noch nicht sprechen. Inzwischen kenne ich sie. Aber es hat gedauert bis ich 50 war. Bis dahin hatte ich immer wieder furchtbare Angstzustände." (Baez 2018, S. 120) Nach dem halben Jahrhundert Lebenszeit konnte sie für sich diese düsteren Lebenserfahrungen erkunden. In der Öffentlichkeit darüber reden, das geht noch nicht. Wir müssen auch nicht alles an die große Glocke hängen. Den Preis, welchen sie für ihr seelisches Erkunden ihres Traumas bezahlte, war, dass sie keine Lieder mehr schreiben konnte. Jetzt, mit 77 Jahren, singt sie wieder. Ihre neues Album heißt „Whistle Down The Wind". Ein musikalischer Mutmacher für all diejenigen unter uns, die spüren, wie das eigene Schweigen zu dem noch erlittenen Unsagbaren langsam in stilles Vertrauen zu sich selbst wächst, um in der Gegenwart einer zuhörenden, gerechten Zeugin, nicht mehr schweigen zu müssen. Die ausgesprochenen Wahrheiten dessen, was durch die Jahre und Tage verschwiegen werden musste, sind wie Weckrufe in die Selbstbefähigung. „Was für eine Stille! Die Stimmen der Zikaden durchdringen die Felsen." (Blyth 1942, S. 339)

**■ ■ Resümee**

Was können Sie, aus dieser über neun Stationen führende Ausarbeitung des Schweigens, der Ruhe und der Stille in all ihren vielschichtigen Zusammenhängen als Orientierungsmarker mitnehmen? Hier meine Vorschläge:

Die Stille, als erlebbares Ereignis, ist universal. Wir betrachteten diverse Möglichkeiten, wie die Stille sich zeigt, und können aus unserer eigenen Politik der Erfahrung mitreden.

Schweigen ist frei, das ist nachvollziehbar. Schweigen kann jedoch befohlen, verordnet und erzwungen werden. In der Folter wird versucht, das Schweigen der oder des Angeklagten zu brechen. Gebrochene Menschen schweigen, auf der Grenze ihrer Schmerzen, damit sie überleben können.

Wovon wir noch nicht oder gar nicht reden können, davon können wir schreiben, summen und darüber träumen. Die Aufrichtigkeit des Herzens sucht sich zweideutige, eindeutige und mehrdeutige Mitteilungsformen.

Die Seelenheilkunst ist eine Möglichkeit, sich an einem geschützten Ort, wo das, was sich gerne aus einem heraus mitteilen möchte, hörbar machen darf. So wird dieses Sprechen zu einer eigenen seelischen Kur. Dann muss ich mich nicht mehr schämen für das, was mich damals zum Opfer gemacht hat. Meistens waren das aggressive, schreckenerregende, grausame Handlungen von Personen, die in unserer Kindheit und Jugend Leid über uns gebracht haben. Dabei werden wir Zeugen des eigenen weiteren Schicksals und machen die ersten mutigen Schritte in Richtung Selbstverwirklichung, Selbstbefähigung.

Dichterisch wohnet der Mensch, heißt es bei Hölderlin. Dies als Motto dafür, sich seiner eigenen kommunikativen Möglichkeiten bewusst zu werden, unmittelbar aus dem eigenen Schweigen herauszutreten.

Reden, ohne was zu sagen, plaudern, um die Stille nicht ertragen zu müssen. Ein Lärm um nichts, um dem eigenen Schweigen nicht entgegentreten zu müssen.

Der Einblick in die weltweit verschiedensten religiösen Praktiken des Schweigens, als mögliche Anleitung, mit der großen ewigen Stille Einkehr zu halten, ermöglicht nicht nur, die eigenen Lebensumstände als das, was sie sind zu erkennen, sondern auch den Weg des eigenen Lebens wagemutig zu ändern.

Die List und Kunst des doppelten Bodens zeigte, wie wir die Einheit des Selbst wahren können. Damit können wir uns gut genug gegen die Außen- und Mitwelt abgrenzen. Die eigenen Geheimnisse schweigend zu schützen ist ein Teil der Bewahrung unserer Integrität.

Recht und Gerechtigkeit, festgeschrieben im Grundgesetz, finden immer wieder eine Stimme, die der Moral und Ethik verpflichtet sind. Dazu lassen wir uns den Mund nicht verbieten.

Politikerinnen und Politiker verschweigen uns oft das Wesentliche. Sie mystifizieren uns mit ihren leeren Wortzaubereien. Falschnachrichten werden absichtlich als alternative Wahrheiten präsentiert. Es ist fast unbeschreiblich, wie gefährlich diese epidemischen Verhaltensweisen der „Fake News" für unsere Freiheit, Gerechtigkeit und Wahrheitsfindung ist.

Viele Visionen des Schweigens in der Stille, in der Musik, in der frei gewählten Ruhe, da, wo die Winde Worte verwehen.

Zum Ausklang einige Text-Worte aus einem legendären melancholischen Lied von Simon and Garfunkel: „The Sounds of Silence".

» Im Klang der Stille
(…)
Und berührte den Klang der Stille
(…)
Menschen reden, ohne zu sprechen
(…)
Menschen schreiben Lieder ohne Stimmen
Niemand wagte, den Klang der Stille zu stören
(…)
Meine Worte fielen wie stille Regentropfen verhallend in den Brunnen der Stille
(…)
Im Klang der Stille flüsternd

## Literatur

Baez J (2018) „Ich war sehr verwirrt". Spiegel-Gespräch. Der Spiegel 9:116–120
Bienert M (2014) Kästners Berlin – Literarische Schauplätze. Verlag für Berlin-Brandenburg, Berlin
Blyth RH (1942) Basho Haiku. Zitiert in: Zen in English Literature and Oriental Classics. The Hokuseido Press, Tokyo
Geck M (2017) Beethoven: Der Schöpfer und sein Universum. Siedler, München
Holl A (2003) Weihrauch und Schwefel. Ein Monolog. Verlag Styra, Graz
Kästner E (2012) Über das Verbrennen von Büchern. Atrium, Zürich
Lévi-Strauss C (1995) Sehen Hören Lesen. Hanser, München
Schlegel F (1877) Gedichte. Matthias Lempers, Bonn
Wilson TD, Reinhard DA, Westgate EC, Gilbert DT, Ellerbeck N et al (2014) Just think: the challenges of the disengaged mind. Science 345(6192):75–77

# Serviceteil

Zugabe – 188

Sachwortverzeichnis – 191

Namensverzeichnis – 193

# Zugabe

Als mein Manuskript in die Herstellung beim Verlag ging, las ich die Dankesrede von Peter Stamm für den Solothurner Literaturpreis 2018. Zusammen mit Frau Renate Eichhorn, meiner Editorin im Verlag, entschieden wir uns, den Schriftsteller Peter Stamm zu fragen, ob er seine Rede zum Schweigen aus einer schriftstellerischen Sichtweise in meinem Buch veröffentlichen möchte. Dankenswerterweise hat er zugesagt.

Liebe Leserinnen und Leser,

wenn Menschen mir sagen, sie könnten ohne Bücher nicht leben, so kommt mir das immer wie das Eingeständnis einer Schwäche vor. Damit will ich nicht sagen, dass ich ohne Bücher leben möchte, aber vielleicht wäre es mein Ziel, dass die Bücher sich für mich immer überflüssiger machten, bis ich sie irgendwann nicht mehr brauchte und sie nur noch manchmal in ihren Regalen betrachtete, als Zeugen des Weges, den ich gegangen bin. Es mag seltsam klingen, wenn ein Schriftsteller das sagt, aber mit den Jahren ist in mir die Überzeugung gewachsen, dass alles, was wirklich zählt, dass das Wesentliche sich nicht in Worte fassen lässt.

Als junger Autor notierte ich mir eine Stelle in Thomas Bernhards „Ritter, Dene, Voss":

» Wir strengen uns unser ganzes Leben nur an
um zwei drei Seiten unsterblicher Schrift
mehr wollen wir nicht
aber es ist doch gleichzeitig das Höchste

So erhebend diese pathetischen Worte für einen jungen Schriftsteller waren, schien ich doch schon damals an ihnen zu zweifeln, an der Macht und der Unsterblichkeit der Literatur. Vor allem natürlich meiner Literatur. Die erste Version meines Romans „Agnes", die ich 1993 als Dreißigjähriger schrieb, endet – auch nicht ohne Pathos – mit den Worten:

» Ich habe kein Verlangen, mit meinen Büchern zu sagen: „Hier ist jemand gewesen, hier hat ein Mensch, haben Menschen gelebt." Nur an Agnes möchte ich erinnern. Nicht, weil sie besser war als wir anderen, aber weil es der einzige Weg für mich ist, sie nicht so schnell zu vergessen, sie noch ein wenig bei mir zu behalten, bevor sie ganz in der Entfernung verschwindet.

Seither haben immer wieder Protagonisten meiner Erzählungen und Romane an der Literatur gezweifelt, sich von ihr abgewandt. Agnes besitzt fast keine Bücher, von Kathrine in „Ungefähre Landschaft" heißt es, dass ihr Mann Thomas sich so lange über ihre Bücher lustig gemacht habe, bis sie sie irgendwann „der Bibliothek geschenkt oder einfach weggeworfen" habe. Als Andreas in „An einem Tag wie diesem" seinen Haushalt auflöst, ergeht es seiner kleinen Bibliothek nicht besser:

» Er hatte die Bücher aus dem Regal genommen und auf dem Boden zwei Stapel gemacht. Er schaute sie noch einmal durch und zog ein Buch von Jack London heraus und jenes von dem Aupair-Mädchen. Alle anderen warf er weg.

Der Ich-Erzähler in „Die Verletzung", einer Kurzgeschichte aus dem Band „Wir fliegen", verbrennt scheinbar grundlos seine gesamte Bibliothek:

> Am nächsten Tag machte ich weiter. Ich war jetzt systematischer, stapelte meine ganzen Bücher neben dem Ofen und verbrannte eines nach dem anderen. Ich brauchte den ganzen Morgen dafür. Dann holte ich meine Notizen aus den Schubladen, meine Tagebücher, die Zeitungsartikel, die ich aufbewahrt und nie gelesen hatte. Ich verbrannte alles.

Von der Buchhändlerin Anja in der Erzählung „Im Wald" aus der Sammlung „Seerücken" heißt es, sie habe „mit Büchern nichts mehr am Hut. Seit sie hier draußen wohnen, erscheint ihr das Lesen als Zeitverschwendung, erst recht das Fernsehen. Nur Musik hört sie noch dann und wann."

Thomas in „Weit über das Land" geht noch einen Schritt weiter:

> Auch das Lesen hatte er aufgegeben, nicht einmal mehr die Zeitung schaute er an. Selbst das Transistorradio, das in seinem Zimmer stand, schaltete er kaum ein, sogar Musik kam ihm nur noch vor wie eine Ablenkung vom Wesentlichen.

Und als Christoph, der Held meines letzten Romans, das Manuskript seines Romans in einem Restaurant liegenlässt, macht er sich nicht einmal die Mühe, es wiederzubeschaffen:

> Ich überlegte, ob ich die Kneipe suchen sollte, in der ich meinen Rucksack liegengelassen hatte, aber ich bezweifelte, dass ich den Ort wiederfinden würde, ich war nicht einmal mehr sicher, ob es ihn überhaupt gab.

Schreiben ist Nebensache. Lesen ist Nebensache. Die Literatur braucht das Leben mehr als das Leben die Literatur. Sie ist immer weniger, manchmal sehr viel weniger, sie ist nie genug.

Ein Schriftsteller, der nicht schreibt, ist kein Schriftsteller. Einer, der nicht mehr schreibt, nicht mehr liest, ist hingegen vorstellbar. Christoph, der Fotograf und Vortragsreisende aus meiner Erzählung „Fremdkörper", träumt davon, seine Diavorträge über das Höllloch nur noch aus Stille und Dunkelheit bestehen zu lassen: „Wenn er sehr konzentriert wäre, wenn er es schaffte, seine Konzentration auf das Publikum zu übertragen, müsste es möglich sein, ganz auf Bilder zu verzichten und schließlich auch auf Worte und nur noch in der Dunkelheit zu sein und die Zeit vergehen zu lassen, eine Stunde, zwei Stunden."

Das könnte das Ende dieser Rede sein oder ihr Anfang. Ich würde hier stehen, stumm, wir alle würden den Raum wahrnehmen, die anderen Menschen darin und uns selbst. Vielleicht würden wir entfernte Geräusche aus der Stadt hören, ein unterdrücktes Husten aus einer anderen Sitzreihe, die Schritte eines Gastes, der enttäuscht den Raum verlässt, das Zuschlagen der Tür.

Vielleicht würden wir einen Duft wahrnehmen, der uns vorher nicht aufgefallen ist, ein Parfüm, das uns an jemanden erinnert, Küchengerüche aus einem benachbarten Restaurant. Wir würden darüber nachdenken, was uns hierhergebracht hat, ob es eine gute oder eine schlechte Entscheidung gewesen sei, zu kommen. Wir würden unserer Sitznachbarin, die der eigentliche Grund für unser Hiersein ist, zuflüstern: „Wollen wir gehen?" „Warte", würde sie sagen, „vielleicht kommt ja noch was."

Wir wären angespannt, aufmerksam, voller Erwartung. Aber nach kurzer Zeit würde unsere Konzentration nachlassen – sowohl Ihre als auch meine –, wir würden anfangen, uns zu langweilen. Die ersten von Ihnen würden aufstehen und gehen, andere würden folgen, dann immer mehr, bis nur noch ein paar wenige hier sitzen würden, die ganz Ausdauernden oder die, die eingeschlafen sind. Ich frage mich, wie lange es dauern würde, bis ich ganz alleine hier stehen würde.

„Indem man schweigt, erhält man das Schweigen nicht", sagte Peter Handke in einem Gespräch mit Herbert Gamper. „Aber indem man die Stille und das Schweigen und die Leere in eine Form fasst, erhält man die Stille und die Leere und das Schweigen."

So wird mir das Vorrecht nicht zuteil, das meine Figuren haben: nicht mehr zu lesen, nicht mehr zu schreiben, zu verstummen, sich als fiktive Figuren der Fiktion zu verweigern und ihr so in gewissem Sinne zu entkommen. Schon seit Jahren beschäftigt mich der Gedanke, eine Geschichte ganz ohne Personen zu schreiben. Aber selbst wenn meine Figuren mich irgendwann verlassen werden und nur noch die menschenleeren Orte bleiben, werde ich weiterschreiben müssen, um ihr Verschwinden darzustellen. Vielleicht werden meine Texte dann noch ein bisschen leiser, ein bisschen kürzer, die Sprache noch ein bisschen einfacher.

Es war nie meine Absicht, schreibend Welten zu erschaffen. Es war nie meine Absicht, schreibend der Wirklichkeit zu entfliehen, sondern, im Gegenteil, mich ihr zu stellen. Meine Texte bezogen sich immer auf eine Welt, die außerhalb von ihnen lag. Wegbeschreibungen durch die unbekannten Landschaften habe ich sie einmal genannt. Literatur kann die Wirklichkeit nicht ersetzen, aber sie kann – für mich als Autor und für meine Leserinnen und Leser – ein Instrument sein, ein Hilfsmittel, um die Wirklichkeit klarer zu sehen. Das Sehen jedoch kann die Literatur uns nicht abnehmen. Und jetzt erst ergibt es einen Sinn, dass meine Figuren sich von der Literatur abwenden, dass meine Literatur sich selbst überflüssig zu machen versucht. Wenn sie ein Hilfsmittel ist, um die Welt klarer zu sehen, dann müsste es unser Ziel sein, irgendwann auf dieses Hilfsmittel verzichten zu können. Dann würde der Text immer durchsichtiger, bis er endlich verschwunden wäre.

Das Verstummen eines Autors kann nur das Ende einer langen Entwicklung sein, die ohne das Lesen und das Schreiben nicht möglich gewesen wäre. Das Schweigen des jungen Mannes ist lächerlich, das Schweigen des alten ist seine Bestimmung. Ich meine kein gravitätisches Schweigen, sondern ein heiteres im Sinne Wittgensteins: „Worüber man nicht sprechen kann, darüber muss man schweigen." Und so schreibe ich weiter, bis ich irgendwann ganz in der Stille angekommen bin und das Verstummen zu meinem letzten Werk wird. Vielleicht versöhnt sich dann der alte Mann mit dem jungen wie am Ende meines letzten Romans, als die beiden sich auf einem Spaziergang begegnen und es dem jungen vorkommt, „als verbinde uns etwas, was viel tiefer reicht als Worte, als würden wir eins, ein vierbeiniges Wesen, zugleich alt und jung, am Anfang und am Ende".

» Und während ich zurück nach Hause gehe, stelle ich mir vor, so zu enden wie er, von allem befreit dem Leben zu entkommen, ohne eine Spur zu hinterlassen. Hinzufallen auf einem eisigen Weg und nicht wieder hochzukommen und mich irgendwann zu ergeben. Mein Atem wird ruhiger, die Kälte spüre ich nicht mehr. Ich denke an mein Leben, das noch gar nicht stattgefunden hat, unscharfe Bilder, Figuren im Gegenlicht, entfernte Stimmen. Seltsam ist, dass mir diese Vorstellung schon damals nicht traurig vorkam, sondern angemessen und von einer klaren Schönheit und Richtigkeit wie dieser Wintermorgen vor langer Zeit.

# Sachwortverzeichnis


## A

Albträume 13, 22
Allmachtsgehabe 41
Angst 14, 26
Autismus 14

## B

Beichtstuhl 47
Besinnung 71
Bewusstsein 16, 20, 26
Buddhismus 114–115

## D

Depression 30
Dialog 22, 36
Diktatur 87, 88, 93
Doppelter Boden 128, 132

## E

Eingeweihte 172
Einsiedler 123
Entfremdung 7

## F

Fake news 160, 185
Familie 15, 20, 26
Freundschaft 22

## G

Garten des Rückzugs 77
Gebärden 14
Geborgenheit 21
Gefühle 134
Geheimdienste 168
Geheimhaltung 53, 122
Geheimnisse 22, 29, 50, 122, 132, 182
Gehörlose 14
Gelassenheit 15
Gesprächsverweigerung 5
Geständnis 146
Gewalt 148

## H

Handlungsmuster 32
Hier und Jetzt 35
Humanismus 118

## K

King Lear 13
Klaviersonate 4'33 53
Koan 49
Kommunikation 44
Konsum 75, 77
Konsumdemokratie 77
Kosmologie 117

## L

Lärm 10, 60, 184
Leere 40, 119, 136
Liebe 33, 36
Linguistik 59

## M

Macht 35, 39, 70, 86, 93, 157
Machtelite 170
Machthaber 40, 93
Machtmissbrauch 88
Medien 158
MeToo 101
Musik 4, 21, 24, 185
Musikpädagogik 6
Mutter-Tochter-Kommunikation 129
Mystik 117, 121
Mythologie 13

## N

Nazizeit 72
Neurowissenschaft 120
Nostalgie 46
NSU 167

## P

Paralinguististik 25
Privatsphäre 151

Projektion 39
Psychoanalyse 12, 26, 96
Psychosomatik 34
Psychotherapie 15, 24, 27, 47, 119, 120, 181

## R

Redebedürfnis 26
Redeverbot 22
Relativitätstheorie 3
Religion 7, 122, 179
Rituale 99, 110
Ruhe 113
Ruheraum 120

## S

Schamanismus 55
Scheitern 38
Schlafstörungen 10
Schmerz 30, 32
Schweigegebot 14
Schweigeleistung 109
Schweigemauer 57, 104
Schweigepflicht 5, 40, 181
Schweigephasen 92
Schweigerecht 146
Schweigetoleranz 27
Seelenheilkunde 25
Seelsorge 26
Silentium 2
Singen 143
Sprachformen 28
Sprachlosigkeit 129
Sprachsysteme 59
Sprechbehandlung 29
Sprechkur 9

Stillen 2
Stimme 92
Stummheit 48

## T

Täuschungen 170
Tao 49
Terror 87
Traum 34, 36

## U

Unaussprechliches 20, 53
Unnennbares 116

## V

Vater-Sohn-Beziehung 65, 67
Verdrängen 39
Verordnetes Schweigen 64
Verrat 40
Verschweigen 39, 74, 89, 131, 185
Verzweiflung 32

## W

Wahn 130, 137
Werbung 77
Whistleblower 150
Wortzauber 36

## Z

Zeugnispflicht 147

# Namensverzeichnis


## A

Adenauer, Konrad 157
Adler, Hans Günther 165
Akhtar, Salman 13
Andreas-Salomé, Lou 48, 140
Assisi, Franz von 6
Assisi, Klara von 6
Augstein, Jakob 130–131
Augustinus 113
Aumüller, Uli 15

## B

Bachelard, Gaston 2
Bachmann, Ingeborg 23, 33
Bacon, Francis 56
Baez, Joan 184
Bair, Deirdre 30–31, 50
Barnes, Julian 93
Basso, Keith H. 99
Bateson, Gregory 111
Beauvoir, Simone de 51
Beethoven, Ludwig van 24
Berg, Sybille 10
Berto, Giuseppe 92
Bittner, Jobst 39
Blackwood, Caroline 56
Böll, Heinrich 92
Borrmann, Mechthild 95
Boström-Knausgard, Linda 128
Brahms, Johannes 24
Brandt, Lars 100
Brandt, Willy 100
Brüder Grimm 109
Buber, Martin 2
Burkert, Walter 110

## C

Cage, John 53
Carlson, Maria 133
Claudel, Camille 140
Claudius, Matthias 60
Cohen, Leonard 16

## D

Dalai Lama 164
Dostojewskij, Fjodor 109
Dürrenmatt, Friedrich 4, 125

## E

Ehrenreich, Barbara 159
Ekman, Paul 132
Eliade, Mircea 115
Erdogan, Asil 87

## F

Ferenczi, Sandor 29
Freud, Lucian 56
Freud, Sigmund 25, 56
Frisch, Max 33
Frost, Klaus 64
Funke, Hajo 167

## G

Gadamer, Hans-Georg 23
Gann, Kyle 54
Giacometti, Alberto 98
Gilot, Marie Françoise 97
Goethe, Johann Wolfgang 175
Gomes, Joseph A. 166
Grass, Günter 94
Gruber, Marianne 132

## H

Hamilton, Ian 57
Hitler, Adolf 157
Hoffmann, Ruth 39
Holl, Adolf 112, 116, 182
Hughes, Ted 51
Huxley, Aldous 4, 58
Huxley, Francis 55, 88

## I

Itten, Anatol Valerian 5, 18, 172
Itten, Ernst Traugott 32

## J

Johnson, Uwe 37
Jung, Carl Gustav 30

## K

Kästner, Erich 182
Kafka, Franz 87, 132
Kierkegaard, Søren 44
Koemeda, Margit 141
Kofman, Sarah 165
Kogelfranz, Siegfried 174

## L

La Motte, Ellen 158
Lacan, Jacques 89
Lacan, Sybille 89
Laing, Ronald David 25, 89, 97
Lapide, Pinchas 8, 115
Lessing, Doris 44
Lévi-Strauss, Claude 180
Linder, Wolf 161
Lowell, Ivana 57
Lowell, Robert 57
Lutz, Luise 9

## M

Mahler, Gustav 25
Mao Tse Tung 32
Marcuse, Herbert 118
Matt, Peter von 130
Marx, Karl 142
Miller, Arthur 137
Millot, Catherine 91
Mitscherlich, Alexander 100
Mitscherlich, Thomas 100
Monroe, Marilyn 137
Munch, Edvard 4
Murakami, Haruki 25
Muschg, Adolf 92

## N

Nietzsche, Friedrich 121

## P

Pärt, Arvo 180
Palmen, Connie 51
Papst Franziskus I. 108, 164
Picard, Max 6
Picasso, Pablo 95
Pinter, Harold 9
Popper, Karl 27

## R

Rahner, Karl 121
Rilke, Rainer Maria 50
Rotzetter, Anton 6
Roudinesco, Elisabeth 90

## S

Saner, Hans 49
Sartre, Jean-Paul 50, 118
Schönberg, Arnold 94
Schostakowitsch, Dmitri Dmitrijewitsch 93
Schweppenhäuser, Hermann 86
Shakespeare, William 3
Sontag, Susan 44

## T

Tukur, Ulrich 13
Turina, Isacco 86, 123

## V

Vetterli, Rolf 146

## W

Walser, Johanna 134
Walser, Martin 16, 44, 130
Webern, Anton 94
Wehling, Elisabeth 109
Wittgenstein, Ludwig 22
Wittgenstein, Paul 21

## Y

Yang, Luo 171

## Z

Zimmermann, Klaus 101
Žižek, Slavoj 122